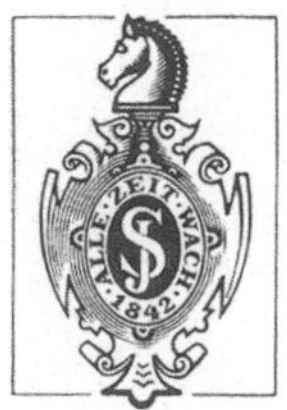
ALLE·ZEIT·WACH
SJ
·1842·

F. Tretter S. Bussello-Spieth W. Bender (Hrsg.)

Therapie von Entzugssyndromen

Mit 13 Abbildungen und 19 Tabellen

Springer-Verlag

Berlin Heidelberg New York London Paris
Tokyo Hong Kong Barcelona Budapest

Dr. Dr. Dr. Felix Tretter
Sabine Bussello-Spieth
Prof. Dr. Dr. Wolfram Bender

Bezirkskrankenhaus, Postfach 1111, 85529 Haar

Die Deutsche Bibliothek – CIP-Einheitsaufnahme
Therapie von Entzugssyndromen; mit 19 Tabellen / F. Tretter ... (Hrsg.). – Berlin;
Heidelberg; New York; London; Paris; Tokyo; Hong Kong; Barcelona; Budapest:
Springer, 1994
ISBN-13: 978-3-540-57638-9   e-ISBN-13: 978-3-642-78778-2
DOI: 10.1007/978-3-642-78778-2

NE: Tretter, Felix (Hrsg.)

Satz: Ulrich Kunkel Textservice, 74934 Reichartshausen, Baden
SPIN: 10127862   19/3130 – 5 4 3 2 1 0

Vorwort

Die Suchtprobleme bekommen eine immer größere Bedeutung für die öffentliche Gesundheit. Jeder einzelne Suchtkranke zeigt Schädigungen im körperlichen, psychischen oder sozialen Bereich. Diese Schäden, das unermeßliche Leid von Angehörigen von Suchtkranken, aber auch die diesbezügliche volkswirtschaftliche Schadensbilanz fordern zur Effektivierung der Suchtkrankenhilfe auf.

Eine wesentliche Phase in der Suchtkrankenkarriere ist die Entgiftungsphase. Für diese Phase existiert eine Vielfalt von therapeutischen Empfehlungen, die sehr fachgebunden sind und sich teilweise widersprechen.

Wir haben daher im Bezirkskrankenhaus Haar eine Tagung zur Frage einer „differentiellen Therapie von Entzugssyndromen" durchgeführt und verschiedene Standpunkte diskutiert. Es wurde deutlich, daß sowohl das spezifische Patientengut wie auch die spezifischen Strukturmerkmale der einzelnen Entgiftungseinrichtungen äußerst unterschiedliche medikamentöse Strategien zweckmäßig erscheinen lassen.

Wir haben daher, um einen größeren Interessentenkreis zu informieren, die Erfahrungen in dem vorliegenden Buch zusammengefaßt.

Die Vorbereitung dieses Buches erforderte die Mitwirkung vieler Personen und Institutionen, denen auch hier Dank abzustatten ist.

Zunächst muß den Autoren für die zügige Erstellung der Manuskripte Anerkennung ausgesprochen werden. Hilfestellungen bei den Schreibarbeiten haben Frau Rohland und Frau Görlich geleistet. Unser Mitarbeiter, Herr Dr. Lohse, hat wichtige redaktionelle Hilfe geleistet.

Wir danken auch den Mitarbeitern des Springer-Verlags in Planung, Lektorat und Herstellung für die gewohnt sachkundige Vorbereitung, unterstützende Bearbeitung und Ausstattung dieses Buches.

Schließlich ist mehreren Pharmafirmen – insbesondere den Firmen Janssen, Roche, Ciba-Geigy, Desitin und Promonta – für die informationelle und materielle Unterstützung zu danken.

Das komplizierte Projekt konnte letztlich nur durch die organisatorische Mithilfe des Vereins „Regenbogen e.V." ermöglicht werden. Dieser Verein ist eine Gesellschaft zur Rehabilitation der Patienten des Bezirkskrankenhauses Haar; er unterstützte auch die Durchführung einer dem Buchprojekt vorausgegangenen themengleichen Fachtagung. Dem „Regenbogen e.V." ist dieses Buch auch gewidmet – es möge unseren Patienten nützen.

Die Herausgeber   München, Mai 1994

Inhaltsverzeichnis

Klinische Pharmakologie von Entzugsmedikamenten

Spezielle Settings und Situationen

Autorenverzeichnis

Behrendt, Klaus, Dr.
Allgemeines Krankenhaus Ochsenzoll,
Langenhorner Chaussee 560, 22419 Hamburg

Bender, Wolfram, Prof. Dr. Dr.
Bezirkskrankenhaus, Postfach 1111, 85529 Haar

Busch, Helmut, Prof. Dr.
Abt. Psychiatrische Krisenintervention, Zentrum
für Psychiatrie der Universität, Am Steg 22, 35392 Gießen

Bussello-Spieth, Sabine
Bezirkskrankenhaus, Postfach 1111, 85529 Haar

Eyrich, Klaus, Prof. Dr.
Klinik für Anästhesiologie und operative Intensivmedizin,
Universitäts-Klinikum Steglitz,
Hindenburgdamm 30, 12203 Berlin

Feuerlein, Wilhelm, Prof. Dr.
Max-Planck-Institut für Psychiatrie,
Kraepelinstr. 2, 80804 München

Funke, Stefan, Dr.
Psychiatrische Abteilung, Städtisches Klinikum,
Salzdahlumer Str. 90, 38126 Braunschweig

Gruber-Riedl, Sylvia, Dipl.-Psych.
Bezirkskrankenhaus, Postfach 1111, 85529 Haar

Hibler, Andreas
Vergiftungsinformationszentrale,
Währinger Gürtel 18–20, A-1090 Wien

Körkel, Joachim, Prof. Dr. phil.
Ev. Stiftungsfachhochschule Nürnberg,
Burgschmietstr. 10, 90419 Nürnberg

Kruse, Gunther, Dr.
Hannoversche Klinik für Psychiatrie und Psychotherapie,
Walsroder Str. 121, 30853 Langenhagen

Ladewig, Dieter, Prof. Dr.
Psychiatrische Universitäts-Klinik,
Wilhelm-Klein-Str. 27, CH-4000 Basel

Mattern, Christoph, Dr.
Bezirkskrankenhaus, Suchtabteilung,
Cottenbacherstr. 23, 95445 Bayreuth

Naber, Dieter, Priv.-Doz. Dr.
Psychiatrische Universitäts-Klinik,
Nußbaumstr. 7, 80336 München

Rommelspacher, Hans, Prof. Dr.
Institut für Neuropsychopharmakologie, Psychiatrische Klinik
und Poliklinik, FU Berlin, Ulmenallee 30, 14050 Berlin

Schinzel, Helmut, Dr. Dr.
II. Medizinische Klinik, Universitäts-Klinik,
Langenbeckstr. 1, 55131 Mainz

Schmidt, Lutz, G., Priv.-Doz. Dr.
Psychiatrische Klinik und Poliklinik, FU Berlin,
Ulmenallee 30, 14050 Berlin

Schröder-Rosenstock, Karl, Dr.
Abt. Psychiatrische Krisenintervention, Zentrum für
Psychiatrie der Universität, Am Steg 22, 35392 Gießen

Schuchardt, Volker, Priv.-Doz. Dr.
Neurologische Universitäts-Klinik,
Im Neuenheimer Feld 400, 69120 Heidelberg

Spies, Claudia, Dr.
Klinik für Anästhesiologie und operative Intensivmedizin,
Universitäts-Klinikum Steglitz,
Hindenburgdamm 30, 12203 Berlin

Steinkirchner, Roman, Dr.
Psychiatrische Universitäts-Klinik,
Nußbaumstr. 7, 80336 München

Stohler, Rudolf, Dr.
Psychiatrische Universitäts-Klinik,
Wilhelm-Klein-Str. 27, CH-4000 Basel

Tretter, Felix, Dr. Dr. Dr.
Bezirkskrankenhaus, Postfach 1111, 85529 Haar

Trüg, Erich, Dr. Dipl.-Psych.
Allgemeines Krankenhaus Ochsenzoll,
Langenhorner Chaussee 560, 22419 Hamburg

Zilker, Thomas, Prof. Dr.
Toxikologische Abteilung der Technischen Universität,
Ismaninger Str. 22, 81675 München

Einleitung

F. Tretter, S. Bussello-Spieth, W. Bender

Terminologie

Der Buchtitel *Therapie von Entzugssyndromen* geht vom Begriff „Entzug"
aus. In der Fachliteratur finden sich allerdings unterschiedliche Ausdrücke für
das Phänomen, das wir hier besprechen wollen: „Abstinenzsyndrome", „Ab-
setzsyndrome" und „Entzugssyndrome". Auch ist häufig von der „Entgiftungstherapie" die Rede. Wir finden den Ausdruck „Entzug" am besten, da er
sowohl die Absetzsituation bei Abhängigkeit kennzeichnet wie auch sprach-
lich in weiteren Kombinationen als „Entzugsdiagnostik" oder „Entzugstherapie" akzeptabel erscheint. Eine „Absetztherapie" oder „Abstinenztherapie" ist
hingegen mißverständlich. Ebenso ist der Ausdruck „Entgiftungssyndrome"
weniger gebräuchlich. Wir werden daher überwiegend vom „Entzug" sprechen, gelegentlich zur sprachlichen Auflockerung die Ausdrücke „Entgiftungstherapie" und „Entgiftungsstation" benutzen.

Polypragmasie der Entzugstherapie

Die therapeutischen Strategien bei der Entzugsbehandlung von Alkohol-,
Medikamenten- oder Opiatabhängigen zeigen eine äußerst große Streubreite.
Jeder Protagonist einer medikamentösen Strategie erklärt sie zur Strategie der
Wahl. Eine Wertung fällt schwer. Dies wäre aber im Sinne der immer deutlicher werdenden Forderungen nach *Qualitätssicherung* wichtig. Bei der genau-
en Analyse der zum Entzug empfohlenen Strategien fällt folgendes auf: Die
bemerkenswert große Streubreite ist nicht nur durch persönliche Erfahrungen,
Vorlieben und Festlegungen der Ärzte begründet, sondern vor allem durch
unterschiedliche Patientengruppen mit unterschiedlichen internistischen, chirurgischen oder anderen Begleitproblemen bedingt. Andererseits erfordern
auch unterschiedliche Entgiftungssituationen unterschiedliche therapeutische
Strategien – posttraumatische und perioperative Entzugssyndrome in der
Chirurgie, in der HNO-Klinik oder in der Anästhesie oder unerwartet heftige
Entzugssyndrome bei einer geplanten stationären Entgiftung in der inneren
Medizin oder in der Psychiatrie. Die multimorbiden Suchtpatienten liegen ja
selten auf der „richtigen" Station, sondern dort, wo der aktuelle Erkrankungs-
schwerpunkt am besten behandelt werden kann. Hinzu kommt, daß die struk-

turellen Merkmale der unterschiedlichen therapeutischen Settings (personelle Besetzung, apparative Überwachung, Erreichbarkeit von Beratern/Spezialisten usw.) die Wahl der medikamentösen Strategie beeinflussen.

Die Situation des Patienten wie auch des Therapeuten – der jeweilige Kontext also – legt daher nahe, einer bestimmten therapeutischen Strategie den Vorzug zu geben. Versucht man diese Gesichtspunkte zusammenzufassen, so steht hinter jeder *Therapieentscheidung* ein komplexes *Nutzen-Risiko-Kalkül*.

Psychosoziale Aspekte

Bei der Therapieentscheidung müssen *psychosoziale Aspekte* der Therapie mitbedacht werden. Diese Aspekte lassen sich hier kurz zusammenfassen:

- Es muß eine (auch psychologisch) differenzierte Diagnostik der Art und Form, des Stadiums und der Intensität der Suchtkrankheit erfolgen.
- Die Vergabe von Medikamenten bei Suchtkranken muß im konkreten Entgiftungssetting grundsätzlich problematisiert werden und mit den Vorstellungen des einzelnen Patienten in Beziehung gesetzt werden.
- Durch geeignete psychotherapeutische Stützung können auch Entzugssymptome gemindert werden.
- Die Abstinenz- und Therapiemotivation muß individuell und patientengerecht aufgebaut werden.
- Die Klärung der weiteren Entwöhnungstherapiestrategien muß bereits während der Entgiftungsphase erfolgen.

Für die Praxis bedeutet dies, daß eine enge Zusammenarbeit zwischen klinischen Psychologen, Sozialpädagogen und Ärzten notwendig ist. Traditionsgemäß ist dies auf Suchtstationen in der Psychiatrie noch am ehesten der Fall. Patienten lehnen aber die Aufnahme in eine psychiatrische Klinik häufig wegen befürchteter Stigmatisierungen ab. Andererseits ist es nicht unbedingt nötig, daß Suchtkranke in der Psychiatrie behandelt werden – Suchtkranke können durchwegs auch in psychologisch unterstützten internistischen Stationen qualifiziert betreut werden. Entscheidend für den sog. „qualifizierten Entzug" ist das *psychosoziale Begleitprogramm*.

Setting-spezifische Therapie

Unter der Prämisse einer integrativen Sichtweise zum Entgiftungsproblem haben wir 1992 im Bezirkskrankenhaus Haar eine Fachtagung durchgeführt, die der Frage nach Strategien im Umgang mit Entzugssyndromen bei Abhängigkeitskranken nachging. Es wurde ein Vergleich der Begründungen der jeweiligen Entzugstherapien auf anästhesiologischen, chirurgischen, internistischen, neurologischen und psychiatrischen Stationen vorgenommen. Ein zentraler Fragenkreis des Tagungsthemas betraf die medizinischen *Komplikationen* bei der jeweiligen Medikation. Sie zu vermeiden erfordert eine sorgsame Indikationsstellung und Kenntnisse der Nebenwirkungen. Diese Kenntnisse sind Grundvoraussetzung einer verantwortungsvollen Therapie. In den Diskussionen wurde deutlich, daß die spezifischen Präferenzen für einzelne Medikamente auf den speziellen Erfahrungen der jeweiligen Stationen beruhen – Internisten lehnen beispielsweise das in der Psychiatrie bevorzugte Clomethiazol wegen hypersekretorischer Atemwegseffekte ab und bevorzugen Clonidin, das jedoch wegen kardiovaskulärer Nebenwirkungen nicht so gern in der Psychiatrie gegeben wird usw. Wir haben daher diese Ansätze vergleichend besprochen und versucht, *spezifische Indikationsstellungen* zu entwickeln.

Differentielle Entzugstherapie

Die Häufigkeit von Entzugssyndromen im klinischen Bereich legt es nahe, eine medizinisch wie auch psychologisch fundierte Dokumentation für den klinischen Praktiker bereitzustellen. Es sollten praktische Tips im klinischen Umgang mit Entzugssyndromen bei Stoffabhängigkeit erarbeitet werden. Darüber hinaus sollten praxisbezogene *Grundlagen* vermittelt und Einblicke in die Forschung gegeben werden.

Hauptanliegen des hier vorgelegten Buches ist die „differentielle Entzugstherapie", deren Indikation und Gestaltung im wesentlichen durch den Zustand des Patienten und durch den Kontext, in dem er sich mit den Therapeuten befindet, bestimmt ist.

Im einzelnen gibt dieses Buch zunächst einen Überblick über Erkenntnisse zur *Ursachenforschung* in Form eines Bildes von gestörten Wechselwirkungen zwischen Personen und Umwelt: Süchtiges Verhalten beruht auf inneren (z. B. genetischen) und äußeren (z. B. Familie) Faktoren. Sucht ist somit ein Phänomen, das auf einem Netzwerk von Wirkfaktoren beruht. Diese Erkenntnisse müssen im Umgang mit dem Suchtkranken jederzeit mitbedacht werden. Eine besondere Bedeutung hat die *Neurobiologie* der Sucht, die ein besseres Verständnis der Suchtentwicklung, der Entstehung der Entzugssymptome und der Wirksamkeit der Medikamente ermöglicht. In Hinblick auf die Praxis ist es für den Mediziner wichtig zu beachten, daß bei der Diagnose bereits viele *psychosoziale Faktoren* zu berücksichtigen sind. Dies führt zum Konzept einer integrierten „biopsychosozialen Diagnostik" bei Menschen mit Rauschmittelproblemen. Damit verbunden sind Empfehlungen zum *psychologisch* effektiven und daher auch *therapeutisch* wirksamen Umgang mit Patienten.

Besonderheiten beim Umgang mit den *rückfälligen Patienten* ist ein eigener Beitrag gewidmet, da ca. 30 % der Patienten einer Entzugsstation als Wiederaufnahmen einzustufen sind. Das Wiedersehen mit den Patienten macht erfahrungsgemäß auf beiden Seiten nicht viel Freude. Auch hier kann ein tiefergreifendes Verständnis des Rückfallgeschehens die Verhältnisse entspannen helfen.

In einem weiteren Themenblock werden die einzelnen Entzugssyndrome klinisch diskutiert und Behandlungsstrategien erörtert. Nach einem einleitenden Überblick wird zunächst – im Hinblick auf die Vielfalt der Behandlungsempfehlungen – auf die *Methodenprobleme* der *Diagnose* und *Prognose* von Entzugssyndromen hingewiesen. Eine differenzierte Psychopathometrie ist die Voraussetzung, um in einer kontrollierten Therapiestudie von „vergleichbaren" Patienten zu sprechen. Verschiedene Erhebungsmethoden der Alkoholentzugssyndrome werden dargestellt.

Anschließend werden Vertiefungen in die Symptomatologie und Therapie der einzelnen *Entzugssyndrome* geboten. Die Behandlungsempfehlungen variieren von Autor zu Autor, was, wie erwähnt, auf die verschiedenen Behandlungssituationen zurückzuführen ist.

Es folgt die Darstellung der *klinischen Pharmakologie* der einzelnen Medikamente und ihres klinischen Profils. Dieser Abschnitt ist wichtig im Hinblick darauf, daß in den letzten Jahren bei suchtkranken Patienten immer häufiger die Diagnose „Polytoxikomanie" gestellt wird: Zunehmend mehr Alkoholiker verwenden auch Tranquilizer, umgekehrt sind Tranquilizerabhängige oft auch alkoholabhängig, Heroinabhängige nicht selten auch benzodiazepinabhängig. Häufig ist wegen der Multimorbidität der Suchtkranken (gastrointestinale Störungen, kardiovaskuläre Störungen, Traumata, neurologische Störungen, Hepatopathien, Infektionskrankheiten usw.) bei der Behandlung der Entzugssyndrome eine entsprechend vielfältige Medikationsstrategie erforderlich. Behandlungsseitig stellt sich dabei die Frage, mit welchem Medikament die Behandlung vorzugsweise begonnen und durchgeführt wird. Dabei sind dem jeweiligen Störungsprofil entsprechend die hepatotoxischen, kardiotoxischen, zerebrotoxischen usw. Nebenwirkungskomponenten der einzelnen Medikamente abzuwägen.

Des weiteren werden in diesem Buch *spezielle Entgiftungssituationen* – die psychiatrische Station, die niederschwellige Drogenentgiftungsstation und die perioperative Alkoholikerbehandlung – dargestellt. Die verschiedenen therapeutischen Ausstattungsmerkmale – Wachstationen, spezialisiertes Pflegepersonal, enge Anbindung an andere medizinische Fachstationen oder enge Anbindung an Intensivstationen – sind Randbedingungen, auf die jede Therapieempfehlung für Entzugssyndrome abgestimmt sein muß: Häufig ist es ungünstig, wenn die Entgiftung in einer offenen Station stattfindet, da manche Patienten sich auch während der Entgiftung Medikamente, Alkohol oder Drogen besorgen. Das restriktive Management von geschlossenen Stationen beeinträchtigt jedoch in vielen Fällen die Compliance („Ich sehe nicht ein, warum ich eingesperrt bin"). Neue Versorgungsmodelle können in dieser Hinsicht neue therapeutische Strategien ermöglichen. Als konkretes Beispiel dazu mögen die Versuche gelten, „niedrigschwellige" Entgiftungseinrichtungen für Drogenabhängige einzurichten.

Schließlich war der praxisorientierte Teil noch mit Ausführungen zu Maßnahmen bei der *akuten Intoxikation* zu vervollständigen, da die Patienten während der Entgiftungsphase nicht selten nochmals Rückfälle von erheblichem

Ausmaß erleiden, so daß notfall- und intensivmedizinische Maßnahmen nötig sind.

Wir hoffen, mit diesem Buch auch eine thematische Vernetzung sonst noch relativ isoliert abgehandelter Themen zu leisten. Auf diese Weise stellt sich auch die *Suchtmedizin* als „Querschnittsfach" dar, das nicht nur die medizinischen Fächer, sondern auch sozialpädagogische und psychologische Arbeitsgebiete umfaßt. Für die Zukunft ist zu hoffen, daß in diesem Bereich allmählich eine weitere Integration der Denkansätze und Handlungsweisen erfolgt.

Grundlagen

Das Bedingungsgefüge süchtigen Verhaltens

F. Tretter

Definition süchtigen Verhaltens

Jedes menschliche Verhalten kann „süchtig" entgleisen. In besonderem Maß gilt das für den Konsum *psychoaktiver Substanzen*. Um diesen Sachverhalt genauer zu beschreiben, ist die Terminologie zu klären.

Zur Vereinfachung sollen hier Stoffe, die als Hauptwirkung psychische Funktionen und Zustände verändern („psychoaktive Substanzen"), als *„Rauschmittel"* bezeichnet werden. Auch könnte man von *Drogen* sprechen, doch hat sich umgangssprachlich eingebürgert, dabei nur an *illegale Drogen* zu denken. Gelegentlich wird hier dennoch diese Ausdrucksform gebraucht, wobei dann legale Drogen eingeschlossen sind.

Süchtiger Rauschmittelkonsum bedeutet im wesentlichen „krankheitswertiges" Konsumverhalten. Der Ausdruck *Sucht* leitet sich nämlich wortgeschichtlich vom althochdeutschen Begriff „siechen" ab und bedeutet Krankheit. Betont man das Krankheitswertige, dann läßt sich Sucht als *übermäßige Bindung* an etwas umschreiben. Häufig wird aber süchtiges Verhalten auch als „Suchen" interpretiert. Der Süchtige soll auch auf der Flucht sein. Bei dieser Bedeutungsgebung klingen allerdings bereits psychologische Begleitvorstellungen an.

Die Definition von krankheitswertigem Konsum psychoaktiver Stoffe ist von gesellschaftlichen Standards abhängig. Daher ist bereits die Abgrenzung zwischen „normalem Trinken" und „krankheitswertigem (Viel)trinken problematisch. Die Einstufung als übermäßiger Konsum (Exzeß) ergibt sich durch den Bezug auf einen bestimmten Standard, der die Art, die Menge, den Zeitpunkt, die Häufigkeit und den Personenkreis in einem bestimmten Kulturkreis sozial vorgibt.

Ein Verhalten, das außerhalb dieser Regeln auftritt, wird daher als *Mißbrauch* bezeichnet. Aus klinischer Sicht und mit dem umfassenden Gesundheitskonzept der WHO kann auch von Mißbrauch von psychoaktiven Stoffen gesprochen werden, wenn akute Folgestörungen im körperlichen (Sturz, Erbrechen), seelischen (Gedächtnislücken, Aggression) und sozialen (Konflikte) Bereich vorliegen. Man kann akuten und chronischen Mißbrauch unterscheiden. Letztere Konsumform geht in die Abhängigkeit über: Wenn die Person von dem stoffbezogenen Verhalten nicht Abstand gewinnen kann („*Abstinenz-*

unfähigkeit") oder wenn sie über dieses Verhalten während des Verhaltens-ablaufs die Kontrolle verliert (*„Kontrollverlust"*), dann ist von *„Abhängigkeit"* bzw. *„Sucht"* die Rede. Tritt der Konsum von psychoaktiven Substanzen trotz dadurch erlittener Störungen oder Schäden weiterhin auf, liegt im klinischen Sinn eine Abhängigkeit vor.

Wenngleich diese Begriffsdifferenzierung bei genauem Hinterfragen pro-blematisch ist, so hilft sie doch im klinischen Bereich recht gut bei der Einstu-fung der Schädigung oder Störung des Menschen durch seinen Rauschmittel-gebrauch.

Eine sehr treffende Charakterisierung von süchtigem Verhalten hat Wanke (1985, S. 20) vorgeschlagen: „Sucht ist ein unabweisbares Verlangen nach ei-nem bestimmten Erlebniszustand. Diesem Verlangen werden die Kräfte des Verstandes untergeordnet. Es beeinträchtigt die freie Entfaltung der Persön-lichkeit und zerstört die sozialen Bindungen und die sozialen Chancen eines Individuums."

Dekompensiertes Konsumverhalten wie süchtiges Verhalten ist daher im Kern ein *psychopathologisches Syndrom*. Es ist eine Verhaltensstörung, des-halb ist aus dem medizinischen Fächerkreis die *Psychiatrie* primär zuständig.

Rauschmittelkonsum im gesellschaftlichen Kontext

Der *individuelle* Konsum von psychoaktiven Stoffen ist gesellschaftlich ein-gebettet und durch Recht, Moral und Religion *geregelt:* Drogenkonsum ist zu bestimmten Orten, Zeiten, Situationen und für bestimmte Personen erwünscht, erlaubt, begrenzt erlaubt (legale Drogen) oder verboten (illegale Drogen) und sogar streng verboten (z. B. mit Todesstrafe belegt). Ein uneingeschränktes „Recht auf Rausch überall, jederzeit und für jedermann" ist seit jeher in keiner Kultur zu beobachten gewesen (vgl. Völger et al. 1981; Tretter 1992; Schwoon 1993). Rauschmittelkonsum ist daher durch soziale Kontexte be-dingt und reguliert.

Beispielsweise ist die Produktion, der Handel und der Konsum alkoholi-scher Getränke in der europäischen Kultur schon Jahrtausende lang integriert. Geschichtlich finden sich Phasen, in denen exzessiver Alkoholkonsum tole-riert wurde, wie in der Antike in Griechenland oder in Rom. Exzessives Trin-ken hatte teilweise religiöse Funktionen. Im Mittelalter trat hingegen in Deutschland, v. a. unter dem Einfluß des Protestantismus und der damit ver-bundenen Leistungsethik, eine Phase mit rigorosen Einschränkungen und Ächtungen des Alkoholkonsums, v. a. den Schnaps betreffend, auf. Exzessives Trinken wurde von politischen und religiösen Autoritäten als *Laster* und *Sünde* angesehen. Es folgten unter dem Einfluß der sich im medizinischen Denken langsam differenzierenden Denkweise zum Thema Alkoholsucht Pha-sen, in denen exzessives Trinken als *Charakterschwäche* gedeutet wurde. Dies bedeutet eine Abwertung des Trinkers. In der Zeit des Nationalsozialismus wurden Trinker sogar sterilisiert. Die Behandlung erfolgte in den Trinkerheilanstalten, häufig durch ordnungsrechtliche Maßnahmen. Erst durch die bahnbrechenden Arbeiten des Amerikaners Jellinek (1960) fand das *Krankheitsmodell* der Sucht, das deren Eigengesetzlichkeit aufzeigte, nach dem Krieg allmählich in das allgemeine Denken Eingang. Im Alltag ist es aber unklar, ob beispielsweise der im Straßenverkehr auffällige Trinker *„böse"* (engl. „bad") ist, weil er sich nicht an die Regeln halten will, *oder* ob er dies nicht kann, weil er *„krank"* („mad") ist. Die Klärung erfordert Verhandlungen zwischen Justiz und Medizin.

Schließlich wurde 1968 in Deutschland im Rahmen der Prinzipien des Sozialstaats süchtiges Trinken als Krankheit anerkannt. Dadurch wurde der Alkoholiker „entschuldigt" und die finanzielle Basis zur Behandlung geschaffen.

Zunehmend verfeinerte sich die Diagnostik und Therapie des Alkoholismus. Es wurden *Entwöhnungskliniken* eingerichtet. Die Rentenversicherungsträger finanzierten bisher diese Therapie. Gegenwärtig zeichnet sich ein Trend zur Kurzzeitentwöhnungstherapie, zur halbstationären Therapie (z. B. Tagesklinik) und zur ambulanten Entwöhnung ab.

Davon unberührt verdienen die Suchtmittelwirtschaft und der Staat an den Ausgaben der Suchtmittelkonsumenten (BRD: Alkohol – ca. 40 Mrd. DM/Jahr). Sie leisten damit zwar einen Beitrag zur Suchtentwicklung, aber wenig zur Schadensregulierung. So haben Werbemaßnahmen (ca. 500 Mio. DM/Jahr) und die große öffentliche Bedeutung von Alkohol etwa bei festlichen Anlässen (z. B. Oktoberfest) für viele Menschen eine Schrittmacherfunktion für anhaltenden Alkoholkonsum. Wenn gar offiziell München als „Stadt der Biere" gilt, dann wird das ökonomische Gewicht des Alkohols deutlich.

Hinzu tritt die Frage nach *unspezifischen, gesellschaftlichen Bedingungen* des Rauschmittelkonsums auf: fehlende Religionszugehörigkeit, Migration, Flüchtlingsstatus, soziale Desintegration und sozialer Wandel, aber auch Anonymität oder Reizüberflutung sind Faktoren, die Abhängigkeitsentwicklungen begünstigen sollen (vgl. Renn 1986).

Die in den Industriegesellschaften derzeit *„illegalen" Drogen* wie Cannabis, Heroin und Kokain haben in Form ihrer Rohstoffe (Opium bzw. Coca) in den Entwicklungsländern eine jahrhundertelange Anbau- und Konsumtradition. Sie wurden um die Jahrhundertwende in Europa teilweise als Arzneimittel oder Genußmittel verwandt. Mitte der 60er Jahre wurden solche Drogen von Jugendlichen der damaligen Protestkultur mit dem Ziel der Bewußtseinsveränderung konsumiert. Dieser Drogenkonsum wurde strafrechtlich verfolgt. Damit trat nicht nur ein neues Suchtproblem auf, sondern auch eine neue *kriminelle Belastung* der Industriegesellschaften. Die Gerichte und Gefängnisse werden durch dieses Problem stark beansprucht. Daher fordern derzeit bestimmte Personenkreise und politische Parteien in einigen Städten, Staaten und Ländern die *Entkriminalisierung* und die „Freigabe" der illegalen Drogen („Legalize it"). Die Vergabe von Drogenersatzstoffen *(Substitutionsprogramme)* nimmt zu. Das Veränderungs- und *Therapieziel Abstinenz* wird abgeschwächt und zum Fernziel. An der Teilnahme an abstinenzorientierten Therapien der Abhängigkeit von illegalen Drogen sind nur etwa 5 % aller

Betroffenen interessiert. Wegen der hohen sozialen Folgeschäden (illegale Kapitalströme, Straffälligkeit, Gesundheitskosten, HIV-Infektionen) soll eine Lockerung der Vergabebestimmungen von Opiaten erfolgen. Dafür bietet man Substitutionsprogramme mit Methadon als Ersatzdroge an. Methadonsubstitutionsprogramme dürften von zusätzlichen etwa 20–30 % der Abhängigen akzeptiert werden. Diese Strategie setzt sich zunehmend auch wegen der geringeren Kosten zumindest als Ergänzung zum Abstinenzprogramm durch.

Mit diesen Ausführungen wird die gesellschaftliche Eingebundenheit der Suchtproblematik in ihren Bedingungen und ihrer Bewertung deutlich. Wie in keinem anderen Bereich der Medizin sind daher die *Konzepte der Diagnostik* und *der Therapie* für Suchtkranke *außermedizinischen Faktoren* (Politik, Recht, Wirtschaft, Staat) unterworfen. Die therapeutischen Empfehlungen im Bereich der Suchtkrankheiten sind daher gerade gegenwärtig in einer starken Umbruchphase, die von medizinexternen Prozessen gesteuert wird. Dieser *sozialökologische Aspekt* – die Umfeldabhängigkeit der Entstehung, Bewertung und Behandlung von Suchtphänomen – wird im folgenden immer wieder angesprochen.

Epidemiologie und Prävention süchtigen Verhaltens

Die enorme gesundheitspolitische Bedeutung des Suchtproblems verdeutlicht die *Epidemiologie*. Die Datenbasis bilden Erhebungen in Kliniken, Bevölkerungsumfragen, Versicherungsstatistiken, Verkaufsstatistiken und auch Kriminalstatistiken. Allerdings läßt sich die Häufigkeit (Inzidenz, Prävalenz) schwerer Störungen als Folge von Rauschmittelkonsum nur ungenau ermitteln, da diese Störungen häufig nicht als Folgen des Rauschmittelkonsums gedeutet oder schlicht geleugnet werden (illegale Drogen). Nicht nur die Tendenz zur Verheimlichung, sondern auch Unschärfen in der Diagnosestellung der Abhängigkeit erschweren die Einschätzung der epidemiologischen Situation. Es bewegen sich daher erfahrungsgemäß die Schätzungen mit einer Streubreite von mindestens ±20 %. Auch zeigen sich in der Epidemiologie der Drogenabhängigkeit die lokalen Faktoren (sozialökologische Stadtstruktur, „Drogenszene"): So gibt es in Hamburg (1,6 Mio. Einwohner) ca. 10 000 Drogenabhängige, München (1,3 Mio. Einwohner) jedoch nur ca. 3 000 Drogenabhängige.

Nach offiziellen Schätzungen (Deutsche Hauptstelle gegen die Suchtgefahren 1993) gibt es in Deutschland (alte und neue Bundesländer) etwa:

- 2 Mio. Alkoholiker (Männer: Frauen 3:1, ca. 30 000 Tote/Jahr),
- 500 000 Medikamentenabhängige (Frauen: Männer = 3:1, Todesfälle schwer eruierbar),
- 100 000 Heroinabhängige (Männer: Frauen = 2:1, ca. 2000 Tote/Jahr).

Eine Unterscheidung der Suchtprobleme bei Frauen und Männern ist nötig. Die geschlechtsspezifischen biologischen, psychologischen und soziologischen Aspekte werden hier der Kürze halber und wegen der Betonung des Alkoholismus, bei dem Männer überwiegen, nicht berücksichtigt (vgl. Merfert-Diete u. Soltau 1984).

Die eindrucksvollen epidemiologischen Zahlen und die Einsicht, daß die gegenwärtigen Suchttherapien sehr aufwendig, aber nicht sonderlich wirksam sind, haben dazu geführt, die Notwendigkeit einer umfassenden unspezifischen und spezifischen (das Rauschmittel betreffenden) *Prävention* zu betonen. So hat die Prävention das Rauchen, den Alkoholkonsum und den Konsum von illegalen Drogen kritisch ins Visier genommen. Der Erfolg ist, daß zunehmend mehr Menschen den Konsum legaler und illegaler Drogen als gesundheitsgefährdendes Fehlverhalten deuten und sich davon persönlich distanzieren, ohne die Betroffenen zu diskriminieren. Der Druck auf Rauschmittelkonsumenten nimmt zu: Familien, Arbeitgeber, Verkehrsgerichte, Strafkammern und Versicherungen fordern von Rauschmittelkonsumenten die Umkehr und die Teilnahme an Therapieprogrammen.

Es soll aber auch bereits im Rahmen der *unspezifischen Prävention* im Vorschulalter die Streßempfindlichkeit gemindert werden, die als unspezifischer Risikofaktor die Suchtentwicklung begünstigt (vgl. Hurrelmann u. Hesse 1991).

Als vorrangiges Präventionsziel gilt die Problematisierung des Alkohols, der neben Nikotin die gewichtigste „Einstiegsdroge" in die Sucht ist. Die Schadensbilanz des Alkohols – die Krankheiten, die Unfälle, die Straftaten, die Toten – erfordert mehr Aufklärung und Verhaltensänderungen. Gegenwärtig wird beim Alkohol die Schadensbegrenzung angestrebt: Werbeverbot, Alkoholgehaltsdeklaration und Risikoinformation auf Flaschen mit alkoholischen Getränken, Null-Promille-Grenze für Fahrzeuglenker im Straßenverkehr und andere Strategien werden diskutiert. Strategien zur Reduktion des Alkoholkonsums wirken aber häufig moralisierend. Durch materielle Veränderungen für den Alkoholkonsumenten, wie drastische Verteuerung, eingeschränkte Kaufmöglichkeiten usw., werden Menschen in kurzer Zeit zu Verhaltensänderungen genötigt, die sie nicht bewältigen. Dies ist bekannt aus der Zeit der Alkoholprohibition in den USA, wo der Schmuggel und der Schwarzhandel bis zum organisierten Verbrechen blühte. Dies liegt auch daran, daß die jahrtausendealten Traditionen des Alkoholkonsums auch ihre guten Seiten gehabt haben müssen, denn sonst würde sich diese Tradition des Wein- und Bierkonsums nicht so lange gehalten haben. Vom Konsumenten unerwünschte Produkte lassen sich nicht nachhaltig absetzen: ca. 80 % der Bevölkerung konsumiert gelegentlich oder häufig Alkohol, aber nur 8 % sind Vieltrinker und konsumieren 50 % der nationalen Gesamtalkoholmenge (vgl. Antons u. Schulz 1987/1990). Solche Tatsachen werden allerdings auch von Alkoholabhängigen als Rechtfertigung genutzt.

Der hier bevorzugte Weg der Prävention geht von der Vorstellung aus, daß der Mensch ein im Prinzip frei entscheidungsfähiges Wesen ist. Daraus leitet sich eine Alkoholpolitik ab, die primär auf informationelle Verhaltensbeeinflussungen abzielt, indem die Schadwirkung des Alkohols in ihrer ganzen

Tragweite kontinuierlich vermittelt wird (Alkoholerziehung). Die Kritik am Alkoholkonsum muß auch möglichst mit dem Aufzeigen akzeptabler Alternativen verbunden sein.

Eine eindeutige und allseitige Position der Ablehnung des Alkohols steht gerade dem Arzt zwar gut an, doch ist die jahrtausendealte Geschichte und die weite Verbreitung des Alkohols in unserer Kultur ein Punkt, der zu realistischer Erfolgserwartung bei der Prävention auffordert. Alkohol als kulturell integrierter, psychischer und sozialer Befindungsregulator kann nur stufenweise abgebaut werden, ein generationsübergreifender Lernprozeß ist angesagt. Aufklärung der Bevölkerung und nicht Verstörung ist erforderlich.

Es ist daher sogar in der ärztlichen Praxis immer zu überlegen, ob nicht, unter Berücksichtigung der individuellen Situation eines Patienten, der Alkoholkonsum aktuell seinen Sinn haben könnte. Diese Position geht davon aus, daß der ganze Mensch in seiner gesamten Lebenssituation akzeptiert wird und daß nicht nur das fokale Verhalten betrachtet wird. So kann es gelegentlich der Fall sein, daß der Konsum von ½ l Bier am Abend als Schlafmittel für alkoholgewöhnte ältere Männer (für Frauen: ¼ l!) risikoärmer sein kann als die Verordnung eines Schlafmittels. Der Arzt sollte, mehr als es die Lehrbücher vorsehen, der individuellen Lebenssituation des Menschen Rechnung tragen.

Mit einer solchen, eher akzeptierenden Grundhaltung ist dem Alkoholtrinken kein indirekter Vorschub geleistet oder eine Entschuldigung gegeben, sondern eine angstfreie Kommunikation mit dem Arzt leichter möglich. Solche Positionen sind übrigens auch mit Positionen von Selbsthilfeorganisationen wie den „Anonymen Alkoholikern" verträglich.

Problematischer ist die undifferenzierte Verordnung psychoaktiver Substanzen gegenüber polytoxikomanen Patienten einiger niedergelassener Ärzte – dieses Rezeptierverhalten trägt zur Aufrechterhaltung und Verstärkung der Sucht bis zu Todesfällen bei. Diese Problematik wird gegenwärtig bundesweit diskutiert und über Novellierungen des Betäubungsmittelgesetzes sogar gesetzlich angegangen (vgl. Nowak et al. 1994).

Rauscherfahrungen als Einstieg in die Sucht

Der epidemiologische Befund, daß von den 80 % der Bundesbürger, die Alkoholkonsumenten sind, nur etwa 5 % abhängig werden, spricht für individuelle Konstellationen der Suchtrisiken. Dies besteht v. a. in einer speziellen „Vulnerabilität" (Empfindlichkeit) oder „Suszeptibilität" (Empfänglichkeit) gegenüber Rauschmitteleffekten. Auch Erfahrungen mit Präventionsprogrammen zeigen bei Gefährdeten, die schon Rauschmittelerfahrungen haben, daß sie das Bedürfnis nach der hervorgehobenen Befindensqualität des Rausches haben. Der zentrale Ansatzpunkt zum Verständnis der Suchtentwicklung ist daher das Rauscherleben, d. h. die subjektive Wirkung des Rauschmittels.

Vorauszuschicken ist an dieser Stelle noch, daß der medizinische Rauschbegriff alle psychologischen Effekte nach dem Konsum psychoaktiver Substanzen umfaßt, während umgangssprachlich nur mittel- und hochgradige Rauschzustände als Rausch bezeichnet werden.

In den ersten Stadien der Rauschmittelerfahrung stehen beispielsweise beim Alkohol die *Steigerung* des *Wohlbefindens,* der Freude und dergleichen im Vordergrund. Nachrangig ist zunächst die *Minderung* von *negativen Zuständen* (vgl. Antons u. Schulz 1987/1990). Das Konsumziel der Minderung negativer Zustände tritt erst nach und nach auf und ist eher Kennzeichen der fortgeschrittenen Abhängigkeit.

Eine empirische „Rauschforschung" ist allerdings methodisch schwierig vorzunehmen: Objektive Messungen im Rausch treffen die subjektive Attraktivität dieses Zustands unzulänglich (z. B. Elektrophysiologie). Selbstbeschreibungen im Rausch sind andererseits häufig undifferenziert und nach dem Rausch unvollständig. Dennoch können einige Rauschdarstellungen von alkoholabhängigen Literaten hier hilfreich sein (vgl. Tretter et al. 1989). Jack London (o. J.), Alkoholiker, erzählt beispielsweise im Buch *König Alkohol* aus seiner Jugend im Hafen von San Francisco vom Rauscherleben mit anderen, älteren Jugendlichen:

„Wir waren drei berauschte, junge Götter, unglaublich weise, herrlich genial und unsere Macht hatte keine Grenzen. Wir wurden offener. Unsere Hemmungen und die schweigsamen Augenblicke schwanden. Es war, als kennten wir uns schon seit Jahren, und wir gelobten uns, in Zukunft zusammen zu fahren ... Die ganze Welt war mein, alle ihre Wege lagen vor meinen Füßen, und König Alkohol verwirrte meine Einbildungskraft und setzte mich instand, dem abenteuerlichen Leben, nach dem ich mich sehnte, vorzugreifen." (S. 29)

Auch Hermann Hesse (1978) schilderte im *Steppenwolf,* einem Kultbuch für die erste Generation der neuen Drogenkonsumenten in den frühen 70er Jahren, die Erlebnisqualität des Rausches:

„Ein Erlebnis, das mir in fünfzig Jahren unbekannt geblieben war ..., wurde mir in dieser Ballnacht zuteil: das Erlebnis eines Festes, der Rausch der Festgemeinschaft, das Geheimnis vom Untergang der Person in der Menge, von der Unio mystica der Freude ... Jenes Strahlen in den trunkenen Augen eines Entrückten, eines von sich selbst Erlösten, jenes Lächeln und halb irres Versunkensein dessen, der im Rausch der Gemeinschaft aufgeht, hatte ich hundertmal im Leben an edlen und gemeinen Beispielen gesehen, ob an besoffenen Rekruten und Matrosen ebenso wie an großen Künstlern, etwa im Enthusiasmus festlicher Aufführungen ... Aber heute ... schwamm ich selbst in diesem tiefen, kindhaften, märchenhaften Glück, atmete ich selbst diesen süßen Traum und Rausch aus Gemeinschaft, Musik, Rhythmus, Wein und Geschlechtslust ... Ich war nicht mehr ich, meine Persönlichkeit war aufgelöst im Festrausch wie Salz im Wasser. Ich tanzte mit dieser oder jener Frau, aber nicht nur sie war es, die ich im Arm hielt ..., sondern all die anderen Frauen mit, die im selben Saal, im selben Tanz, in derselben Musik wie ich schwam-

men . . ., alle gehörten mir, allen gehörte ich, alle hatten wir aneinander teil."
(S. 83)

Ein Bedürfnis nach dem Herausragen aus dem Alltag (Ekstase) dürfte daher dem Bedürfnis und der Bereitschaft zur Berauschung zugrunde liegen. Das Gewicht des Rausches in der Erlebniswelt des Menschen hängt zentral von der erlebten Gesamtsituation der Person in ihrem Leben ab. Die Analyse von Rauschbeschreibungen zeigt, daß immer wieder 2 Grundtypen von Befindlichkeiten berichtet werden:

– Gefühle der Geborgenheit, Sicherheit, Wärme, Verschmelzung mit der Umwelt,
– Gefühle der Freiheit, Größe und Wichtigkeit, der totalen Kontrolle über die Umwelt usw. (Allmachtsgefühle).

Diese Rauschempfindungen dürften ihren besonderen Lustgewinn (hedonistischer Gewinn) durch ihr Verhältnis zur Lustbilanz des Nüchternerlebens bekommen. Dabei kann die erlebte Lebenssituation der Person durch die Gefühle der Einengung oder der Leere eher unlustgeprägt sein, obwohl oberflächlich betrachtet intakte Familien- oder Arbeitsverhältnisse vorliegen.

In dieser Hinsicht lassen sich 4 elementare Qualitäten des Lebensgefühls unterscheiden: Zunächst ist jede Situation des Menschen durch eine gewisse Nähe oder Distanz zu relevanten Umweltelementen (z.B. Personen, Ereignissen) charakterisiert, die jeweils eine positive oder negative Befindlichkeit auslösen können – positive Nähe bedeutet Geborgenheit, negative Nähe entspricht Beengung, positive Distanz geht mit dem Gefühl der Freiheit einher, negative Distanz entspricht dem Gefühl der Isolation.

Beispielsweise führt Nähe und Geborgenheit in der Familie beim Jugendlichen in der Pubertät häufig zum Gefühl der Enge, was zum Bedürfnis nach Freiheit führt. Freiheit kann aber später auch zu Gefühlen der Isolation führen. Gefühle der Isolation führen zum Bedürfnis nach Geborgenheit. Starke Geborgenheit kann allmählich wieder einengen. So wird der Nähe-Distanz-Zyklus zustandsmäßig wieder geschlossen und prozeßmäßig zugleich wieder neu eröffnet.

Das subjektive Milieuerleben entscheidet. So kann der Konsum von psychoaktiven Stoffen, die entspannend oder enthemmend wirken, in subjektiven Situationen des Eingeengtseins das Gefühl der Freiheit auslösen und in subjektiven Isolationssituationen Gefühle der Geborgenheit vermitteln (vgl. Abb. 1).

In der „kritischen Phase", als Übergangsphase von der Anfangsphase zur Abhängigkeitsphase, werden solche Beziehungskonstellationen besonders bedeutsam: Es geht um Abhängigkeit und Autonomie, um „Selbstmanagement" oder um Regulation von Nähe und Distanz (vgl. Küfner 1989; Kanfer et al. 1991). Süchtiges Verhalten entsteht daher auf dem Boden einer umweltbeziehungsbedingten Anfälligkeit für Effekte psychoaktiver Substanzen, wobei die Umweltlage der Person (Ökologie der Person) wichtig ist – nicht eine Labilität der Person allein oder schlechte Familienverhältnisse allein, sondern anhal-

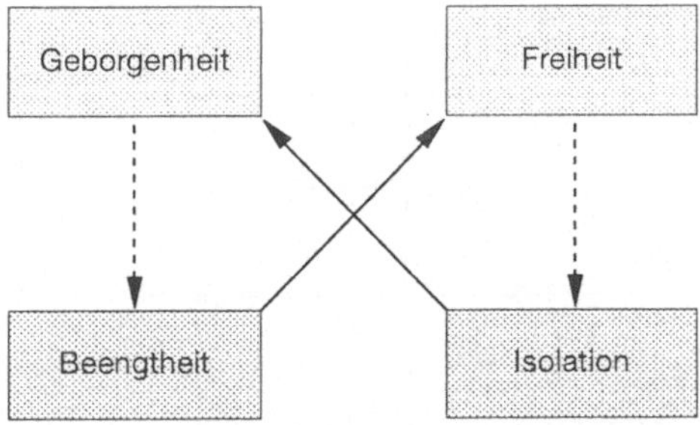

Abb. 1. Zustandsverläufe von Grundqualitäten des Lebensgefühls – Geborgenheit kann durch zu starke Nähe zur Beengtheit führen, was das Bedürfnis nach Freiheit nährt. Freiheit kann bald zur Isolation führen, aus der sich wieder das Bedürfnis nach Geborgenheit entwickelt. Durch Rauschmittel werden subjektive Situationsänderungen erlebt – das Gefühl der Wärme mit phantasierter Geborgenheit oder das Gefühl von Großartigkeit mit phantasierten Freiheiten

tende Verhältnisse einer inkongruenten Person-Umwelt-Passung machen die letztendliche Suchtanfälligkeit aus (vgl. Tretter 1987; 1990 a, b). Gefühle der Autonomie oder Selbstabgrenzung gegenüber der Umwelt sind oft nur im Rausch möglich. Der Rausch wiederum ist oft durch mangelnde Selbstbegrenzung gekennzeichnet. So schwankt der Suchtkranke zwischen Abhängigkeit und Autonomie.

Es scheint so zu sein, daß die Entgleisung im Rausch die Einschränkungen der Nüchternheit kompensieren soll. Auch andere exzeßhafte Verhaltensformen wie Putzsucht, Arbeitssucht, Kaufsucht, Spielsucht, Fernsehsucht oder andere Alltagssüchte sind als Kompensation anderer Verhaltensbereiche (oder: der Konfiguration der Lebensverhältnisse) verstehbar.

Suchtentwicklung als Prozeß

Die Entwicklung des süchtigen Verlangens und Verhaltens läßt sich am besten durch das lerntheoretische Modell des „Lernens am Erfolg" (operantes Konditionieren) verstehen (vgl. Revenstorf u. Metsch 1986). Dieses Modell betrachtet das Verhältnis von Reizen (Stimulus, S), Organismusvariablen (O), Reaktionen (R), internen und externen Konsequenzen (K) und der zeitlichen Nähe von Reaktion und Konsequenz, nämlich der Kontingenz (C). (Die Abkürzung für Konsequenz ist im Englischen allerdings C. Sie erfolgt aber hier durch K.). Das Modell wird als SORKC-Modell (Abb. 2) bezeichnet. Es werden kurzfristige und langfristige Konsequenzen (kK, lK) unterschieden. Die kurzfristigen, als positiv gewerteten Konsequenzen für die Situation durch Drogenkonsum (soziale Anerkennung) oder für den körperlich-seelischen Zustand (Entspannung) sind wirksamer als die meist nur in der Vorstellung vorhandenen langfristigen negativen Konsequenzen (Konflikte bei der Arbeit oder körper-

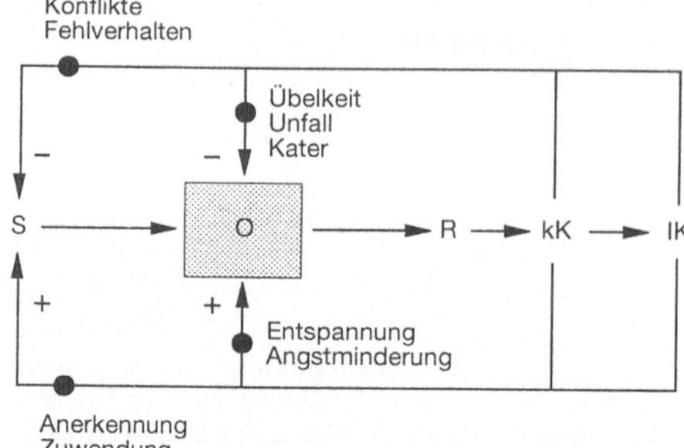

Abb. 2. Die lerntheoretische Erklärung der Suchtentwicklung nach dem SORKC-Modell (Lernen am Erfolg) – das Verhältnis von positiven und negativen internen (*O* Organismus) und externen (*S* Situation, Stimulus) kurzfristigen Konsequenzen (*kK*) des Drogenkonsums (*R* Reaktion) bestimmen die Wahrscheinlichkeit bzw. die Disposition für erneuten Drogenkonsum. Die langfristigen Konsequenzen (*lK*), die häufig nur antizipiert werden können, sind aktuell meist nicht verhaltenssteuernd wirksam. (Mod. nach Schneider 1982)

liche Schäden). Die Wahrscheinlichkeit, ein Rauschmittel zu konsumieren, ist daher, schematisch gesprochen, das Ergebnis von erlebten positiven Konsequenzen des Rauschmittelkonsums minus seiner negativen Konsequenzen. Mit diesem Konditionierungszirkel des Intoxikationsverhaltens verbunden ist der Konditionierungszirkel erfolgreichen Nüchternverhaltens: Wer ohne Rauschmittelkonsum leicht positive Erfahrungen machen kann oder negative Erfahrungen mindern kann, läuft weniger Gefahr, Rauschmittel in zunehmendem Maße oder in zunehmender Häufigkeit zur Befindensregulation einzusetzen (vgl. Abb. 3). In funktionsanalytischer Sprechweise gibt es Rückkopplungen des Rauschmittelkonsums, die die jeweiligen Rauschmitteleffekte aufschau-

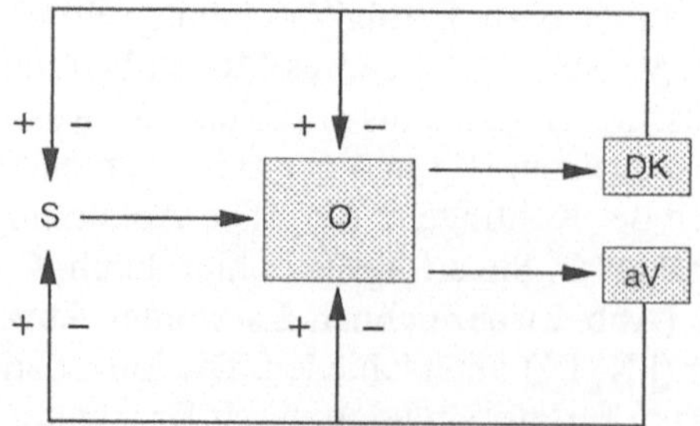

Abb. 3. Drogenkonsum (*DK*) und alternatives Verhalten (*aV*) – das Verhältnis von positiven bzw. negativen Effekten jedes Verhaltens bestimmt die Disposition für weiteren Drogenkonsum

kelnd verstärken (positive Rückkopplungen, Teufelskreise), und dämpfende Rückkopplungen (negative Rückkopplungen; vgl. Saint-Exupéry 1980; Bateson 1983).

Das lerntheoretische Modell zeigt auch etwas bereits deutlich auf: die mit dem unmittelbaren Rauschmittelkonsum verbundenen Effekte sind verhaltenswirksamer als die mittelbaren, also z. T. nur antizipierbaren negativen Effekte – der noch den Alkoholeffekt genießende, aber bereits sozial auffällige Trinker läßt sich durch die negative Perspektive, in mehreren Jahren eine Leberzirrhose zu bekommen, die von besorgten Angehörigen oder vom Arzt angesprochen wird, vom Trinken nicht abhalten.

Therapeutisch sollen alternative Verhaltensweisen erlernt werden, die zu angenehmen Zuständen führen. Der Rauschmittelkonsum soll aversiv besetzt werden.

Familie als Feld der Suchtentwicklung

Die Suchtentwicklung wird also von inneren und äußeren Faktoren gesteuert. Die genetische Erforschung des Suchtproblems ergibt, daß Umweltfaktoren einen großen Einfluß auf die Suchtentwicklung haben (vgl. Zerbin-Rüdin 1985): Die Zwillingsforschung zeigt, daß bei eineiigen Zwillingen zu etwa 50 % bei beiden Alkoholismus auftritt, obwohl man eine Konkordanzrate von über 90 % erwarten würde. Neben allgemeinen gesellschaftlichen Faktoren ist v. a. die Familie und ihr Zustand der erste und engste Rahmen, der die äußeren Voraussetzungen der Suchtentwicklung bestimmt: Zunächst kann Rauschmittelkonsum in der Familie über das *Lernen am Modell* Suchtentwicklungen begünstigen. Ein hohes Suchtrisiko machen aber auch Broken-home-Situationen, harte Väter-/weiche Mütterverhältnisse, restriktive Erziehungsstile, permissive Erziehungsstile und dergleichen aus, aber auch der eigene Familienstand (ledig, geschieden, verwitwet) bestimmt das Suchtrisiko. Neben diesen, gewissermaßen statischen, Merkmalen der Familiensituation sind auch Merkmale der *Wechselbeziehungen* suchtfördernd. Vor allem in therapeutischen Zusammenhängen werden Vernetzungen des süchtigen Verhaltens mit allgemeinen Beziehungskonstellationen der Familie beobachtet: Partner von Suchtkranken verhalten sich gegenüber dem Suchtkranken oft stützend-helfend, manchmal wegen Schuldgefühlen, dann wieder kritisierend („Koabhängigkeit", vgl. Rennert 1990). Jede dieser Verhaltensweisen kann wieder Anlaß zum Trinken sein („. . . weil du so überfürsorglich bist", „. . . weil du so böse bist").

Auch tritt in Familien, in denen ein starker anhaltender Konflikt zwischen den Eltern besteht, häufig Drogenkonsum bei den Kindern auf, dessen Verlauf und Intensität durch die dadurch ausgelöste Zuwendung der Eltern dem Kind gegenüber gesteuert wird – die Eltern lassen von ihrem eigenen Konflikt ab. Wenn das Kind dann aufhört, Drogen zu nehmen, wenden sich die Eltern wieder einander zu und verhalten sich wieder konflikthaft, was beim Kind wieder zum Drogenkonsum führt usw. (nach Schmidt 1991).

Aus der Sicht eines neuen Ansatzes, nämlich der „systemischen Familientherapie", sind daher einige Aspekte im Verständnis und bei der Behandlung von süchtigem Verhalten zu beachten, die man allerdings in der therapeutischen Situation der Entgiftung beispielsweise nicht alle zu berücksichtigen braucht (vgl. Kaufmann u. Kaufmann 1983; Villiez 1986; Reiter et al. 1988; Feselmeier u. Beiglböck 1990; Schmidt 1991; Welter-Enderlin 1992):

- Das Handlungssystem Familie ist das Feld der Entstehung der Störung des sog. Indexpatienten (IP). Dabei trifft nicht einzelne Familienmitglieder die „Schuld" der Verursachung, sondern das allseitig produzierte Kommunikationsmuster provoziert die Störung.
- Die kognitive (gedankliche) Ebene ist relevant, sofern die Konstruktion der Realität über Gespräche, Regeln, Vorschriften usw. in der familialen Kommunikation stattfindet.
- Die sprachliche Beschreibung der Verhältnisse und ihre Widersprüche sind relevant für das Befinden und Verhalten der betroffenen Person.
- Es gibt erkenntnistheoretische Einschränkungen der Erkennbarkeit und Erklärbarkeit der Lebenswelt der Patienten: Der Betroffene ist, was sein eigenes Leben betrifft, kompetenter als die Experten.
- Die Krankheit/Störung ist ein von den Mitgliedern des sozialen Systems konstruiertes Problem.
- Die Störung ist ein produktives Phänomen, da es neue Gleichgewichte eines gestörten Familiensystems herstellt.
- Die Problemdefinition ist auch eine Beziehungsdefinition („Ich muß Drogen nehmen"/„Du bist machtlos").
- Die Problemlösung steht gegenüber der Problemanalyse im Vordergrund.
- Die Ressourcen und Kompetenzen der Person zur Problemlösung stehen im Vordergrund.

Die systemische Familientherapie zeigt auf, daß die jeweilige Definition des Rauschmittelkonsums durch die Beteiligten als Folgeproblem („er trinkt, weil er zu schwach ist") oder als zentrales Problem („uns geht es schlecht, weil er trinkt") Folgerungen für Chancen und Scheitern therapeutischer Bemühungen hat – die Umdeutung des Rauschmittelkonsums im Rahmen der Familie kann hier helfen, Schuldzuweisungen oder familieninterne Kontrollaufgaben und andere suchtverstärkende Programme aufzulösen oder die Abstinenz zu ermöglichen.

Aus therapeutischer Sicht ist es daher unumgänglich, die Angehörigen bereits von Anfang an miteinzubeziehen. Sie wirken in der Regel im Hintergrund mit und beeinflussen somit auch die Behandlungsabläufe. Diese Prozesse lassen häufig Therapieabbrüche vorabsehen.

Personenbezogene Ursachen der Suchtentwicklung

Trotz des deutlichen Einflusses der Struktur und Funktion der Familie können Suchtkranke auch aus ganz normalen Familien kommen. Es gibt zunehmend viele Hinweise, daß Suchtrisiken auch stark genetisch vorbestimmt sind. Die Adoptionsforschung zeigt beispielsweise, daß Kinder von Alkoholikern, selbst wenn sie in frühen Lebensjahren von abstinenten Familien adoptiert werden, in etwa 20 % Alkoholprobleme bekommen, während man nur eine Häufigkeit von etwa 5 % erwarten würde (vgl. Goodwin et al. 1973). Das individuelle Risiko, bei einer Rauschmittelexposition weiter zu konsumieren, wird also nicht nur durch aktuelle Umweltverhältnisse, sondern auch durch eine individuelle Empfindlichkeit („Vulnerabilität") oder Empfänglichkeit („Suszeptibilität") gegenüber Rauschmitteleffekten bestimmt.

Die *biologischen Faktoren,* die dieses Suchtrisiko ausmachen, liegen vermutlich genetisch bedingt in Besonderheiten des dopaminergen, endorphinergen, serotonergen, noradrenergen, glutamatergen, cholinergen und gabaergen Systems des Gehirns. Diese Transmittersysteme zeigen auch eine besondere Reagibilität auf Rauschmittelzufuhr. Diese Eigenschaften können angeboren sein, oder auch (zusätzlich) durch Lernprozesse erworben sein. Die Systeme adaptieren sich bei längerwährender Substanzzufuhr und zeigen Phänomene der Dekompensation in der Entzugsphase (vgl. Beitrag Rommelspacher u. Schmidt, S. 28).

Ob diese biologische Vulnerabilität angeboren oder durch frühkindliche Prägungsprozesse bedingt ist, bleibt noch offen. Dennoch kann angenommen werden, daß die besondere biochemische Vulnerabilität das organische Korrelat der affektiven Komponenten der Persönlichkeit (Übererregbarkeit, Extraversion, Hyperaktivität) ausmacht.

Persönlichkeit bedeutet dann die relativ stabilen Verhaltensdispositionen, die viel mit „Temperament" zu tun haben (vgl. Tarter u. Edwards 1987). Die Testpsychologie zeigt allerdings, daß es kaum signifikante Persönlichkeitsmerkmale bei süchtigen Menschen gibt (vgl. Küfner 1989): Anwendungen von typischen Persönlichkeitstests wie dem FPI oder den MMPI ergaben keine sicheren Auffälligkeiten. Es gibt höchstens mehrere, bei Suchtkranken häufige Persönlichkeitskonstellationen. Neuerdings wurde gezeigt, daß es testpsychologisch dennoch Auffälligkeiten im Bereich erhöhter Depressivität, Nervosität, Erregbarkeit usw. gibt. Diese Merkmale bessern sich allerdings in der Therapie (Ellgring u. Vollmer 1991). Von prämorbiden Persönlichkeitsmerkmalen kann daher testpsychologisch nicht die Rede sein.

Die *Psychoanalyse* geht auf der Basis ihrer unmittelbaren klinischen Erfahrungen in ihren Überlegungen grundlegend von einem affektdynamisch orientierten Persönlichkeitskonzept aus: Anfang dieses Jahrhunderts hat Freud die Sucht als Korrelat der Onanie interpretiert. Daraufhin entwickelte sich eine differenzierte Psychoanalyse der Abhängigkeit, die von der Triebpsychologie Freuds über die Ich-Psychologie von Hartmann mit dem Konzept der Ich-Schwäche bis zur Über-Ich-Psychologie von Wurmser führte, der die Rolle des Gewissens bei der Psychodynamik der Sucht betonte (vgl. Heigl-Evers 1985). Gegenwärtig ist v. a. die Objektbeziehungstheorie von Kernberg Basis der Psychoanalyse der Abhängigkeit. Nach dieser Vorstellung liegt bei einer ausgereiften Persönlichkeitsentwicklung eine Verarbeitungsweise nach dem Muster „entweder gut oder böse" vor. Zentrale Aussage ist dabei, daß der Suchtkranke Bilder von sich und der Welt hat, die jeweils in „entweder gut oder böse" gespalten sind, statt integriert zu sein, so daß „sowohl gut als auch böse" möglich ist. Die Verarbeitungsprozesse von Erfahrungen sollen daher durch die polarisierte Tendenz zum Gefühl „Alles (ich und die Umwelt) ist gut" oder zum Gefühl „Alles ist schlecht" gesteuert sein. Diese Theorie deckt sich gut mit den klinischen Erfahrungen. Therapeutisch soll daher die Integration „guter" und „böser" Anteile gefördert werden (vgl. Abb. 4).

Psychoanalytische Modelle lokalisieren wichtige Ursachen der Sucht in der frühkindlichen familiären Umwelt. Dadurch wird in gewisser Weise der Familie eine Verursachung und damit auch eine Schuld zugeschrieben.

Zusätzlich behaupten Psychoanalytiker aus ihrer klinischen Erfahrung, daß Suchtkranke deutliche und spezifische Zeichen der Ich-Schwäche, der Frustrationsintoleranz und der Affektlabilität zeigen (vgl. Heigl-Evers 1985). Hier fällt dann auf, daß diese operational schlecht definierten Kategorien auch konstruktlogisch nicht unabhängig sind: Die Affektlabilität kann auf Frustrationen wegen zu hoher Ansprüche und Erwartungen beruhen und auch diese

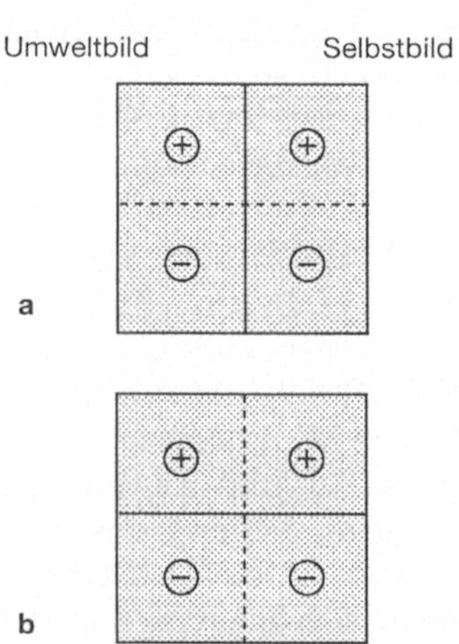

Abb. 4. Hypothetische „Erfahrungsmatrix" bei Suchtkranken aus schematisierter Sicht der Psychoanalyse – bei ausgereifter Entwicklung der „Erfahrungsmatrix" (Objekt- und Subjektrepräsentanzen) sind die Bilder von dem Objekt und dem Subjekt getrennt und haben eine Identität mit „positiven" und „negativen" Anteilen (**a**). Es ist eine Bewertung der Welt und des Selbst jeweils nach dem Muster „sowohl gut als auch schlecht" möglich. Bei Entwicklungsdefiziten zeigt die Erfahrungsmatrix noch eine Struktur nach dem Verarbeitungsmuster „alles ist gut" oder „alles ist schlecht" (**b**), da die Grenzen zwischen Selbst und Umwelt schwächer sind als die Grenzen zwischen „gut" und „schlecht". (Mod. nach Tretter 1985)

wieder bedingen, wobei die Ich-Schwäche als Regulationsdefizit ebenso dafür verantwortlich sein kann. Methodisch stellt sich die Frage, ob die Persönlichkeitsmerkmale, die bei einem eindeutig Suchtkranken festgestellt werden, die Ursache oder Folge der Sucht darstellen, und ob sie spezifisch für Suchtentwicklungen sind. Hierzu geben Verlaufsstudien Auskunft: Vaillant (1983) fand, daß am ehesten hyperaktive Kinder suchtgefährdet sind. Auch Cloninger (1987; Cloninger et al. 1988) fand bei Kindern Verhaltensweisen wie „Belohnungsabhängigkeit", „Neuheitensuche" und „Schadensvermeiden" als Risikofaktoren einer späteren Suchtentwicklung. In dieser Hinsicht findet auch die Psychoanalyse eine gewisse Bestätigung.

Ein zweiter psychologisch wichtiger Ansatz, der auf Defizite der Person abzielt, ist die *Verhaltenstherapie* (vgl. Schneider 1985). Sie beruht auf Erkenntnissen der Lerntheorie, die schon dargestellt wurden. Das aktuelle Konzept geht von dem „Selbstregulationsmodell" aus: Auf der Basis von Selbstbeobachtungen werden bestimmte Zustände durch Selbstbelohnung bekräftigt. Durch eine unzulängliche Lerngeschichte hat die Person nicht die Kompetenz erlangt, aversive Zustände selbst zu beseitigen oder sich selbst zu belohnen. Diese aktuellen Defizite prädisponieren zur Erfahrung, daß Rauschmittelkonsum das effektivste Verhalten ist, das Streß reduziert. Unter dem Einfluß der *Streßpsychologie* trat hier auch der Begriff Bewältigung in das Zentrum der Überlegungen – Sucht ist dann die Folge einer zunehmenden Nutzung von Rauschmitteln als Bewältigungsstrategie von Streß. Dazu zählt auch beispielsweise die Bewältigung von kritischen Lebensereignissen (z.B. Verlust des Partners, vgl. Reinecker u. Zauner 1983). Damit wird das Krankheitsmodell des insuffizienten Selbstmanagements betont (vgl. Kanfer et al. 1990). In der Therapie soll der Suchtkranke ein besseres Streßmanagement lernen.

Eine umfassende psychologische Modellvorstellung geht von einer während der Entwicklung der Person zunehmenden affektiv-kognitiven Dynamik aus, die durch mehrere eskalatorische Wirkungszyklen geprägt ist (vgl. Tretter u. Küfner 1992; Tretter 1993): Ein anhaltendes Ungleichgewicht zwischen Verhaltensaktivität einerseits und perzeptiv-affektiver Erfahrung andererseits kann die Grundlage süchtigen Verhaltens ausmachen – positive Affekte, die auf wenig Eigenaktivität, sondern auf Umweltzuwendungen beruhen (z.B. „überprotektive" Mutter) setzen Standards (Erwartungen, Sollwerte), die durch Eigenaktivität nicht erzielbar sind. Dadurch entsteht eine überhöhte passive Erwartungshaltung mit einer basalen affektiven Labilität und dysphorischen Überreagibilität und einer hohen Umweltabhängigkeit. Aber auch eine hohe Eigenaktivität kann, wenn die soziale Umwelt wenig Anerkennung zeigt (z.B. harter Vater), wenig Belohnung bringen. Die überhöhten Verhaltensstandards führen zu Überlastungszuständen, die nicht adäquat, d.h. durch Minderung der Ansprüche an sich selbst, bewältigt werden können. In beiden psychosozialen Konstellationen ermöglicht dann die Droge eine einfache Entspannung. Überhöhte unbewußte Phantasien, überhöhte Umweltbezogenheit und polarisierte Affekte sind also Grundkomponenten des „Treiberprogramms" süchtigen Verhaltens. Therapeutisch wird daher die Selbstregulationskompetenz in diesen Bereichen angestrebt (s. Abb. 5, vgl. Tretter 1993).

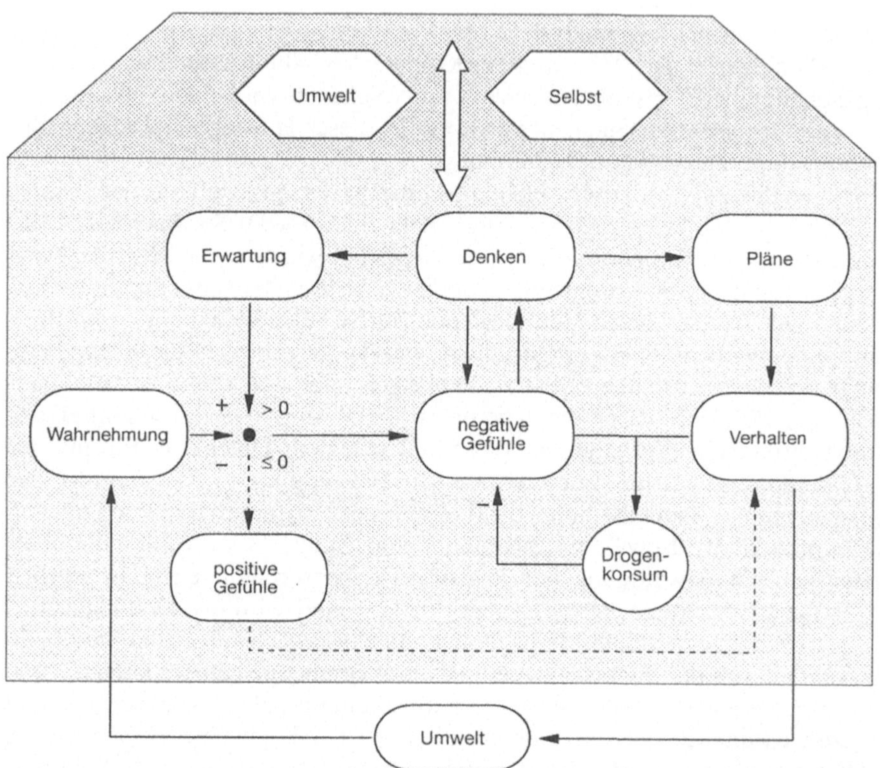

Abb. 5. Innerpsychische Regelkreise der Sucht – Erfahrungen (Wahrnehmungen) und Phantasien (z. B. Erwartungen) bezogen auf die Umwelt und die Person selbst bestimmen das Erleben. Bei einer Diskrepanz zwischen Erwartung und Wahrnehmung tritt ein negatives Gefühl (Enttäuschung, Ärger usw.) auf. Dieses Gefühl löst Denkprozesse aus, die zu Plänen führen, die über Verhalten die Ist-Situation durch eine Beeinflussung der Umwelt im Sinne der Erwartungen verändern können. Bei Unfähigkeit, diese Prozesse einzuleiten (mangelnde Problembewältigungskompetenz), und bei gegebener Erfahrung, daß Drogen positive Gefühlszustände bewirken können, wird zunehmend der Drogenkonsum zur Gefühlsregulierung genutzt. Eine andere Möglichkeit besteht darin, die Erwartungen und Pläne (Ansprüche) zu reduzieren und auf diese Weise den Spannungszustand zu mindern. Therapeutisch wird u. a. an dieser Komponente und an der Problembewältigungskompetenz gearbeitet. Erwartungsgerechte Erfahrungen ermöglichen positive Gefühle und bekräftigen das jeweilige Verhalten. (Mod. nach Tretter 1993)

Ausblick

Die empirische ursachenorientierte Suchtforschung ergibt ein buntes Bild biologischer, psychischer und sozialer Bedingungen der Sucht. Eine umfassende Erklärung bietet auch die jetzt wieder zunehmende genetische Forschung nicht. Süchtiges Verhalten läßt sich daher am besten als Folge von Wechselwirkungen von Merkmalen der Person, der Umwelt und der Droge begreifen (vgl. Feuerlein 1986, 1988). Diese Sichtweise korrespondiert mit dem *„biopsychosozialen" Krankheitsmodell* (Engel 1977, 1982). Bei differenzierter Betrachtung steht jeweils ein Komplex äußerer und innerer Faktoren als „Ursache" zur Diskussion. Die Faktoren sind teilweise rückgekoppelt. Das Bedingungsgefüge der Sucht ist deshalb als ein Netzwerk anzusehen (vgl. Tretter u. Küfner 1992). Eine einfache Erklärung süchtigen Verhaltens ist somit nicht möglich. Andererseits erlaubt ein solches Modell in der Praxis, die konkrete Ausprägung der einzelnen Bedingungsfaktoren der Sucht des einzelnen Menschen zu eruieren. Dies ist die Voraussetzung für eine effektive Therapie.

Es zeichnet sich daher eine theoretische Modellperspektive ab, die den individuellen Beziehungshaushalt der Person (Ökologie der Person) zum Zentrum der Betrachtungen erhebt, wodurch das Suchtproblem auf den Lebenshintergrund der Person bezogen wird (vgl. Tretter 1987; 1990 a, b).

Literatur

Antons K, Schulz W (1987/1990) Normales Trinken und Suchtentwicklung, 2 Bde. Hogrefe, Göttingen

Bateson G (1983) Die Ökologie des Geistes. Suhrkamp, Frankfurt

Cloninger CR (1987) Neurogenetic adaptive mechanisms in alcoholism. Science 236: 410–416

Cloninger CR, Sigvardsson S, Bohmann M (1988) Childhood personality predicts alcohol abuse in young adults alcoholism. Clin Exp Res 12,4:494–505

Deutsche Hauptstelle gegen die Suchtgefahren (Hrsg.) (1992) Jahrbuch Sucht '93. Neuland, Geesthacht

Ellgring H, Vollmer HC (1991) Veränderungen von Persönlichkeitsfaktoren in der Therapie. In: Heigl-Evers A, Helas I, Vollmer HG (Hrsg) Suchttherapie. Vandenhoeck & Rupprecht, Göttingen, S 140–151

Engel GL (1977) The need for a new medical model: a challenge for biomedicine. Science 196:129–134

Engel GL (1982) The biopsychosocial model and medical education. New Engl J Med 306:80–805

Feselmayer S, Beiglböck W (1990) Der systemische Ansatz in der Therapie jugendlicher Abhängiger. TW Neurol Psychiat 4:84–91

Feuerlein W (Hrsg) (1986) Theorie der Sucht. Springer, Berlin

Feuerlein W (1988) Alkoholismus. Thieme, Stuttgart

Goodwin DW, Schulsinger FF, Hermansen L, Guze SB, Winokur G (1973) Alcohol problems in adoptees raised apart from alcoholic biological parents. Arch Gen Psychiatr 28:238–243

Heigl-Evers A (1985) Sucht und Alkoholabhängigkeit aus tiefenpsychologischer Sicht. In: Deutsche Hauptstelle gegen die Suchtgefahren (Hrsg) Süchtiges Verhalten. Neuland, Hoheneck, S 23–24

Heigl-Evers A, Helas I, Vollmer HG (Hrsg) (1991) Suchttherapie. Vandenhoeck & Rupprecht, Göttingen

Hesse H (1976) Steppenwolf. Suhrkamp, Frankfurt

Hurrelmann K, Hesse S (1991) Drogenkonsum als problematische Form der Lebensbewältigung im Jugendalter. Sucht 37:240–252

Jellinek EM (1960) The disease concept of alcoholism. Yale Univ Press, New Haven

Kanfer FH, Reinecker H, Schmelzer D (1990) Selbstmanagement-Therapie. Springer, Berlin Heidelberg New York Tokyo

Kaufmann E, Kaufmann PN (1983) Familientherapie bei Alkohol- und Drogenabhängigkeit. Lambertus, Freiburg

Kindermann W, Sickinger R, Hedrich D, Kindermann S (1989) Drogenabhängig – Lebenswelten zwischen Szene, Justiz, Therapie und Drogenfreiheit. Lambertus, Freiburg

Körkel J (Hrsg) (1988) Der Rückfall des Suchtkranken. Springer, Berlin

Küfner H (1989) Bindung und Autonomie als Grundmotivation des Erlebens und Verhaltens. Forum Psychoanalyse 5:3–16

London J (o. J.) König Alkohol. DTV, München

Mefert-Diete C, Soltau R (Hrsg) (1984) Frauen und Sucht. Rohwohlt, Reinbeck

Nowak M, Schifmann R, Brinkmann R (Hrsg) (1994) Angst macht Sucht – Sucht macht Angst. Schattauer, Stuttgart (im Druck)

Petry J (1993) Behandlungsmotivation. Beltz, Weinheim

Reinecker H, Zauner H (1983) Kritische Lebensereignisse als Risikofaktoren des Alkoholismus. Arch Psychiatr Nervenkrankh 233:333–346

Reiter L, Brunner E, Reiter-Theil S (Hrsg) (1988) Von der Familientherapie zur systematischen Perspektive. Springer, Berlin

Renn H (1986) Beiträge aus Epidemiologie und Soziologie zu einer Theorie von Mißbrauch und Abhängigkeit. In: Feuerlein W (Hrsg) Theorie der Sucht. Springer, Berlin Heidelberg New York Tokyo, S 103–120

Rennert M (1990) Co-Abhängigkeit. Lambertus, Freiburg

Revenstorf D, Metsch H (1986) Lerntheoretische Grundlagen der Sucht. In: Feuerlein W (Hrsg) Therapie der Sucht. Springer, Berlin Heidelberg New York Tokyo, S 121–150

Saint-Exupéry A de (1980) Der kleine Prinz. Rauch, Düsseldorf

Schmidt G (1991) Sucht-„Krankheit" und/oder Such(t)-Kompetenzen – Lösungsorientierte systemische Therapiekonzepte für eine gleichrangig-partnerschaftliche Umgestaltung von „Sucht" in Beziehungs- und Lebensressourcen. In: Richelshagen K (Hrsg) Süchte und Systeme. Lambertus, Freiburg, S 27–71

Schneider R (Hrsg) (1982) Stationäre Behandlung von Alkoholabhängigen. IFT-Texte. Röttger, München

Schneider R (1985) Suchtverhalten aus lerntheoretischer Sicht. In: Deutsche Hauptstelle gegen die Suchtgefahren (Hrsg) Süchtiges Verhalten. Neuland, Hoheneck, S 48–65

Schwoon DR (1983) Bekehren – Heilen – Ausmerzen – Begleiten: Wiederkehrende Interaktionsfiguren im Umgang mit Alkoholikern. In: Andresen B, Stark FM, Gross J (Hrsg) Psychiatrie und Zivilisation. Edition Humanistische Psychologie, Köln, S 213–228

Tarter RE, Edwards KL (1987) Vulnerability to alcohol and drug abuse: a behavior genetic view. J Drug Issues 17:67–81

Tretter F (1985) Die Sehnsucht der Veronika Voss – ein Film zur Sucht oder für Cineasten? In: Wulff HJ (Hrsg) Filmbeschreibungen. MAkS, Münster, S 173–195

Tretter F (1987) Perspektiven einer psychiatrischen Ökologie der Sucht. In: Dörner K (Hrsg) Neue Praxis braucht neue Theorie. Van Hoddis, Gütersloh, S 144–171

Tretter F (1990 a) Systemische und ökologische Konzepte – Konsequenzen für Forschung und Praxis in der Suchtkrankenhilfe. Suchtgefahren 36:43–48

Tretter F (1990 b) Sucht am Beispiel der Alkoholabhängigkeit. In: Pöppel E, Bullinger M (Hrsg) Medizinische Psychologie. Edition Medizin, Weinheim, S 289–301

Tretter F (1992) Kulturökologie der Sucht. In: Glaeser B, Teherani-Kroener P (Hrsg) Kulturökologie. Westdeutscher Verlag, Opladen, S 406–420

Tretter F (1993) Skizze einer systemischen Psychopathologie. In: Tretter F, Goldhorn F (Hrsg) Computer in der Psychiatrie. Asanger, Heidelberg, S 355–392

Tretter F, Küfner H (1992) Netzwerke der Sucht. Psycho (Suppl) 1:2–10

Tretter F, Lehmann A, Aurin O, Merfert-Diete C, Schneider K (1989) Sucht und Literatur. Lambertus, Freiburg

Vaillant GE (1983) The natural history of alcoholism. Harvard Univ Press, Cambridge/Mass

Villiez T (1986) Sucht und Familie. Springer, Heidelberg

Völger G, Welck K von, Legnaro A (Hrsg) (1981) Rausch und Realität: Drogen im Kulturvergleich. Rautenstrauch-Joest-Museum, Köln

Wanke K (1985) Normal – abhängig – süchtig: Zur Klärung des Suchtbegriffs. In: Deutsche Hauptstelle gegen die Suchtgefahren (Hrsg) Süchtiges Verhalten. Neuland, Hoheneck, S 11–22

Welter-Enderlin R (1992) Alkoholismus und Familie. In: Osterhold G, Molter H (Hrsg) Systemische Suchttherapie. Asanger, Heidelberg, S 13–28

Zerbin-Rüdin E (1985) Allgemeine humangenetische Gesichtspunkte der Sucht. In: Keup W (Hrsg) Biologie der Sucht. Springer, Heidelberg New York Tokyo, S 1–14

Pathobiochemische und pharmakologische Aspekte der Abhängigkeit

H. Rommelspacher, L.G. Schmidt

Abhängigkeit wird in psychische und physische Abhängigkeit unterschieden. Der Schwerpunkt des folgenden Beitrags soll auf der Darstellung der physischen Abhängigkeit, die sich im Entzugssyndrom manifestiert, liegen. Andererseits gibt es gerade in den letzten Jahren zunehmend Untersuchungen zur Pathogenese und Pathobiochemie der psychischen Abhängigkeit. Diese verdienen eine kurze Darstellung, da die Befunde zu ersten therapeutischen Ansätzen geführt haben. Auf die neurobiologischen Mechanismen der psychischen Abhängigkeit soll nur insofern eingegangen werden, als sie zum Verständnis möglicher Behandlungsstrategien beitragen können. Medikamente zur Behandlung der psychischen Abhängigkeit, d. h. im engeren Sinn Medikamente mit der Indikation Rückfallprophylaxe, werden i. allg. als Anticraving-Substanzen bezeichnet. Das Zielsymptom ist das Alkohol- bzw. Drogenverlangen („craving"). Dieses wird als wichtigstes neurobiologisch gut untersuchbares Symptom der Abhängigkeit angesehen. Für andere Symptome, wie Beispielsweise den Kontrollverlust, haben Lernvorgänge eine so überragende Bedeutung, daß die Pathogenese als noch wesentlich komplexer angesehen wird.

Psychische Abhängigkeit – Pathobiochemie des Alkohol- und Drogenverlangens

Mesokortikolimbisches dopaminerges System

Eine v. a. tierexperimentell gut untersuchte Kategorie der psychischen Abhängigkeit ist „reinforcement", das am besten mit einer Bedingung beschrieben wird, die dazu führt, daß das Tier bzw. der Mensch danach strebt, eine bestimmte Situation neu zu erleben. Es handelt sich also um die Förderung oder Verstärkung eines bestimmten Verhaltens.

Der Begriff „reward" wird in der Regel ähnlich definiert, beinhaltet aber zusätzlich einen positiven Affekt wie beispielsweise Lust oder Verlangen. Psychostimulanzien wie Kokain oder Amphetamin sind Substanzen mit stark ausgeprägten Verstärkereigenschaften. Insofern lassen sich die Zusammenhänge mit diesen Drogen besonders gut untersuchen. Eine Ratte ohne Vorerfahrung drückt beispielsweise für eine einzige Injektion von Kokain einen Hebel bis zu 150mal, eine Ratte mit vorangegangener Selbstapplikation steigert die Zahl der Hebeldrücke noch weiter. Das neuronale System, das eine zentrale Rolle für das Alkohol- und Drogenverlangen spielt, sind die mesokortikolimbischen dopaminergen Nervenbahnen. Sie dienen als vermittelndes System zwischen Mittel- und Vorderhirn. Die Zellkörper des mesokortikolimbischen Systems sind im ventralen Tegmentum lokalisiert. Von dort projizieren die Axone zum ventralen Striatum, zum N. accumbens, zum präfrontalen Kortex, ,zum tuberculum olfactorium, zu den Amygdala und dem Gyrus cinguli.

Wie aus Läsionsexperimenten mit dem Neurotoxin 6-OH-Dopamin hervorgeht, werden durch diese dopaminergen Neurone die motorischen Reaktionen beispielsweise auf die Präsentation von Nahrung oder eine neue Umgebung gesteuert. Bei den Tieren, bei denen diese Bahnen chemisch gezielt zerstört worden sind, leidet die Anpassungsfähigkeit, es kommt zu Lernstörungen sowohl was die Orientierung im Raum als auch die Erinnerung früher erlernter Gewohnheiten angeht. Eine Läsion von einzelnen Teilen des Systems wie beispielsweise des N. accumbens hebt die psychomotorisch stimulierende Wirkung von Kokain, Amphetamin und Methylphenidat (Ritalin) auf. Dasselbe wird auch nach Injektionen des Dopaminrezeptorantagonisten Haloperidol beobachtet. Interessant sind auch Ergebnisse, daß die Ausschüttung von Dopamin im N. accumbens positiv mit der eingenommenen Menge an Ethanol korreliert und daß gezüchtete Ratten, die vergleichsweise große Mengen an alkoholischen Lösungen freiwillig trinken, auch eine vergleichsweise stärkere Freisetzung von Dopamin im N. accumbens zeigen (In-vivo-Experimente mit der Mikrodialysetechnik).

Zusammenfassend kann das mesokortikolimbische dopaminerge System als modulierender und filtrierender Mechanismus angesehen werden, der Signale des biologischen Antriebs (Hunger, Durst, Sexualität u. a.) und von motivationalen Variablen (Lustgewinn, Wunsch nach Wohlbefinden) vermittelt. Diese Signale werden durch dieses System in Handlungen umgesetzt.

Im Hinblick auf die Entwicklung von Anticraving-Medikamenten soll von einigen Beobachtungen mit dopaminergen Substanzen berichtet werden. Niedrige Dosen von Dopaminrezeptorantagonisten erhöhen die Rate an selbstappliziertem Amphetamin und Kokain bei Ratten. Dies wurde als teilweise Blockade der verstärkenden, also belohnenden Wirkung von Amphetamin und Kokain interpretiert, weswegen das Tier eine vermehrte Versorgung mit diesen Drogen anstrebt. Dieselbe Verhaltensänderung kann auch dadurch erreicht werden, daß die Dosis an Kokain gesenkt wird. Adrenozeptorantagonisten (α-, β-Blocker) sind wirkungslos.

Eine nicht vollständig geklärte Frage ist die, welche Dopaminrezeptorsubtypen die Wirkungen der Drogen vermitteln. Diese Frage ist keineswegs nur akademisch, weil auf der Grundlage solcher Erkenntnisse gezielt Anticraving-Medikamente entwickelt werden könnten. Für Kokain und Morphin liegen einige Untersuchungen vor. Dopamin$_2$-Rezeptor(DA$_2$R)-Agonisten lösen viele kokainähnliche Effekte aus wie Steigerung der Lokomotion, Stereotypien und positives „reinforcement". DA$_2$R-Antagonisten blockieren zahlrei-

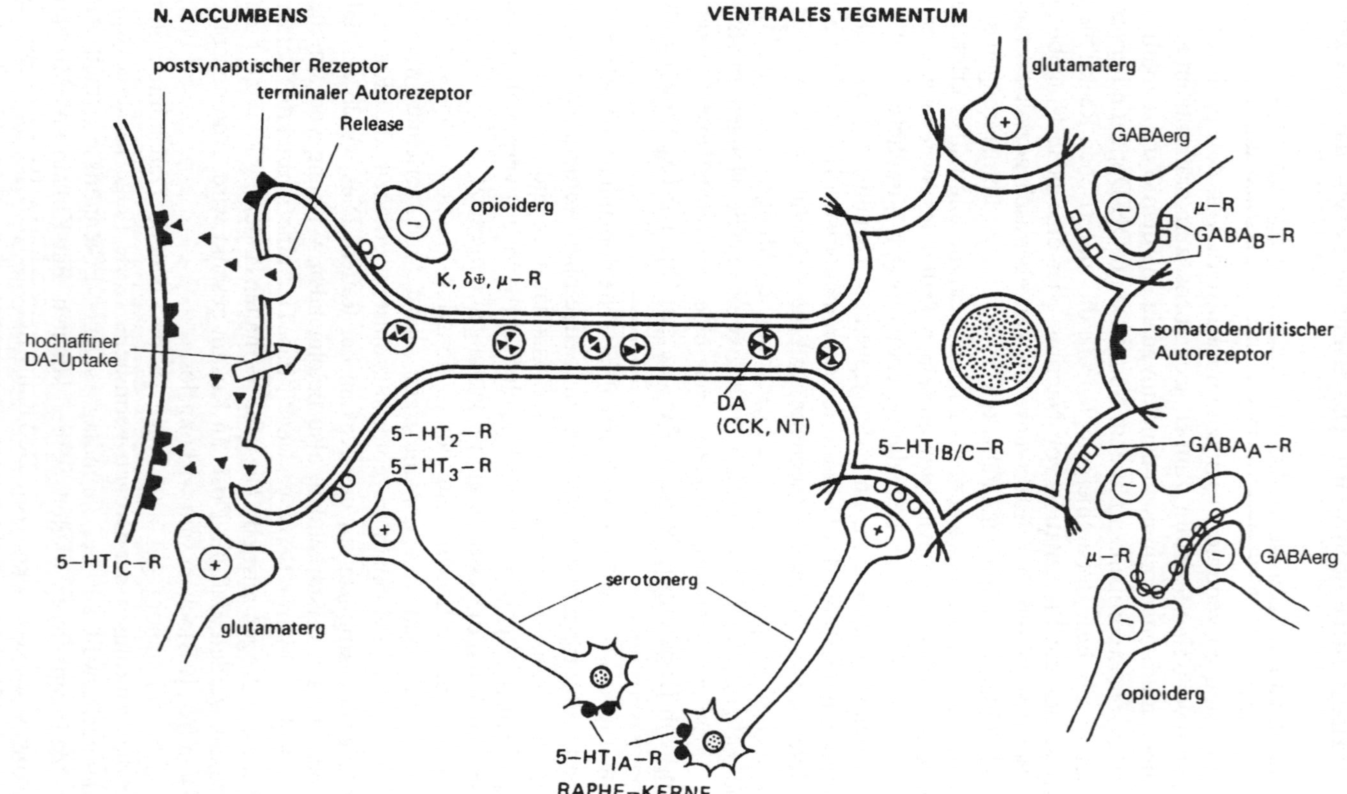

Abb. 1. Modulierung der Aktivität mesolimbischer Neuronen durch andere Neuronen

che Verhaltenseffekte von Kokain. In Selbstapplikationsexperimenten wird ein DA_2R-Agonist jedoch nur teilweise für Kokain substituiert; auch DA_2R-Antagonisten heben beim Menschen nur einen Teil der Wirkungen von Kokain auf (Sherer et al. 1989). DA_1R-Antagonisten zeigten keine Reinforcer-Eigenschaften bei Affen. Der DA_1R-Antagonist SCH23390 blockierte allerdings die Wirkungen von Kokain bei Affen und zumindest teilweise bei Ratten. Diese und andere Verhaltensbeobachtungen legen nahe, daß DA_1-Rezeptoren eine permissive Rolle bei dopaminerg ausgelösten Verhaltensänderungen spielen (Waddington 1986; Herz u. Shippenberg 1989).

In Deutschland ist nur Flupentixol als Medikament zur Rückfallprophylaxe zugelassen. Es blockiert DA_2-, DA_1- und $5\text{-}HT_2$-Rezeptoren. Klinische Studien sollen in absehbarer Zeit durchgeführt werden (Wiesbeck u. Böning 1993). In einer Multicenterstudie wird außerdem der DA_2-Rezeptorantagonist Tiaprid geprüft (Gastpar et al. 1993). Von einem anderen Ansatz geht die Berliner Forschergruppe aus, die das Ergotalkaloid Lisurid prüft. Dieses hemmt DA_1-, stimuliert DA_2- sowie $5\text{-}HT\text{-}_{1A}$-Rezeptoren (Schmidt et al. 1993). Alle diese Studien sind noch nicht abgeschlossen, so daß über den klinisch-therapeutischen Nutzen dopaminerger Medikamente noch nichts gesagt werden kann.

Serotonerges System

Als Überleitung zum serotonergen System soll die Abb. 1 dienen. Aus ihr geht hervor, daß serotonerge Neurone sowohl in den Bereich der Somata der ventralen Haube projizieren als auch in den Bereich der Nervenendigungen im N. accumbens. Mikroinfusionen von Serotonin (5-HT) in die ventrale Haube führten zu vermehrter Ausschüttung von Dopamin im Bereich der Nervenendigungen im N. accumbens. $5\text{-}HT_{1B/C}$-Rezeptoren, nicht jedoch $5\text{-}HT\text{-}_{1A}$-Rezeptoren, vermitteln diesen Effekt (Guan u. McBride 1989). $5\text{-}HT_3$-Rezeptoren stimulieren die Ausschüttung von Dopamin im N. accumbens. Ondansetron, ein $5\text{-}HT_3$-Rezeptorenblocker, vermindert also die Ausschüttung von Dopamin in dieser Hirnregion. Aus der Abb. 1 geht weiter hervor, daß GABAerge Neurone im Bereich der ventralen Haube die dopaminergen Neurone hemmen. Diese Hemmung wird durch Opioide über μ-Rezeptoren aufgehoben. Darauf wird noch eingegangen.

Zurück zum serotonergen System. Die folgende Übersicht zeigt, daß die Konzentration von 5-HT bzw. seines Metaboliten 5-Hydroxyindolessigsäure (5-HIAA) im Liquor von vielen Alkoholkranken erniedrigt ist.

5-HT-System bei Alkoholmißbrauch

Biochemische Befunde:
- 5-HIAA im Liquor (5-HT-Metabolit) erniedrigt,
- 5-HIAA im Liquor auch bei Bulimie, Zwangskrankheiten, antisozialem Verhalten, Suizid erniedrigt.

5-HT-Agonisten:
verbessern Impulskontrolle und zwanghaftes Verhalten, so daß der Abhängige
mit den Stimuli aus der Umgebung besser fertig wird.

Dies weist auf eine verminderte Aktivität serotonerger Mechanismen bei
dieser Patientengruppe hin (Borg et al. 1985). Interessanterweise wurde ein
Serotonindefizit auch bei Bulimie, Zwangsstörungen, asozial-aggressivem
Verhalten und Suizidalität nachgewiesen. Prinzipiell spielen serotonerge Systeme für die motorische Aktivierung eine Rolle. Sensorische Afferenzen
werden modulierend abgeschwächt. Serotonerge Systeme würden also dazu
führen, daß Reize, die von Situationen ausgehen, in denen Alkoholkranke früher zu Alkoholkonsum animiert worden sind (Stammkneipe, Schnapsregal im
Supermarkt usw.), als weniger bedrängend und fordernd erlebt würden. Diese
Situationen würden also weniger zwangsläufig zum unwiderstehlichen Drang
nach Alkohol führen.

In der Tabelle 1 sind einige Ergebnisse von Studien zusammengefaßt, in
denen serotonerge Mechanismen entweder aktiviert oder abgeschwächt worden sind. Hemmstoffe der Wiederaufnahme von Serotonin (Uptake-Hemm-
stoffe; also Aktivatoren) wie Fluoxetin, Sertralin und Zimelidin vermindern
die Einnahme von alkoholischen Lösungen im Tierversuch, aber auch die
Nahrungsaufnahme. Diese beiden Qualitäten hängen aber nicht unmittelbar
zusammen, wie Untersuchungen mit alkoholpräferierenden Rattenstämmen
gezeigt haben. Fluoxetin vermindert bei diesen die freiwillige Ethanoleinnahme viel stärker als die Nahrungsaufnahme. Untersuchungen mit Kokain, Amphetamin, Zuckerlösungen und speziell gezüchteten alkoholpräferierenden
Ratten belegen, daß die stärksten „reinforcer" auch am deutlichsten durch se-
rotoninagonistisch wirkende Substanzen unterdrückt werden.

Klinische Studien wurden bisher mit Fluoxetin und Fluvoxamin durchgeführt. Überraschenderweise liegen günstige Resultate auch für den 5-HT_2-Re-
zeptorantagonisten Ritanserin vor. Studien mit Ondansetron zeigten, daß
niedrige Dosen (0,25 mg, 2mal täglich) das Alkoholverlangen abschwächten,
höhere (2,0 mg, 2mal täglich) jedch nicht. Die Wirkung trat auch erst nach 4
Wochen ein (Sellers et al. 1992). Interessant sind auch Berichte, daß m-CPP,
ein $5\text{-HT}_{1B/1C}$-Agonist, das Alkoholverlangen verstärken kann. Dies weist darauf hin, daß nur die Aktivierung bestimmter Rezeptorensubtypen einen An-
ticraving-Effekt erwarten läßt.

Tabelle 1. Effekt von serotonergen Substanzen auf die Ethanol- und Nahrungsaufnahme von Ratten. (Nach Sellers et al. 1992)

	ETOH	Nahrung
Verstärkung von 5-HT		
Vorstufen, z. B. 5-HTP	⇩	⇩
Förderung der Ausschüttung von 5-HT, z. B. Dexfenfluramin	⇩	⇩
5-HT-Rezeptor-Agonisten, z. B. gemischte 5-HT$_{1B/1C}$, z. B. TFMPP, m-CPP, 5-HT$_{1C}$/5-HT$_2$, z. B. DOI, MK 212,	⇩	⇩
5-HT$_{1A}$, z. B. 8-OH-DPAT	⇩	⇧
Intraventrikuläre Applikation von 5-HT	⇩	⇩
Hemmstoffe der Wiederaufnahme von 5-HT, z. B. Fluoxetin, Sertralin	⇩	⇩
Verminderung von 5-HT		
Synthesehemmstoffe, z. B. p-Chlorophenylalanin	⇩	Inkonsistent
ZNS-Neurotoxine 5,6-Dihydroxytryptamin	⇧, 0	Inkonsistent
5-HT$_1$ / 5-HT$_2$-Antagonisten, z. B. Metergolin, Methysergid	0	Inkonsistent
5-HT$_3$-Antagonisten, z. B. Ondansetron, ICS 205930	⇩,0	Inkonsistent

GABAerges System

Eine ganze Reihe von Befunden liegen auch zum GABAergen System vor:

Tierexperimentelle Befunde:

GABA-Konzentrationen
im Gehirn nach akuter und chronischer Gabe von Ethanol sind
– erhöht (Rawat 1974),
– erniedrigt (Kalant 1975; Supravilai u. Karobath 1980),
– unverändert (Sutton u. Simmonds 1973; Morinan 1987)

[α_6-Untereinheit bindet RO 15-4513, einen Antagonisten der ethanolinduzierten Ataxie, die γ_{2L}-Untereinheit ist für den GABA-verstärkenden Effekt von Ethanol erforderlich].

Alkoholkranke:

GABA-Konzentrationen
im Blutplasma
– erniedrigt (Petty u. Sherman 1984; Coffman u. Petty 1985),
im Liquor
– unverändert (Hawley et al. 1981; Roy et al.1990),
– erhöht (Goldman et al. 1981);
Rezeptorenzahl im Gehirn
– erhöht (Tran et al. 1981; Kril et al. 1988);
GABA-Aminotransferase in Thrombozyten
– erniedrigt (Sherif et al. 1992).

Ethanol verstärkt in Konzentrationen im unteren millimolaren Bereich (zur Verdeutlichung: 17 mmol/h entspricht etwa 1‰) die GABA-Wirkung auf den mit dem Rezeptor verknüpften Chloridkanal. Möglicherweise hängen die verstärkenden Wirkungen mit dem anxiolytischen Effekt niedriger Dosen von Ethanol zusammen. Interessant sind auch Beobachtungen mit dem inversen Agonisten RO 15-4513. Er hebt die Gangunsicherheit nach intoxikierenden Dosen von Ethanol auf. Molekularbiologische Untersuchungen konnten zeigen, daß RO 15-4513 an ein bestimmtes Wandprotein des Chloridkanals des Benzodiazepin-GABA-Rezeptorkomplexes, nämlich α_6, bindet. Der Komplex setzt sich aus 5 Wandproteinen zusammen, nämlich 2α-, 2β- und 1γ-Proteinkette(n). Diese formen den Kanal, der durch Kopplung von GABA an die β-Ketten geöffnet wird und Chloridionen in das Zellinnere eindringen läßt. Da es mehrere verschiedene α-, β- und γ-Ketten gibt, sind auch differenzierte und lokalisierte Wirkungen der Benzodiazepine, die an die α-Ketten binden, möglich. Dies wird am Beispiel der α_6-Kette deutlich. Dieses spezielle Wandprotein kommt fast ausschließlich auf Körnerzellen des Kleinhirns vor. An diese bindet RO15-4513 spezifisch. Damit ist erklärbar, daß die zerebellär vermittelte Gangunsicherheit beim Alkoholrausch durch RO15-4513 aufgehoben wird. Weitere molekularbiologische Untersuchungen konnten zeigen, daß die Wirkung von Ethanol an eine bestimmte Untereinheit des Rezeptorkomplexes gebunden ist, nämlich an die sog. γ_{2L}-Einheit. In Rekonstitutionsexperimenten, in denen die Zusammensetzung der Rezeptorproteine variiert wird, verstärkte Ethanol nur dann die Wirkung von GABA, wenn eine γ_{2L}-Kette eingebaut worden war.

Medikamente, die in GABAerge Mechanismen eingreifen, haben immer auch das Risiko, selbst abhängig zu machen. In Europa wird Acamprosate (Aotal) geprüft. Die Ergebnisse mit dieser Substanz, einem Strukturanalogon von GABA, sind vielversprechend (Sass 1993).

Opioiderges System

Zahlreiche Studien belegen eine Aktivierung der mesolimbischen dopaminergen Nervenbahnen durch endogene Opioide über µ-Rezeptoren im Bereich der ventralen Haube (Abb. 1). κ-Rezeptoren im Bereich des N. accumbens vermindern die Ausschüttung von Dopamin in dieser Hirnregion. Endogene Opioide regulieren also die Aktivität des dopaminergen Systems über tonische Einflüsse (Spanagel et al. 1992). Es sollte bei der Bewertung dieser Befunde realisiert werden, daß es sich um Akutexperimente handelt. Es gibt Hinweise dafür, daß mehrfache Applikation von Opioiden zu einer Sensibilisierung der mesolimbischen dopaminergen Neurone führt. Tiere, die sich Heroin selbst appliziert haben, hören nach einiger Zeit auf, dies zu tun, wenn in der Lösung kein Heroin mehr vorhanden ist. Wenn nach einiger Zeit wieder Heroin zugegeben wird, fängt das Tier wieder an, den Hebel zu drücken, der mit der Injektionskanüle verbunden ist. Substanzen, die dopaminagonistisch wirken, wie Apomorphin und Amphetamin, die ebenfalls die mesolimbischen Funktionen aktivieren, können bei diesen Tieren die Opiate ersetzen, was sie bei Ratten ohne Opioidvorerfahrung nicht tun. Das System ist also empfindlicher geworden. Dabei soll die ventrale Haube eine Rolle spielen, nicht jedoch der N. accumbens, ein Hinweis, daß die Erhöhung der Empfindlichkeit auf Opiate im Bereich der Zellkörper fixiert ist. Eine solche Sensibilisierung könnte also etwas mit verstärktem „craving" zu tun haben, zumal auch Umweltreize wie z. B. die Umgebung, in der die Droge eingenommen wurde, mit einer solchen Sensibilisierung gekoppelt sein können. Zur Verdeutlichung soll hier darauf hingewiesen werden, daß Substanzen mit Abhängigkeitspotential bei einigen Körperfunktionen Toleranz, bei anderen eine Erhöhung der Empfindlichkeit auslösen. Beispielsweise entwickelt sich gegenüber der dämpfenden Wirkung von Morphin auf das Atemzentrum Toleranz, gegenüber der Wirkung auf das mesokortikolimbische dopaminerge System eine Sensibilisierung.

Sollte sich eine Sensibilisierung des mesokortikolimbischen Systems als ein wichtiger Mechanismus für die Pathogenese des Rückfalls bestätigen, wäre eine vorübergehende Behandlung mit dem Opioidrezeptorantagonisten Naltrexon (Nemexin) durchaus sinnvoll. Damit würde auch die endogene tonische Aktivierung für einige Zeit unterbrochen, so daß sich die Sensibilisierung des Systems wieder rückbilden könnte. In Deutschland wird Naltrexon u.a. in Göttingen eingesetzt (Poser 1993). Tatsächlich hat sich Naltrexon als wirksam erwiesen bei Drogenabhängigen mit gerichtlicher Therapieauflage. Poser hält Naltrexon bei 10–15 % der Drogenabhängigen für indiziert. Allerdings lehnen viele Drogenabhängige Naltrexon ab bzw. sind wenig compliant, möglicherweise, weil Naltrexon selbst keine Drogenwirkung hat. In einer 6-Monatsstudie, die doppelblind bei 50 Heroinabhängigen durchgeführt wurde, waren am Ende noch 28 % in der Studie, wobei Naltrexon der Plazebogruppe nicht überlegen war (350 mg Naltrexon pro Woche; San et al. 1991).

Weitere Studien, in denen Naltrexon bei Alkoholabhängigen eingesetzt wurde, liegen ebenfalls vor (Volpicelli et al. 1992; O'Malley et al. 1992).

Diese zeigen einen positiven Trend. Da die Untersuchungen nur 12 Wochen lang durchgeführt wurden, muß abgewartet werden, ob die rückfallprophylaktische Wirkung über einen längeren Zeitraum anhält.

Physische Abhängigkeit – Pathogenese und Pathobiochemie des Entzugssyndroms

Die physische Abhängigkeit manifestiert sich im Entzugssyndrom. Bei Alkoholentzug kommt als weiteres Syndrom das Delirium tremens (Dt) hinzu (Rommelspacher et al. 1991 b). Hier soll nicht auf die klinische Symptomatik und ihre zeitliche Dynamik eingegangen werden. Die Vielfalt der Symptome legt eine Beteiligung verschiedener neuronaler Systeme nahe, die unterschiedlich empfindlich auf Drogen bzw. Ethanol sind. Im folgenden werden neuere Modellvorstellungen zur Pathobiochemie des Entzugssyndroms auf der Grundlage klinischer und experimenteller Befunde beschrieben, die in Abb. 2 übersichtsartig dargestellt sind.

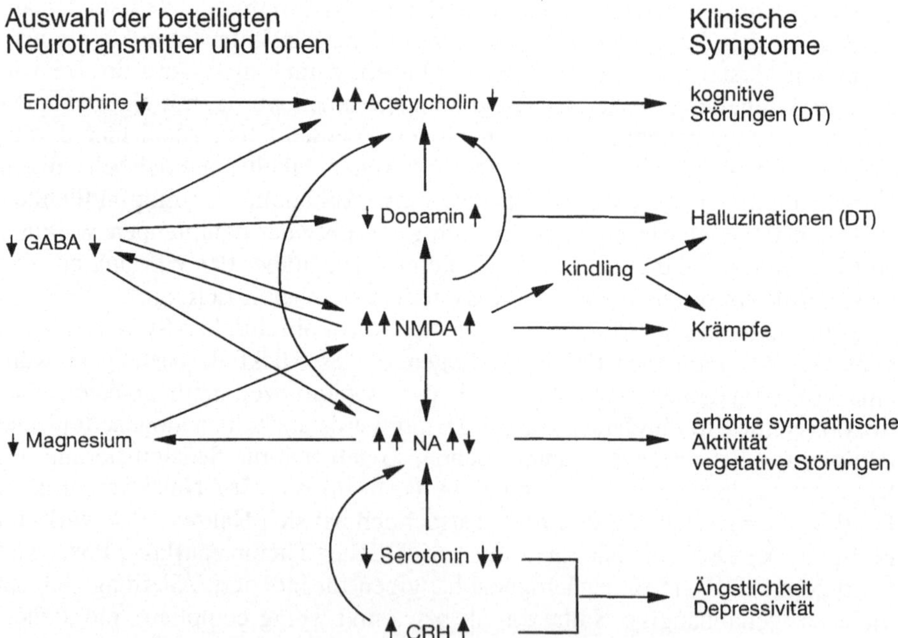

Abb. 2. Pathobiochemie des Alkoholentzugs – allgemeine Übersicht. Die *Pfeile* vor den Begriffen symbolisieren die Aktivität in der frühen Entzugsphase, die danach den Zustand am Ende der ersten Woche und teilweise später (*DT* Delirium tremens, *CRH* Corticotropin-releasing-Hormon)

Pathobiochemie der Krämpfe

Eine zentrale Rolle für die Pathobiochemie der Entzugskrämpfe scheint das glutamaterge System zu spielen, was v. a. tierexperimentelle Befunde zum Alkoholentzug nahelegen. Glutamat ist der wichtigste aktivierende Neurotransmitter im ZNS. Bei Aktivierung der Glutamatrezeptoren, wie beispielsweise dem sog. N-Methyl-D-aspartat-(NMDA-)Subtyp, kommt es zur Öffnung eines Kationenkanals, durch den entsprechend dem Konzentrationsgefälle Natrium- und Kalziumionen in die postsynaptische Nervenzelle ein- bzw. Kaliumionen ausströmen (Rommelspacher 1990). Dieser Vorgang wird durch Magnesium gehemmt (Nowak et al. 1984). Durch die einströmenden Ionen wird die Nervenzellmembran depolarisiert. Gerät der Prozeß des Ioneneinstroms und -rücktransports mit Restitution außer Kontrolle, wie beispielsweise unter hypoxischen Bedingungen, kommt es zu Zellschädigung und Zelltod, wofür die intraneuronal stark angestiegene Kalziumkonzentration eine eminente Rolle spielt (Garthwaite et al. 1986). Dieser Prozeß wird durch die spannungsabhängigen Kalziumkanäle noch beschleunigt.

Neuere Untersuchungen an Hippokampuszellen haben gezeigt, daß die Wahrscheinlichkeit der Öffnung des Kationenkanals durch Ethanol vermindert wird (Lima-Landmann et al. 1989). Da dafür vergleichsweise relativ geringe Konzentrationen von Ethanol nötig sind, wird angenommen, daß dieser Wirkmechanismus eine große Bedeutung für die zentralnervösen Effekte von Ethanol hat. Nach chronischer Ethanolintoxikation wurde eine Zunahme der NMDA-Rezeptoren in bestimmten Gehirnregionen, wie beispielsweise dem Hippokampus, nachgewiesen (Grant et al. 1990; Michaelis et al. 1978); andere Subtypen von Glutamatrezeptoren (AMPA- und Kainat-Rezeptoren) blieben unbeeinflußt. Fällt nun im Entzug der blockierende Effekt von Ethanol auf den NMDA-gekoppelten Kationenkanal weg, trifft Glutamat auf eine vermehrte Zahl voll funktionsfähiger Rezeptoren. Diese akute Desinhibition ist für die Auslösung initialer Krämpfe v. a. während des Prodromalstadiums verantwortlich. Da außerdem der „Magnesiumblock" durch die erniedrigte Magnesiumkonzentration weniger wirksam ist, hängt das Risiko für Entzugskrämpfe auch vom Ausmaß der reduzierten Konzentrationen dieses Ions ab. Für die Pathogenese der Krämpfe dürften außerdem die Amygdalae und die Vierhügelregion aufgrund von „kindlingartigen" Prozessen eine Rolle spielen (Ballenger et al. 1978; McCowan et al. 1990). Auch für diese Sensibilisierungsmechanismen spielen glutamaterge Neurone eine herausragende Rolle. Dies bedeutet, daß wiederholte Entzüge das Risiko erhöhen, daß Entzugskrämpfe auftreten (Becker u. Hale 1993). Die Rolle anderer exzitatorischer Neurotransmitter, wie Aspartat für die Entzugskrämpfe, ist noch wenig erforscht.

Die Frage nach der Rolle des GABAergen Systems für die Pathogenese der Krämpfe drängt sich hier auf, da dieses das wichtigste, ubiquitär im ZNS vorkommende inhibitorische Transmittersystem ist. GABAerge Substanzen (wie Benzodiazepine, BZD) sind bekanntermaßen potente Antikonvulsiva. Die Aktivierung des postsynaptischen $GABA_A$-Rezeptors führt zur Öffnung eines

Anionenkanals, durch den Chloridionen in die Zelle einströmen. Dies führt zu einer Hyperpolarisation der Nervenzellmembran und in der Folge zu einer Hemmung der Impulsübertragung. Ethanol erleichtert den Ionenfluß, wodurch die Hyperpolarisation der synaptischen Membran verstärkt wird (Metha et al. 1988). Bei chronischer Gabe von Ethanol kommt es jedoch zu einer Verschlechterung der Kopplung des GABA$_A$-Rezeptorproteins mit dem des BZD-Rezeptors und auch dem Chloridionenkanal (Hashimoto et al. 1990). Im Gegensatz zu den Beobachtungen am NMDA-Rezeptor führt die beeinträchtigte Funktion zu keiner Vermehrung, sondern eher zu einer (die sedierende Ethanolwirkung kompensierende) Verminderung der Anzahl von GABA$_A$-Rezeptoren (Allan et al. 1987; Freund et al. 1988 a, Liljequist et al. 1985). Die verminderte Funktion GABAerger Rezeptoren könnte auch durch eine veränderte Zusammensetzung des Rezeptorkomplexes bedingt sein. Chronische Applikation von Ethanol führt nämlich zur Verminderung der Zahl der α_1-Ketten (das α_1-mRNA Transkript ist im zerebralen Kortex vermindert; Morrow et al. 1991). Diese Konstellation dürfte die Auslösung von Entzugskrämpfen v. a. während des Delirs fördern.

Weiteres Forschungsinteresse auf diesem Gebiet wurde durch den Entzug von Kalziumkanalblockern stimuliert. Alkohol induziert schon nach wenigen Tagen eine Vermehrung von spannungsabhängigen Kalziumkanälen (Dolin et al. 1987). Die Bedeutung des intrazellulären Kalziumpools für die Auslösung von Entzugskrämpfen geht auch aus Untersuchungen von Mäusestämmen mit – genetisch bedingt – verschieden ausgeprägter Krampfneigung hervor. Die Intensität der Entzugskrämpfe nach subchronischer Ethanolgabe korrelierte signifikant mit der Zunahme der Zahl der Kalziumkanäle (Brennan et al. 1990). Bekannt ist, daß Kalziumantagonisten die zerebrale Krampfschwelle erhöhen (Little et al. 1986), psychotrope Wirkungen, jedoch kein Abhängigkeitspotential haben und zu keiner Vigilanzminderung führen. Allerdings sind die wenigen klinischen Erfahrungsberichte mit Kalziumantagonisten zu widersprüchlichen Ergebnissen gekommen (Altamura et al. 1989; Deckert et al. 1990; Kugler et al. 1984); jedenfalls haben sich Benzodiazepine bei der Unterdrückung von Entzugssymptomen (abgesehen von Tremorzeichen; Bone 1989) als wirksamer erwiesen.

Die auch beim Menschen nachgewiesenen β-Carboline erhöhen bekanntermaßen die Krampfbereitschaft. Interessant ist in diesem Zusammenhang, daß die Konzentration zweier β-Carboline (Norharman und Harman) im Entzug erhöht ist (Rommelspacher et al. 1981, 1991 a; Schmidt et al. 1990).

Pathobiochemie des vegetativen Entzugssyndroms

Für das vegetative Entzugssyndrom spielen noradrenerge Neurone wahrscheinlich die größte Rolle. Bekannt ist der sog. Noradrenalinsturm, der wenige Stunden nach dem Absetzen von Alkohol einsetzt und zu Symptomen wie

Tremor, Erhöhung des systolischen und diastolischen Blutdrucks, Steigerung der Herzfrequenz, Erweiterung der Pupillen, Hyperreflexie, plötzlichen Schweißausbrüchen, innerer Unruhe und Schlafstörung sowie zu ängstlich-depressiven Stimmungsschwankungen führen kann. Dabei zeigt sich während des Entzugs in den meisten Studien konsistent eine Erhöhung des Noradrenalinmetaboliten MHPG im Liquor (Ackenheil et al. 1989; Borg et al. 1981; Linnoila 1987). Diese nimmt mit dem Abklingen der klinischen Symptomatik ab, was eine kausale Beziehung nahelegt (Abb. 2).

Belegt wird dieser Zusammenhang auch durch Befunde, die eine Verdopplung der Konzentration an Noradrenalin und Adrenalin im Blutplasma (in den ersten 3 Tagen während des Entzugs bei Alkoholkranken) zeigen sowie eine deutliche Abnahme von β-adrenergen Rezeptoren auf Lymphozyten und eine verminderte Konzentration an c-AMP in diesen Blutzellen (in den ersten 24 h; Mäki et al. 1989). Weitere Evidenz für die Beteiligung des noradrenergen Systems an der vegetativen Entzugssymptomatik stammt aus den Studien mit dem α_2-Adrenorezeptoragonisten Clonidin, wonach eine Subsensitivität der zentralnervösen α_2-Rezeptoren im Entzug besteht.

Diese Befunde sollen kurz erläutert werden, da sie auch für das Verständnis der therapeutischen Wirkungen von Clonidin hilfreich sind. An den noradrenergen Zellkörpern im Locus coeruleus, aber auch in limbischen Strukturen und im Kortex befinden sich inhibitorisch wirkende α_2-Adrenorezeptoren. Diese werden durch Noradrenalin und Adrenalin aktiviert. Während der chronischen Intoxikation mit Ethanol hat sich die Zahl der α_2-Rezeptoren vermindert (Matussek et al. 1984). Im Entzug ist also die Hemmung der Noradrenalinausschüttung durch Noradrenalin selbst sowie durch benachbarte adrenerge Neurone abgeschwächt. Deshalb ist es therapeutisch sinnvoll, ein Medikament wie Clonidin einzusetzen, das α_2-adrenerge Rezeptoren stimuliert.

Pathobiochemie der Halluzinationen

Die Hypothese, daß Halluzinationen Ausdruck der Hyperaktivität dopaminerger Funktionen seien, ist in der Schizophrenieforschung immer wieder untersucht, aber in PET-Studien nicht zweifelsfrei belegt worden (Farde et al. 1990). Im Bereich der Alkoholismusforschung muß die Dopaminhypothese zunächst überraschen, da Ethanol dopaminerge Neurone aktiviert, was zu einer Herunterregulierung postsynaptischer, dopaminerger Rezeptoren führt (Gessa et al. 1985). Im Entzug scheinen sich die dopaminergen Rezeptoren je nach Hirnregion unterschiedlich schnell an die Bedingungen ohne Ethanol anzupassen (Rommelspacher et al. 1992). Bei der Analyse des Zeitverlaufs in tierexperimentellen Untersuchungen zeigte sich, daß am Tag nach Absetzen von Ethanol die Zahl der dopaminergen Rezeptoren im N. caudatus und N. accumbens deutlich vermindert war, nach 5 Tagen jedoch um 50–100%

höher war als bei Kontrolltieren (s. auch Engel et al. 1976). Dies läßt auf eine verminderte neuronale Aktivität schließen, da die Zahl der Dopaminrezeptoren im Hirnstamm ein inverses Spiegelbild der Aktivität der dazugehörigen dopaminergen Neurone sind. Frühere Befunde passen gut zu diesen Daten. Diese zeigten bei Alkoholkranken im Entzug eine niedrigere Liquorkonzentration des Dopaminmetaboliten Homovanillinsäure als außerhalb des Entzugs (Athen et al. 1977; Takahashi et al. 1974). Es kann also angenommen werden, daß Halluzinationen in der Phase des Entzugs entstehen, wenn die sich wieder erholenden dopaminergen Neurone auf eine vermehrte Zahl an Rezeptoren treffen. In diesem Zusammenhang ist erwähnenswert, daß die während des Entzugs subaktiven GABAergen Funktionen, durch die auch dopaminerge Neurone gehemmt werden, vergleichsweise langsamer zu normaler Aktivität zurückkehren (Kulonen 1983).

Pathobiochemie kognitiver Störungen

Die für das Delir charakteristischen kognitiven Störungen wie Denkstörungen und mnestische Störungen dürften auf einer funktionellen Insuffizienz cholinerger Neurone beruhen. Dies unterstreichen klinische Berichte zur Therapie des Alkoholentzugsdelirs mit dem Acetylcholinagonistischen Physostigmin (Daunderer 1988), wonach damit komplexe Störungen wie Kreislaufschock, Erregtheit, Atemdepression und Verwirrtheitszustände innerhalb weniger Minuten beseitigt werden konnten. Andere berichten, daß Physostigmin allenfalls in der Anfangsphase des Delirs wirksam ist, nicht jedoch bei ausgeprägtem Krankheitsbild (Wrobel, Freie Universität Berlin, persönliche Mitteilung).

Biochemische Untersuchungen haben gezeigt, daß Ethanol die Ausschüttung von Acetylcholin hemmt, was zu einem Anstieg muskarinischer Rezeptoren im Hippokampus und Kortex, nicht jedoch im Striatum führt (Rabin et al. 1980; Tabakoff et al. 1979). Second-messenger-Mechanismen sind überraschenderweise nicht beeinträchtigt (Smith 1983). Ethanolbedingte Funktionsstörungen anderer Neurotransmitter dürften zu einer Aktivierung cholinerger Neurone in der ersten Phase des Entzugs führen und so delirante Zustände verhindern (s. Abb. 2, S. 36). Diese Vorstellung wird durch Befunde belegt, wonach zum einen der Gehalt an Opioiden im ZNS während des Entzugs vermindert ist (DeFeudis 1974). Dadurch kommt es zu einer vermehrten Ausschüttung von Acetylcholin (Oliverio et al. 1984). Zum anderen gibt es Befunde, die zeigen, daß katecholaminerge Neurone die Ausschüttung von Acetylcholin stimulieren (Nistri et al. 1972). (Wie oben beschrieben, sind noradrenerge Neurone während des Entzugs hyperaktiv.) Schließlich führt die ebenfalls oben schon beschriebene, im Entzug verminderte Aktivität dopaminerger Neurone zu einer verminderten Hemmung (Desinhibition) cholinerger Neurone (in den ersten Tagen des Alkoholentzugs), zumindest im Striatum. Der Umschlag in die cholinerge Insuffizienz im weiteren Verlauf des Delirs könnte nun als Reboundphänomen aufgefaßt werden. Offenbar sind cholinerge Neurone gegenüber Ethanol besonders vulnerabel, denn bei autoptischen Untersuchungen von Gehirnen von Alkoholikern wurde im frontalen Kortex eine erheblich verminderte Anzahl (um 45 %) cholinerger Rezeptoren gefunden (Freund et al. 1988 b).

Pathobiochemie der Angstzustände

Kliniker berichten häufig von Angstzuständen in der Postentzugsphase. Diese dürfte zum einen an der bereits erwähnten verminderten Aktivität des GABAergen Systems liegen. Wahrscheinlich spielen aber auch peptiderge Mechanismen eine Rolle. Dazu zählt das Corticotropin-releasing-Hormon (CRH), demgegenüber in den ersten Stunden des Entzugs (tierexperimentelle Studien: 8 h) eine Überempfindlichkeit besteht. Die Injektion von CRH-Antagonisten in den N. centralis amygdalae blockiert „ängstliches" Verhalten von Ratten (Rassnick et al. 1993).

Da serotonerge Mechanismen für Ängstlichkeit und Depressivität eine Rolle spielen, dürften die beobachteten Änderungen der Funktionen dieses Systems für die klinische Symptomatik von Bedeutung sein. Während der Intoxikation ändert sich die Zahl der 5-HT_2- und 5-HT_{1A}-Rezeptoren nicht. Trotzdem ist die Stimulierbarkeit des Systems beeinträchtigt, wie aus Messungen der Second-messenger-Mechanismen hervorgeht. Im Entzug nimmt jedoch die Zahl der 5-HT_2-Rezeptoren und die Stimulierbarkeit ab (Pandey et al. 1992). Diese Befunde dürften für die Postentzugsdepressivität und -ängstlichkeit eine wichtige Rolle spielen.

Weitere pathobiochemische Befunde

Zweifellos spielen noch andere Neurotransmittersysteme für die Symptome des Alkoholentzugs eine wichtige Rolle, wie beispielsweise Adrenalin (Linnoila 1987; Mäki et al. 1989), Stickoxid NO (Gillman u. Lichtigfeld 1991) und die endogenen Opioide (Schulz et al. 1980; Topel 1989). Da zu diesen Transmittern jedoch nur wenige Befunde vorliegen, die bisher auch noch nicht therapeutisch genutzt werden konnten, soll hier nicht weiter darauf eingegangen werden. Dies gilt auch für die Auslenkung der hormonellen Homöostase. Bekannt ist, daß chronische Ethanoleinnahme die Konzentration zahlreicher Hormone verändert (Erniedrigung von LH-RH, LH, FSH, Testosteron; Erhöhung von Östrogen, Prolaktin, testosteronbindendem Globulin; TSH T_3, T_4).

Über die Bedeutung von Demineralisation und Dehydratation für die Pathogenese der Alkoholentzugssymptomatik ist häufig diskutiert worden (Glue et al. 1990). Ein Magnesiummangel wirkt sich auf die Funktion des NMDA-Rezeptors aus, da Glutamat durch Magnesium nichtkompetetiv antagonisiert wird. Dies hat sicherlich während der ersten Tage des Entzugssyndroms eine große Bedeutung, da eine gesteigerte noradrenerge Aktivität zu einer Abnahme der Magnesiumkonzentration führt (Whyte et al. 1987). Auch eine Hypokaliämie wird im Delir gehäuft beobachtet und hat möglicherweise ebenfalls pathogenetische Bedeutung (Wadstein et al. 1978; Beckmann 1990).

Eine Störung der Flüssigkeitsbilanz im Entzug ist umstritten. In den ersten Tagen des Entzugs ist die Konzentration des antidiuretischen Hormons (ADH) erhöht (Mauder et al. 1989). Damit geht eine Vermehrung des Plasmavolumens einher mit Abnahme des Hämatokrits und der Plasmaosmolalität. Trotzdem ist das Gesamtwasser meist im Normbereich. Danach wäre weder eine Flüssigkeitsrestriktion noch -substitution während des Entzugs erforderlich (Mauder et al. 1989); diese Vorstellungen stehen allerdings im Gegensatz zu klinischen Empfehlungen.

Eine Übersicht über die therapeutischen Konsequenzen aus diesen Beobachtungen werden an anderer Stelle gegeben (s. andere Kapitel dieses Buches und Rommelspacher et al. 1991 b).

Danksagung: Die Untersuchungen der Autoren wurden von der Deutschen Forschungsgemeinschaft unterstützt (Az: He 916/7-2).

Literatur

Ackenheil M, Athen D, Beckmann H (1978) Pathophysiology of delirious states. J Neural Transm (Suppl) 14:167–175

Allan AM, Harris RA (1987) Acute and chronic ethanol treatments alter GABA receptor operated chloride channels. Pharmacol Biochem Behav 27:655–670

Altamura AC, Cavallaro R, Regazetti MG, Porta M (1989) Nimodipine in human alcohol withdrawal syndrome. ENCP Abstr 97

Athen D, Beckmann H, Ackenheil M, Markianos M (1977) Biochemical investigation into the alcoholic delirium: alterations of the biogenic amines. Arch Psychiat Nervenkrankh 224:129–140

Ballenger JC, Post RM (1978) Kindling as a model for alcohol withdrawal syndromes. Br J Psychiat 133:1–14

Becker HC, Hale RL (1993) Repeated episodes of ethanol withdrawal potentiate the severity of subsequent withdrawal seizures: an animal model of alcohol withdrawal "kindling". Alcohol Clin Exp Res 17:94–98

Beckmann J (1990) Alkoholentzugsdelir und Hypokaliämie. Nervenarzt 61:444–446

Bone GHA, Majchrowicz E, Martin PR, Linnoila M, Nutt DJ (1989) A comparison of calcium antagonists and diazepam in reducing ethanol withdrawal tremors. Psychopharmacology 99:386–388

Borg S, Kvande H, Sedvall G (1981) Central norepinephrine metabolism during alcohol intoxication in addicts and healthy volunteers. Science 213:1135–1137

Borg S, Kvande H, Liljeberg P, Mossberg D, Valverius P (1985) 5-Hydroxyindoleacetic acid in cerebrospinal fluid in alcoholic patients under different clinical conditions. Alcohol 2 (3):415–418

Brennan CH, Crabbe J, Littleton JM (1990) Genetic regulation of dihydrophyridine – sensitive calcium channels in brain may determine susceptibility to physical dependence on alcohol. Neuropharmacology 29:429–432

Coffman JA, Petty F (1985) Plasma GABA levels in chronic alcoholics. Am J Psychiat 142:1204–1205

Daunderer M (1988) Akute Alkoholintoxikation: Physostigmin als Antidot gegen Äthanol. Fortschr Med 25:1311–1312 (Nachdruck)

Deckert J, Müller T, Becker T, Lanczik M, Fritze J (1990) Nimodipin in der Behandlung des Alkoholentzugssyndroms: Erfahrungen aus einer offenen Studie. Fortschr Neurol Psychiat 58 (Suppl): 36–37

DeFeudis FW (1974) Central cholinergic system and behaviour. Academic Press, New York London

Dolin S, Little H, Hudspith M, Pagonis C, Littleton J (1987) Increased dihydropyridine-sensitive calcium channels in rat brain may underlie ethanol physical dependence. Neuropharmacology 26:275–279

Engel J, Liljequist S (1976) The effect of long-term ethanol treatment on the sensitivity of dopamine receptors in the nucleus accumbens. Psychopharmacology 49: 253–257

Farde L, Wiesel FA, Stone-Elander S, Halldin C, Norström AL, Hall H, Sedvall G (1990) D_2 Dopamine receptors in neuroleptic-naive schizophrenic patients. Arch Gen Psychiat 47:213–219

Freund G, Ballinger WE (1988 a) Decrease of benzodiazepine receptors in frontal cortex of alcoholics. Alcohol 5:275–282

Freund G, Ballinger WE (1988 b) Loss of cholinergic muscarinic receptors in frontal cortex of alcohol abusers. Alcohol Clin Exp Res 12:630–638

Garthwaite G, Garthwaite J (1986) Amino acid toxicity: intracellular sites of calcium accumulation associated with the onset of irreversible damage to rat cerebellar neurones in vitro. Neurosci Lett 71:53–58

Gastpar M, Rösinger C, Bender S (1993) A German multi-center study with tiapride in the long-term management of alcoholics. Pharmacopsychiatry 26:154

Gessa GL. Muntoni F, Collu M, Vargiu, Mereu G (1985) Low doses of ethanol activate dopaminergic neurons in the ventral tegmental area. Brain Res 348:201–203

Gillman MA, Lichtigfeld FJ (1991) Placebo and analgesic nitrous oxide for treatment of the alcohol withdrawal state. Br J Psychiat 159:672–675

Glue P, Nutt D (1990) Overexcitement and disinhibition – dynamic neurotransmitter interactions in alcohol withdrawal. Br J Psychiat 157:491–499

Goldman GD, Vollicer L, Gold BF (1981) Cerebrospinal fluid GABA and other cyclic nucleotides in alcoholics with and without seizures. Alcohol Clin Exp Res 5: 431–434

Grant KA, Valverius P, Hudspith M, Tabakoff B (1990) Ethanol withdrawal seizures and the NMDA receptor complex. Eur J Pharmacol 176:289–296

Guan XM, McBride WJ (1989) Serotonin microinfusion into the ventral tegmental area increases accumbens dopamine release. Brain Res Bull 23:541–547

Hashimoto T, Ueha T, Mizutani H, Juriyama K (1990) Alcohol-induced alterations in the function of cerebral $GABA_A$-receptor complex. Clin Neuropharmacol 13 (Suppl 2): 506–507

Hawley RJ, Major LF, Schulman E, Trocha PJ, Tagenaga JK, Catravas GN (1981) Cerebrospinal fluid cyclic nucleotides and GABA do not change in alcohol withdrawal. Life Sci 28:295–299

44   H. Rommelspacher, L.G. Schmidt

Herz A, Shippenberg TS (1989) Neurochemical aspects of addiction: opioids and other drugs of abuse. In: Goldstein A (ed) Molecular and cellular aspects of the drug addiction. Springer, Berlin Heidelberg New York, pp 111–141

Kalant H (1975) Direct effects of ethanol on the nervous system. Fed Proc 34: 1930–1941

Kril JJ, Dodd PR, Gundlach AL, Davies N, Watson WE, Johnston GA, Harper CG (1988) Necropsy study of GABA/benzodiazepine receptor binding sites in brain tissue from chronic alcoholic patients. Clin Exp Neurol 25:135–141

Kugler J, Rode CP (1984) Änderungen der EEG-Tätigkeit nach Nimodipin-Gabe. In: Symp Fortschritte und Pathophysiologie. Diagnose und Therapie zerebrovaskulärer Erkrankungen. Excerpta Medica, Amsterdam, S 65–79

Kulonen D (1983) Ethanol und GABA. Med Biol 61:147–167

Liljequist S, Tabakoff B (1985) Binding characteristics of [^{3}H]flunitrazepam and CL-218,872 in cerebellum and cortex of C57B1 mice made tolerant to and dependent on phenobarbital or ethanol. Alcohol 2:215–220

Lima-Landmann MTR, Albuquerque EX (1989) Ethanol potentiates and blocks NMDA-activated single-channel currents in rat hippocampal pyramidal cells. FEBS Lett 247:61–67

Linnoila M (1987) Alcohol withdrawal and noradrenergic function. Ann Int Med 107: 875–889

Little H, Dolin SJ, Halsey MJ (1986) Calcium channel antagonists decrease the ethanol withdrawal syndrome in rats. Life Sci 39:2059–2065

Mäki T, Heikkonen E, Kontula K, Härkönen T, Härkönen M, Ylikahri (1989) Effect of prolonged ethanol intake and abrupt withdrawal on human lymphocytic beta-adrenergic receptors. Alc Alcohol 24:381

Matussek N, Ackenheil M, Herz A (1984) The dependence of the clonidine growth hormone test on alcohol drinking habits and the menstrual cycle. Psychoneuroendocrinology 9:173–177

Mauder AJ, Young A, Merrik MV, Morton JJ (1989) Fluid balance, vasopressin and withdrawal symptoms during detoxification from alcohol. Drug Alc Dep 24: 233–237

McCowan TJ, Breese GR (1990) Multiple withdrawals from chronic ethanol "kindles" inferior collicular seizure activity: evidence for kindling of seizures associated with alcoholism. Alcohol Clin Exp Res 14:394–399

Metha T, Ticku MK (1988) Ethanol potentiation of GABAergic transmission in cultured spinal cord neurons involves aminobutyric acid$_A$-gated chloride channels. J Pharmacol Exp Ther 246:558–564

Michaelis EK, Mulvaney MJ, Freed WJ (1978) Effects of acute and chronic ethanol intake of synaptosomal binding activity. Biochem Pharmacol 27:1685–1691

Morinan A (1987) Reduction in striatal 5-hydroxytryptamine turnover following chronic administration of ethanol to rats. Alc Alcohol 22:53–60

Morrow AL, Montpied P, Paul SM (1991) GABA$_A$ receptor function and expression following chronic ethanol and barbiturate administration. Ann NY Acad Sci 625: 496–507

Nistri A, Bartolini A, Deffenu B, Pepeu G (1972) Investigations into the release of acetylcholine from the cerebral cortex of the cat: Effects of amphetamine, scopolamine and septal lesions. Neuropharmacology 11:665–674

Nowak L, Bregestovski P, Ascher (1984) Magnesium gates glutamate-activated channels in mouse central neurons. Nature (London) 307:462–465

Oliverio A, Castellano E, Puglisi-Allegra S (1984) Psychobiology of opioids. Int Rev Neurobiol 25:277–337

O'Malley SS, Jaffe AJ, Chang G, Schottenfeld RS, Meyer RE, Rounsaville B (1992) Naltrexone and coping skills therapy for alcohol dependence. Arch Gen Psychiat 49:881–887

Pandey SC, Piano MR, Schwertz DW, Davis JM, Pandey GN (1992) Effect of ethanol administration and withdrawal on serotonin receptor subtypes and receptor-mediated phosphoinositide hydrolysis in rat brain. Alcohol Clin Exp Res 16:1110–1116

Petty F, Sherman AD (1984) Plasma GABA levels in psychiatric illness. J Affective Disord 6:131–138

Poser W (1993) Pharmacotherapy of substance use disorders. Pharmacopsychiatry 26: 187

Rabin RA, Wolfe BB, Dibner MD, Zahniser MR, Melchior C, Molinoff PB (1980) Effects of ethanol administration and withdrawal on neurotransmitter receptor system in C57 mice. J Pharmacol Exp Ther 213:491–496

Rassnick S, Heinrichs SC, Britton KT, Koob GF (1993) Microinjection of a corticotropin-releasing factor antagonist into the central nucleus of the amygdala reverses anxiogenic-like effects of ethanol withdrawal. Brain Res 605:25–32

Rawat AK (1974) Brain levels and turnover rates of presumptive neurotransmitters as influenced by administration and withdrawal of ethanol in mice. J Neurochem 22: 915–922

Rommelspacher H (1990) Aminosäuren als aktivierende Neurotransmitter. Nervenarzt 61:61–63

Rommelspacher H, Schmidt LG, May T (1991 a) Plasma norharman (β-carboline) levels are elevated in chronic alcoholics. Alcohol Clin Exp Res 15:553–559

Rommelspacher H, Schmidt LG, Helmchen H (1991 b) Pathobiochemie und Pharmakotherapie des Alkoholentzugssyndroms. Nervenarzt 62:649–657

Rommelspacher H, Raeder C, Brüning G, Kaulen P (1992) Adaptive changes of dopamine-D$_2$ receptors in rat brain following ethanol withdrawal: a quantitative autoradiographic investigation. Alcohol 9:355–362

Rommelspacher H, Nanz C, Borbe HO, Fehske KJ, Müller WE, Wollert U (1981) Benzodiazepine antagonism by harman and other β-carbolines in vitro and in vivo. Eur J Pharmacol 70:409–416

Roy A, DeJong J, Ferraro I, Adinoff B, Rauritz B, Linnoila H (1990) CSF gamma-aminobutyric acid in alcoholics and control subjects. Am J Psychiat 147: 1294–1296

San I, Pomarol G, Peri JM, Olle JM, Cami J (1991) Follow-up after a six-month maintenance period on naltrexone versus placebo in heroin addicts. Br J Addict 86: 983–990

Sass H (1993) Calciumacethylhomotaurinate: results of multicenterstudies. Pharmacopsychiatry 26:194

Schmidt LG, Rommelspacher H (1990) Biologische Marker des Alkoholismus. Nervenarzt 61:140–147

Schmidt LG, Kuhn S, Rommelspacher H (1993) A long-term trial of lisuride for relapse prevention in detoxified alcoholics. Pharmacopsychiatry 26:199

Schulz R, Wüster M, Duka T, Herz A (1980) Acute and chronic ethanol treatment changes endorphine levels in brain and pituitary. Psychopharmacology 68:221–227

Sellers EM, Higgins GA, Sobell MB (1992) 5-HT and alcohol abuse. TIPS 13:69–75

Sherer MA, Kumor KM, Jaffe JH (1989) Effects of intravenous cocaine are partially attenuated by haloperidol. Psychiat Res 27:117–125

Sherif F, Gottfries CG, Alafuzoff I, Oreland L (1992) Brain gamma-aminobutyrate aminotransferase (GABA-T) and monoamine oxidase (MAO) in patients with Alzheimer's disease. J Neural Transm Park Dis Dement Sect 4:227–240

Smith TL (1983) Influence of chronic ethanol consumption on muscarinic cholinergic receptors and their linkage to phospholipid metabolism in mouse synaptosomes.Neuropharmacology 22:661–663

Spanagel R, Herz A, Shippenberg T (1992) Opposing tonically active endogenous opioid systems modulate the mesolimbic dopaminergic pathway. Proc Natl Acad Sci USA 89:2046–2050

Supavilai P, Karobath M (1980) Ethanol and other CNS depressants decrease GABA synthesis in mouse cerebral cortex and cerebellum in vivo. Life Sci 27:1035–1040

Sutton I, Simmonds MH (1973) Effects of acute and chronic ethanol on the γ-aminobutyric acid system in rat brain. Biochem Pharmacol 22:1685–1692

Tabakoff B, Munoz-Marcus M, Fields JZ (1979) Chronic ethanol feeding produces an increase in muscarinic cholinergic receptors in mouse brain. Life Sci 25: 2173–2180

Tabakashi S, Yamane H, Kondo H, Tani H, Kato N (1974) CSF monoamine metabolites in alcoholism: a comparative study with depression. Folia Psychiat Neurol Jpn 28:347–354

Topel H (1989) Endogene Opioide und Alkoholismus. In: Schied HW, Heimann H, Mayer K (Hrsg) Der chronische Alkoholismus. Fischer, Stuttgart New York, S 185–202

Tran VT, Snyder SH, Major LF, Hawley RS (1981) GABA receptors are increased in the brain of alcoholics. Ann Neurol 9:289–292

Volpicelli JR, Alterman AI, Hayashida M, O'Brian CP (1992) Naltrexone in the treatment of alcohol dependence. Arch Gen Psychiat 49:876–880

Waddington JL (1986) Behavioural correlates of the action of selective D-1 dopamine receptor antagonists: Impact of SCH 23390 and SKF83566, and functionally interactive D-1: D-2 receptor systems. Biochem Pharmacol 35:3661–3667; and Rev Neurosci 1:157–184

Wadstein J, Skude G (1978) Does hypocalemia precede delirium tremens? Lancet II: 549–550

Whyte KF, Addis GJ, Whitesmith R, Reidl JL (1987) Adrenergic control of plasma magnesium in man. Clin Sci 72:135–138

Wiesbeck A. Böning J (1993) Current pharmacological studies of relapse prevention and additional candidate compounds. Pharmacopsychiatry 26:212

Psychosoziale Aspekte der Entzugstherapie

F. Tretter

Das Suchthilfesystem und der Suchtbetroffene

Prinzipiell sind die Versorgungsstrukturen für Alkohol-, Medikamenten- und Drogenabhängige und für gefährdete Konsumenten dieser Stoffgruppen ähnlich aufgebaut: Für bestimmte Phasen der Betreuung sind spezielle Einrichtungen bereitgestellt. Bezogen auf die Sicht der Betroffenen gibt es je nach Phase der Problematisierung ihres Rauschmittelkonsums phasenspezifische Betreuungsangebote. In der hier grundlegend vorgetragenen Sicht der Dinge gehen wir von der Grundfrage der *Patient-Therapie-Passung* aus: Welche Einrichtung paßt am besten für welche Patienten? Der Patient fragt sich: Welche Einrichtung paßt mir am besten? Die Abstimmung dieser beiden Fragen, mit Berücksichtigung der damit verbundenen Motive, Absichten, Erwartungen und Gefühle, bestimmt das Ergebnis der Therapie sehr wesentlich! Daher ist bei jedem Kontakt mit Suchtkranken eine umfassende biopsychosoziale Diagnostik für optimale Therapieentscheidungen notwendig (vgl. Assfalg u. Rothenbacher 1987).

Das Suchthilfesystem besteht aus mehreren Komponenten, die teilweise unkoordiniert arbeiten (vgl. Tretter 1979; s. Tabelle 1).

Kontaktphase und Suchtberatungsstellen

In dieser Phase werden die Veränderungsmotivation, das Krankheitsbewußtsein, die Abstinenzbereitschaft und die Therapiemotivation geklärt und aufgebaut. Es werden die versicherungsrechtlichen Voraussetzungen zur Finanzierung einer Therapie geklärt. Auf Patientenseite muß die Bereitschaft zur Kontaktaufnahme mit Hilfeeinrichtungen (Kontaktphase) gegeben sein. Es finden erstmals ernste Gespräche zum Suchtproblem statt. Veranlasser dieser Kontaktgespräche sind häufig Angehörige oder der Arbeitgeber. Diese Gespräche finden nicht nur in Beratungsstellen statt, sondern sie können auch im Rahmen von akuten medizinischen Komplikationen, wie beispielsweise bei einer Intoxikation, in einer Klinik stattfinden. In Kliniken sind meist klinikeigene Sozialpädagogen oder Mitarbeiter von Beratungsstellen dafür Ansprechpartner. Bemerkenswert ist, daß in Suchtberatungsstellen die Betroffenen als

Tabelle 1. Das Hilfesystem für Suchtkranke. (Vereinfacht nach Athen u. Schuster 1978)

	Ambulant	Stationär
Kontaktphase	– Suchtberatungsstellen – Klinikambulanzen – Fachärzte – Hausärzte – Selbsthilfegruppen – Gesundheitsämter	
Entgiftungsphase		– Psychiatrische Kliniken – Internistische Kliniken – Neurologische Kliniken
Entwöhnungsphase	– Fachambulanzen – Selbsthilfegruppen	– Psychiatrische Kliniken – Fachkliniken – Tageskliniken
Rehabilitationsphase	– Suchtberatungsstellen – Fachambulanzen – Alkoholfreie Freizeitclubs – Werkstätten – Wohngemeinschaften – Selbsthilfegruppen – Hausärzte – Gesundheitsämter – Wohnheime	

„Klienten" bezeichnet werden. Neuerdings wird auch schon ernsthaft von „Kunden" gesprochen. Das dient dazu, die Beziehung zum Suchtkranken anders zu definieren und seine Selbstbestimmung klarer herauszustellen, während der Mediziner häufig als Behandlungsautorität auftritt.

Entgiftungsphase und Entgiftungstherapiestationen

Eine Entgiftung wird vorzugsweise stationär durchgeführt. Patienten, die bereit sind, die Entgiftungsphase anzutreten, versuchen häufig, sich selbst zu Hause zu entziehen, wobei nicht selten Delire ausbrechen. Nur ausnahmsweise, bei geringen Risiken von Entzugskomplikationen, bei geringer Ausprägung der körperlichen Abhängigkeit und bei guter Compliance des Patienten kann eine ambulante, langsam gestufte Entgiftungstherapie vorgenommen werden.

Für Drogenabhängige wird neuerdings die „niedrigschwellige" Entgiftung mit der methadongestützten Entzugstherapie angeboten.

In der Regel wird die Entgiftung auf internistischen oder neurologischen Stationen gegenüber psychiatrischen Suchtstationen von den Betroffenen bevorzugt, um nicht das Stigma zu haben, „in der Psychiatrie" zu sein. Internistischen und neurologischen Stationen stehen allerdings, aufgrund der anders gelagerten Aufgabenschwerpunkte, in der Regel keine Psychologen und Sozialpädagogen zur Verfügung.

In diesem Setting gilt der Suchtkranke als „Patient".

Entwöhnungsphase und Entwöhnungstherapieeinrichtungen

In diesen Einrichtungen werden Programme in Form von etwa 6wöchigen *Kurzzeittherapien* bis zu 9monatigen *Langzeittherapien* angeboten, mit dem Ziel, tragfähige Voraussetzungen für eine anhaltende Abstinenz zu entwickkeln. Die Patienten verbringen ein durchstrukturiertes Tagesprogramm mit Beschäftigungstherapie, Arbeitstherapie, Gesprächsgruppen, Einzeltherapie, Rollenspiel und strukturierten Freizeitaktivitäten. Angehörigenseminare runden das Programm ab.

Es gibt für Alkoholiker bei guter sozialer Integration auch die Möglichkeit, in einer *Tagesklinik* eine halbstationäre Entwöhnungstherapie mitzumachen. Auch die *ambulante Entwöhnungstherapie* wird zunehmend angeboten und von Patienten in Anspruch genommen.

Die Kostenübernahme (Rentenversicherungsträger oder bei Ablehnungsbescheid die Kasse oder überörtlicher Sozialhilfeträger) ist über Beratungsstellen oder durch den Klinik-Sozialdienst vorher zu klären. Derzeit ist mit einer mehrwöchigen Bearbeitungszeit und mit einer Wartezeit für die Aufnahme von ca. 6 Wochen bis 6 Monaten zu rechnen.

Wiedereingliederungsphase und rehabilitative Einrichtungen

Die Wiedereingliederungsphase ist zunächst von einer hohen Vulnerabilität gekennzeichnet. Der Patient braucht daher eine umfassende Unterstützung, um sein weiteres Leben neu und abstinent aufbauen zu können. Nachdem eine Therapie absolviert wurde, kann eine Unterbringung in einem Wohnheim, in einer Wohngemeinschaft oder auch die Teilnahme in einer Einrichtung zur Arbeitsrehabilitation erfolgen. Es gibt auch alkoholfreie Freizeitclubs und alkoholfreie Gaststätten. Zusätzlich sind ambulante Nachsorgegruppen zu empfehlen. Vor allem Beratungsstellen bieten Leistungen in diesem Bereich an.

Selbsthilfegruppen

Selbsthilfegruppen haben eine Sonderposition im Suchthilfesystem, weil sie nicht ausdrücklich integriert sind. In diesen Gruppen (z. B. Anonyme Alkoholiker, AA), die sich etwa einmal wöchentlich abends treffen, wird ein mehrstufiges Programm der Selbstanalyse des süchtigen Verhaltens und der Neuorientierung im abstinenten Leben verwirklicht. Eine beträchtliche Anzahl von Alkoholikern hat durch diese Gruppen zur Abstinenz gefunden, ohne die vorher genannten Instanzen durchlaufen zu haben. Es gibt auch Angehörigengruppen (z. B. Alanon). In München gibt es etwa 70 Gruppen der AAs, so daß Interessierten täglich mehrere Gruppen zur Auswahl stehen.

Effekte und Bedingungen der Therapie

Die *Therapieerfolge* sind etwa 2 Jahre nach Absolvieren dieses gesamten Programms bei Alkoholikern mit etwa 70% Abstinenten zu beziffern, während bereits bei fehlender Teilnahme an den Selbsthilfegruppen nur etwa 50% abstinent sind (vgl. Küfner et al. 1988). Bei Drogenabhängigen beträgt die entsprechende Anzahl der Abstinenten etwa um 50% beziehungsweise bei etwa 30% ohne Teilnahme an Selbsthilfegruppen, was leider der Regelfall ist. Allerdings gibt es für Drogenabhängige wenige Selbsthilfegruppen. Wichtig ist also eine anhaltende Nachsorge.

Die *Träger* der verschiedenen Einrichtungen sind im Bereich der Beratungsstellen und der Wiedereingliederungseinrichtungen häufig Organisationen der Wohlfahrtspflege (z. B. Caritas oder Diakonie). Kliniken haben auch andere Träger. Entwöhnungstherapieeinrichtungen werden häufig von gemeinnützigen GmbHs betrieben.

Unterschiedliche *Berufsgruppen* wie Sozialpädagogen, Ärzte und Psychologen sind in den verschiedenen Phasen hauptsächlich zuständig. Diese Situation ergibt häufig Probleme der Kooperation und Koordination zwischen den verschiedenen Phasen der Behandlung und Betreuung. Die Koordination der Dienste der Suchtkrankenhilfe ist daher ein vorrangiges gesundheitspolitisches Thema. Auch innerhalb jeder der Behandlungseinrichtungen ist eine gute Kooperation zwischen diesen Berufsgruppen wichtig.

Die *Finanzierung* wird meist von den Krankenkassen getragen, für die Entwöhnungstherapie kommen in der Regel die Träger der Rentenversicherung (BfA, LVA) in Betracht.

Kontext und Struktur der Patient-Therapeut-Beziehung

Die konkrete Begegnung zwischen dem Suchtkranken und dem Therapeuten im Rahmen der Einrichtungen der Suchtkrankenhilfe ist von zwei wichtigen Kontexten beeinflußt: der (privat-familiale) *Kontext des Patienten* und der (beruflich-institutionelle) *Kontext des Therapeuten*. Diese Rahmenbedingungen schränken den Handlungsspielraum für alle Beteiligten ein.

Daher ist der Kreis der *Angehörigen* und Freunde des Patienten, ebenso wie die Verhältnisse in den Bereichen Schule bzw. Arbeit und Wohnen, vom Therapeuten aus von Anfang an mit zu betrachten. Ebenso soll therapeutenseitig

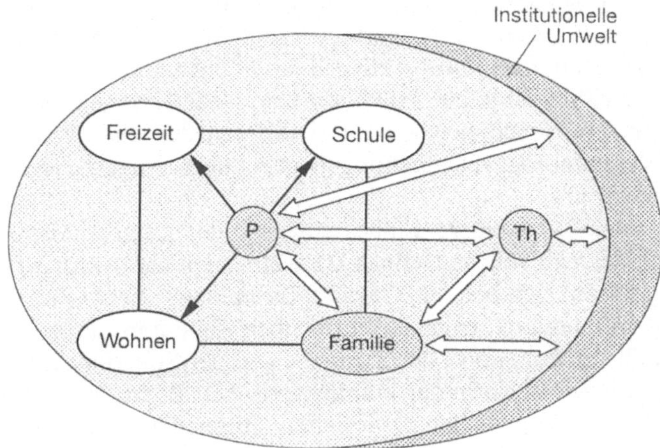

Abb. 1. Der Kontext („Ökosystem") der Person (*P*) und der Kontext („Ökologie") der Therapie (*Th*)

möglichst das gesamte *Team* über die wesentlichen Vereinbarungen informiert werden. So kann geklärt werden, wer was will und welche Ressourcen dafür zur Verfügung stehen (vgl. Abb. 1).

Zustand und Situation des Patienten

Der Patient entscheidet häufig „subjektiv" anders, als der Therapeut denkt („Der Therapeut denkt, und der Patient lenkt"). Diese Eigendynamik ist zu berücksichtigen. Sie beruht auf der Komplexität und der Vernetztheit relevanter „innerer" und „äußerer" Variablen, die das Suchtverhalten bestimmen (vgl. Tretter 1993). Es ist günstig, die direktive Art, die der Arzt in seinem „Anordnungsverhalten" gelernt hat, bei diesen Patienten zu relativieren – er würde sonst von dem Patienten zu wenig akzeptiert werden oder sich nach seinem Engagement über die eigenwilligen Patienten ärgern. Ein Beispiel: Der Hausarzt freut sich, daß er „den Patienten endlich soweit hat", daß er zur Entgiftung in die Klinik geht. Dort angekommen, verläßt aber der Patient die Klinik, weil er „es nicht aushält".

Enttäuschung und Verärgerung beim Hausarzt sind dann nicht selten. Auch wird der Patient seinen Behandlungsabbruch mit Kritik an den Verhältnissen der Klinik scheinbar gut begründen können, obwohl hier meist nur die Abwehrmechanismen (Verdrängung, Schuldzuweisung nach außen usw.) zu Wort kommen.

Jeder Kliniker kennt auch die rasche Willensänderung bei Patienten in der Entgiftungsphase, wo morgens bei der Visite ausgemacht wird, daß der Patient noch eine Woche in der Klinik bleibt, er aber dann zu Mittag plötzlich vehement seine Entlassung verlangt. Damit ist nicht einmal der Suchtdruck des Suchtkranken das Hauptmotiv, sondern häufig eher der spezifische Freiheitsdrang oder seine subjektive Beurteilung seiner „Lebensqualität". Der Gang in die Klinik ist ja ein Bruch mit dem bisherigen „toxischen Ökosystem" des Patienten. So können auch erneute, von der Station aus telefonisch gegebene Veränderungsversprechungen gegenüber Angehörigen den Therapieabbruch auslösen.

Die prospektive Einbezugnahme der „Eigendynamik" des Suchtkranken, seiner Umwelt und seines Umweltbeziehungssystems hilft dem Arzt prophylaktisch, sich bei der Noncompliance des Patienten nicht zu ärgern, und trotzdem emotional engagiert zu bleiben. Eine umsichtige Diagnostik des Drogenkonsumverhaltens, des Zustands und der Situation des Suchtkranken ist daher nicht nur in Form der biomedizinischen Beurteilung, sondern als „biopsychosoziale Diagnostik" zu gestalten: Biomedizinische, psychologisch-psychiatrische und soziale Bedingungen und Folgen des Rauschmittelkonsums sollten integriert betrachtet werden (vgl. Assfalg u. Rothenbacher 1987; s. auch Beitrag Tretter et al., S. 87). Auf der Basis dieser Diagnostik kann das weitere Vorgehen geklärt werden.

Die therapeutische Konsequenz kann dann auch so weit reichen, daß eine Familientherapie angezeigt ist, da u. U. innerfamiliale „Treiberprogramme" existieren, die den Suchtmittelkonsum stimulieren (s. Welter-Enderlin 1992, vgl. Beitrag Tretter, S. 9).

Situation des Therapeuten

Nach Klärung der Ziele des Klinikaufenthalts des Patienten, ein Vorgang, der anschließend genauer erläutert wird, ist auch die Situation des Therapeuten zu überlegen: Welche Überwachung ist möglich? Auf welche Konsile (Chirurgie, Innere Medizin, Dermatologie, Neurologie, Psychiatrie) kann zurückgegriffen werden? Stehen Psychologen und Sozialpädagogen zur Verfügung? usw. Auch ist zu bedenken, ob die Entzugsbehandlung auf einer offenen oder geschlossenen Station durchgeführt werden soll. Es ist auch zu klären, wie mit Beikonsum des Patienten umgegangen wird – ein Therapieabbruch von seiten des Therapeuten als disziplinarische Entlassung ist nicht immer möglich. Einige klare Regeln zur vorzeitigen Beendigung der Therapie (Beikonsum, Gewalt, Sexualität) müssen bestehen. Sie dienen allerdings weniger dem Wohl des Patienten, sondern eher der Ordnung für die Therapeuten („Hausordnung")!

Um gegenüber dem Patienten klar handeln zu können, sollte das Team gut koordiniert sein und die Handlungsregeln kennen. Dies ist wichtig, da der Patient innerlich zwiespältig ist und versucht, die aus seiner Sicht „guten" Teammitglieder von den „bösen" zu spalten. Das übrigens machen die Patienten auch untereinander!

Die therapeutische Beziehung

Die Beziehung zwischen Therapeut und Patient ist von einer allgemeinen Ebene der Abhängigkeits-Autonomie-Spannung unterlagert, die bereits in der Darstellung des Bedingungsgefüges ausgeführt wurde (vgl. Küfner 1989, s. Beitrag Tretter, S. 9): Wenn ein einigermaßen motivierter Patient sich zu sehr kontrolliert und abhängig vom Therapeuten fühlt, wird er die Therapie ablehnen und abbrechen. Daher kann beispielsweise dem Patienten gegenüber der Rauschmittelkonsum nicht „verboten" werden, sondern es ist an die Eigenverantwortlichkeit zu appellieren. Die Formulierung soll nicht lauten: „Wenn Sie hier etwas zusätzlich einnehmen, dann werden Sie entlassen", sondern: „. . ., dann können wir Ihnen hier nicht helfen." Andererseits wirkt zu große Freiheit in der Behandlungssituation für den Suchtkranken häufig auch als eine Form der Isolation oder des Desinteresses des Therapeuten und kann so zu heimlichem Beikonsum des Suchtstoffes oder ebenso zum Therapieabbruch führen.

Es können daher folgende Grundregeln der Kommunikation mit dem Suchtkranken empfohlen werden, die im dynamischen Gleichgewicht zwischen „Akzeptieren" (*Cave:* Koabhängigkeitsrolle) und „Konfrontieren" (*Cave:* Abwertung) angesiedelt sein sollen:

- bei Problembagatellisierung: *rückspiegeln,*
- bei Verleugnen: *aufdecken,*
- bei Anspruchshaltung: *mit der Realität konfrontieren,*
- bei Externalisieren: *zentrieren auf das Problem,*
- bei Freiheitsverlangen: *eingrenzen,*
- bei Verabsolutieren („entweder – oder"): *relativieren* („sowohl – als auch").

Auch sollte bei längerer Arbeit mit Suchtkranken das eigene Suchtpotential des Therapeuten durch Selbstanalyse geklärt werden.

Klärung des therapeutischen Vertrags

Bei der Begegnung mit dem Patienten ist zu klären, ob es sich bei der Aufnahme in der Klinik um einen *geplanten Entzug* (Anmeldeliste) oder um einen *ungeplanten Entzug* (Trauma, perioperative Situation, Verhaltensexzeß) handelt. Bei Aufnahmen wegen schwerer Intoxikationen lallt der Patient häufig von Entgiftungsabsichten, nach Ausnüchterung fordert er aber ultimativ die Entlassung. Auch das Gegenteil kann allerdings der Fall sein. Auch ist es möglich, bei manchem Patienten durch energisches Widersprechen gegen seine Entlassungswünsche die Einsicht der Notwendigkeit der Unterbrechung des Suchtmittelkonsums herzustellen, so daß der Patient dann doch einige Tage in der Klinik bleibt. In der Praxis hat sich bewährt, in einem schriftlichen Vertrag die Aufenthaltsdauer zu vereinbaren.

Gemeinsame Problemdefinition

Handlungsziele (Entgiftung) sind von Motiven („dem Arzt oder dem Ehepartner folgen") konstituiert. Motive beruhen auf Erwartungen der Ergebnisse des Handelns („dann ist das Umfeld beruhigt!"). Diese Vorstellungswelt des Patienten ist daher stark von seinem Problemverständnis geprägt: Hat er selbst mit seinem Suchtmittelkonsum Probleme oder nur seine Umwelt? Diese Frage nach der „Problemdefinition" steht im Vorfeld der Diagnostik. Bei der Klinikaufnahme soll daher, wenn der Patient einigermaßen geordnet ist, beim geplanten Entzug der Behandlungsanlaß erfragt werden. Gründe, die häufig vorgebracht werden, sind: „Mein Arzt schickt mich, ich soll alkoholkrank sein." Oder: „Meine Frau sagt, ich trinke zuviel." Diese Gründe sind äußere (extrinsische) Motive. Innere (intrinsische) Motive sind: „Ich sehe ein, daß ich den Alkohol nicht im Griff habe." Oder: „Ich trinke irgendwie anders als andere Menschen." Oder: „Ich habe durch den Alkohol viel kaputtgemacht." Die extrinsische Behandlungsmotivation geht mit einem Selbstverständnis noch gesunden Konsumverhaltens einher. Der Patient ist daher nur dadurch erreichbar, daß die alkoholbezogene Problemdefinition über das Umfeld entwickelt wird: Während die hausärztliche Empfehlung beim Patienten in der Regel nur dazu führt, eine Entgiftung und die „Normalisierung der Laborwerte" herzustellen, kann die Sorge der Ehefrau als Grund für eine nachhaltige Änderung des Konsumverhaltens zur Diskussion gestellt werden. Häufig haben aber auch die Patienten starke Angst vor dem Entzug und versuchen daher, die Therapienotwendigkeit herunterzuspielen.

Es empfiehlt sich dann zunächst, gemeinsam mit dem Patienten eine „Problemdefinition" vorzunehmen. Dabei hat sich das Grundprinzip bewährt, mit dem Patienten eine Art „Kodiagnostik" aufzubauen: Drogenkonsum und Abstinenz ist jeweils mit *subjektiven und objektiven Vorteilen und Nachteilen* verbunden. Mit anderen Worten: Im Gespräch mit dem Patienten soll ein *Nutzen-Risiko-Kalkül* des Rauschmittelkonsums entwickelt werden. Auch diagnostisch ist diese Gegenüberstellung ergiebig – im affektiven Umgang mit der Vorteile-Nachteile-Diskussion des Konsums und der Abstinenz zeigt der Patient durch sein Verteidigungsverhalten den Grad der inneren Rauschmittelbindung. Therapeutische Gespräche über Suchtmittel sind zunächst also eine „Risikokommunikation". Das zu diskutierende Nutzen-Risiko-Kalkül des Rauschmittelkonsums ließe sich etwa so strukturieren:

- Ausmaß der direkten und indirekten Selbstgefährdung (suizidale Verstimmungen, vital bedrohliche Intoxikationen) und Fremdgefährdung (Aggression, Verkehrsteilnahme) durch den Suchtmittelgebrauch,
- körperlicher Allgemeinzustand,
- psychische Folgeprobleme,
- soziale Folgeprobleme,
- Zusatzerkrankungen wie Asthma bronchiale, koronare Herzerkrankung, Herzrhythmusstörung, Hypertonus, Aids, Hepatitis u. a. als Risikofaktoren.

Es geht also in diesem Schritt um eine beiderseitige Plus-/Minus-Bewertung der Ist-Situation.

Motivationsdiagnostik und Motivationsaufbau

Als nächster Schritt ist die Abklärung der *Motivation* zu einer *Veränderung* (Konsumreduktion, Abstinenz, Behandlungsaufnahme) erforderlich (vgl. Hadler 1981; Petry 1993). Die Veränderungsmotivation hängt in Form des „Leidensdruckes" von den negativen Konsumfolgen ab. Es geht also um die Klärung der Soll-Situation. Klare Verhältnisse in dieser Hinsicht helfen dem Patienten und auch dem Behandlungsteam. Es lassen sich mehrere Stufen der Veränderungsmotivation unterscheiden, die allerdings keine Reihenfolge implizieren (nach Feuerlein 1989, S. 117):

1) Erkennen der Notwendigkeit zur Änderung der aktuellen Situation: „So geht es nicht mehr weiter."
2) Akzeptieren der Hilfsbedürftigkeit: „Ich schaffe es nicht alleine."
3) Akzeptieren der Hilfsangebote: „Ich lasse mir helfen."
4) Anerkennen des Alkoholikerstatus: „Ich bin ein Alkoholiker."
5) Anerkennen des Abstinenzziels: „Ich darf überhaupt keinen Alkohol mehr trinken."
6) Anerkennen des Ziels des allgemeinen Verhaltenswandels: „Ich muß mein Leben ändern, um nicht rückfällig zu werden."

Therapiezieldefinition

Die Exploration und die Intervention des Therapeuten kann schließlich die Explikation folgender rahmengebender Interventionsziele entwickeln helfen:

- körperliche Entgiftung und Gesundung,
- Krankheitseinsicht als Problembewußtsein,
- Abstinenzmotivation (Verhaltenskontrollmotivation),
- Therapiemotivation (Akzeptanz der Unterstützung).

Die Totalabstinenz gilt generell als Idealziel des Verhaltens des Patienten. Je nach Stadium der Abhängigkeit ist als Therapieziel ultimativ die lebenslange Abstinenz oder aber als vorläufiger Kompromiß der „kontrollierte Konsum" für eine Probephase zu definieren. Die Zieldefinition ist in Relation zur Schwere der Erkrankung zu entwickeln, da der Kontakt zum Patienten Vorrang hat gegenüber einer „Prinzipientreue", etwa im Sinne der Totalabstinenz. Das ist v. a. bei Drogenabhängigen zu berücksichtigen. In der Praxis wird in der Kontaktphase eine zeitlich strukturierte Zielsetzung zweckmäßig sein.

Das hohe Ziel der lebenslangen Abstinenz ist prinzipiell anzustreben, es ist aber in manchen Situationen ebenso überhöht wie die diesbezüglichen Absichtsbekundungen des Suchtkranken („Ab morgen ist Schluß"). Dieses Ziel wird daher auf Tagesziele der Totalabstinenz reduziert und auch durch die Kalkulation des Scheiterns (Rückfall) modifiziert. Als nächster Schritt ist das zentrale Ziel genauer zu klären: Geht es um das Überleben, um das gesunde Überleben, um Reduktion des Konsums usw. (vgl. Beitrag Körkel u. Kruse, S. 63)? Schließlich steht als oberstes Ziel die lustvolle, abstinente, umweltbezogene Selbstbestimmung (vgl. Feldhege 1980; Kanfer et al. 1991). Bei geringer Veränderungsmotivation ist ein besonders flexibler Umgang angebracht.

Gegenwärtig besteht ein Trend zur Differenzierung der einzelnen Therapieziele, wobei v. a. das (im Prinzip unangetastete) Abstinenzziel relativiert und flexibler gehandhabt wird. Tendenzen sind:

- Substitution im Bereich der illegalen Drogen,
- Niederschwelligkeit von Einrichtungen,
- Individualisierung der Therapiegestaltung,
- Kurzzeitentwöhnungstherapie, um die soziale Desintegration zu vermindern,
- ambulante Therapie, um die soziale Integration zu erhalten.

Medikamentenmanagement

Wenn beiderseits eine erste Einigung über den Sinn des Klinikaufenthalts hergestellt wurde, kann die medikamentöse Strategie zur Entgiftung vereinbart werden. Um eine kooperative therapeutische Beziehung herzustellen, empfiehlt sich die maximale Transparenz gegenüber dem Patienten: Es kann zunächst gefragt werden, welche Entzugssymptome der Patient kennt und befürchtet. Dann ist zu klären, welche Mittel ihm bisher im Entzug geholfen haben. In einem nächsten Schritt kann geklärt werden, falls Medikamente eingesetzt werden, ob die Medikation nach einem fixen Schema verabreicht werden soll oder ob mit dem Ziel eines minimalen Einsatzes an Medikamenten eine „Bedarfsmedikation" angeordnet werden soll. Bei solchen Vereinbarungen darf aber der Arzt nicht in die Rolle des Koabhängigen kommen, der kritiklos den Wünschen des Patienten entgegenkommt. Der Arzt sollte nur die subjektive Sicht des Patienten einbeziehen, dann aber nach eigenem Ermessen mit einer dem Patienten akzeptablen Begründung über das medikamentöse Management entscheiden.

Bei der Strategie der minimalen Medikation hat es sich in der Praxis bewährt, im Umgang mit entzugsbedingten Beschwerden dem Patienten zu empfehlen, sich hinzulegen und sich abzulenken. Physikalische Maßnahmen und Salben helfen. Die Einbindung von anderen Patienten zur Betreuung von Problempatienten stützt den Selbsthilfegedanken. Appelle an das Heroische und die Selbstbeherrschung („Selbstregulationskompetenz") sind nützlich. Es ist aber darauf zu achten, den Patienten nicht zu überfordern. Frühzeitige Gabe von Medikamenten ist besser, als einen vorzeitigen Abbruch der Entgiftung zu riskieren.

Prinzipien der Entwöhnungstherapie

Man kann jede konsumkritische Intervention bei Suchtkranken als Element der Suchttherapie ansehen. Das bedeutet, daß man beispielsweise bereits in der Entgiftungssituation mit Elementen der Entwöhnungstherapie arbeiten und ein Kontinuum von zunächst biomedizinisch betonter und dann zunehmend psychosozial betonter Therapie anwenden kann. Dabei gibt es allerdings klare Grenzen von Entzug, Motivation und Entwöhnung. Um die Charakteristika der psychosozialen Komponenten einer integrierten Therapie zu verdeutlichen, sollen hier Formen, Prinzipien und Ziele der Entwöhnungstherapie dargestellt werden (vgl. Schneider 1982; Feuerlein 1988).

Als *Formen* der Entwöhnungstherapie werden Arbeitstherapie, Beschäftigungstherapie, Sport, Musiktherapie, Rollenspiel und dergleichen angewandt (vgl. Beitrag Gruber-Riedl et al., S. 221). Die Gruppenarbeit wird gegenüber der Einzeltherapie vorgezogen. Der Trend geht allerdings zur Individualisierung des Therapieangebots.

An *Prinzipien* wird die Eigenaktivität (Kritik an Passivität), das Verfahren der kleinen Schritte (Kritik an Größenideen) und das positive Denken (Kritik an negativen, selbstverstärkenden Ohnmachtsgefühlen), der Bezug zum „Hier und Jetzt" (Kritik an Fluchtphantasien) und die Integration von „guten" und „schlechten" Erfahrungen (Kritik an Spaltungsprozessen) in den Vordergrund gestellt (vgl. Beitrag Tretter, S. 9). Der Therapeut soll aus psychoanalytischer Sicht als „Hilfs-Ich" bzw. als Übergangsobjekt fungieren. Er soll die abgewehrten Anteile in den therapeutischen Prozeß hineinholen. Eher konfrontative, hinterfragende Interventionen bei einem akzeptierenden Grundsetting werden empfohlen. Es soll auch eine selektiv-authentische Äußerung von Affekten unter Wahrung der Frustrationstoleranz möglich sein. Der Suchtkranke ist psychisch nämlich stärker strukturiert als der Psychotiker (vgl. Heigl u. Heigl-Evers 1991).

Grundsätzlich kann von zwei psychischen Ebenen der therapeutischen Arbeit ausgegangen werden: die Ebene des Verhaltens und der Einstellungen (Instruktionsebene; Verhaltenstherapie) und die Ebene unbewußter, zentraler Programmierungen (Beziehungsebene; Psychoanalyse). Beide Ebenen sind psychologisch miteinander gekoppelt (vgl. Heigl-Evers et al. 1991; s. Beitrag Tretter, S. 9).

Für die instruktionsorientierte Intervention sind die Leitlinien der Verhaltenstherapie des Alkoholismus nach Schneider (1982; Petry 1985) sehr fruchtbar. Sie können sinngemäß auch zur Therapie Drogenabhängiger genutzt werden. Es sollen folgende *Ziele* mit dem Patienten erarbeitet werden:

1) Akzeptieren der Suchtmittelabhängigkeit: Es geht um das Wissen und um Einsichten wie „Ich bin Alkoholiker". Ergebnis ist das Eingestehen des Scheiterns vor dem Suchtmittel (Kapitulation).

2) Zusammenhänge zwischen Suchtmittelgebrauch und Lebensstil herstellen: Es sollen risikoreiche Elemente verschiedener Lebensstilmuster im Hinblick auf den Suchtmittelkonsum herausgearbeitet werden.

3) Übung in Selbstkontrolle: Hier sollen die Selbstbeobachtung und der Umgang mit unangenehmen Situationen und Zuständen trainiert werden.

4) Vergrößerung der Entfaltungsmöglichkeiten (soziale Kompetenz): Es sollen Möglichkeiten einer positiven, selbstbestimmten, aber umweltbezogenen Lebensführung aufgebaut werden.

5) Alternativen zum Suchtmittelgebrauch: Es sollen natürliche Mittel der Entspannung und des lustvollen Erlebens entwickelt werden,

Gemäß dem lerntheoretischen Modell, das situative und personelle (organismische) Faktoren auf das Suchtverhalten (z. B. Alkoholkonsum) bezieht, sollen die verschiedenen verhaltensbedingten Bereiche bearbeitet werden:

1) Veränderung der situationalen Bedingungen:
Es geht dabei therapeutisch um den Aufbau von Veränderungen im Bekanntenkreis oder um Vermeidungsverhalten gegenüber Lokalen mit schweren Trinkern. Der Patient soll lernen, Situationen herstellen zu können, in denen Alkoholtrinken unwahrscheinlich ist. Er soll auch seine Bekannten und Kollegen über das Abstinenzgebot informieren, um entsprechende Konfliktsituationen zu vermeiden.

2) Veränderung der personalen Bedingungen:
   a) Kognitive Bedingungen (Erwartungen): Der Patient soll die Einstellung „Ich bin Alkoholiker" aufbauen und festigen. Das Akzeptieren der Schwäche gegenüber Suchtmitteln soll erzielt werden. Kritische Informationen über den Alkoholismus und die Folgen und die persönliche Bedeutung sollen als sicheres Begleitwissen aufgebaut werden. Durch den Aufbau von Argumenten für die Abstinenz kann die Einstellung: „Es gibt keinen Grund, warum ich trinken muß" entwickelt werden. Der Patient soll auch persönliche Vermeidungsstrategien kennenlernen (Selbsttäuschungen). Nicht zuletzt soll eine positive Einstellung gegenüber dem Besuch von Selbsthilfegruppen aufgebaut werden.

   b) Somatische Bedingungen: Der Patient soll erfahren, daß Nüchternheit ein normales und positives Körpergefühl ausmacht. Auch die Konzentration und die Aufmerksamkeitsleistung verbessert sich und kann trainiert werden. Die körperliche Funktionstüchtigkeit kann verbessert werden. Auch soll der Patient einen suchtmittelfreien Umgang mit Schmerzen und Krankheit lernen.

Diese globalen Therapieziele lassen sich zu einer detaillierten Programmatik ausarbeiten. Dazu wird hier jedoch auf die einschlägige Fachliteratur verwiesen (vgl. Schneider 1982; Petry 1985), denn hier sollte nur auf Prinzipien eingegangen werden. Wichtig erscheint allerdings die Betrachtung einzelner Interaktionen, um wichtige Ansatzpunkte der Psychotherapie bei Suchtkranken zu demonstrieren.

Typische Kommunikationsmuster mit Suchtkranken

Im Umgang mit Suchtkranken zeigen sich aus klinischer Sicht Auffälligkeiten der psychischen Verhaltensweise. Sie können nach psychoanalytischem Verständnis am besten als Ausdruck von Abwehrmechanismen begriffen werden (vgl. Heigl-Evers 1985; Heigl u. Heigl-Evers 1991). Als Leitgedanke für den Umgang mit dem Suchtkranken kann daher die Vorstellung dienen, daß der Suchtkranke Schwierigkeiten mit inneren und äußeren Grenzen und mit abwägenden Bewertungen hat (Ambiguitätsintoleranz; vgl. Beitrag Tretter, S. 9).

1) Der Suchtkranke kann sich schwer von anderen abgrenzen, mancher kann sich auch selbst schlecht eingrenzen (Thema: „Ich und die Umwelt").
2) Die Erfahrungen werden häufig pauschal und eskalatorisch verarbeitet – „alles ist gut" *oder* „alles ist schlecht" oder „X ist *total* gut oder schlecht". Selten ist die differenzierte affektive Verarbeitung nach dem Modus „X ist gut *und* schlecht" möglich.
3) Es besteht eine große Diskrepanz zwischen Wunsch und Wirklichkeit

Idealerweise soll jeder Behandler von Suchtkranken eine psychotherapeutische Ausbildung und damit ein großes Ausmaß an analysierter Selbsterfahrung haben. Dies ermöglicht eine gefühlvolle, von eigenen affektiven Anteilen (Gegenübertragung) weitgehend bereinigte Interaktionserfahrung. So nur ist eine zielführende therapeutische Interaktion möglich. Andererseits müssen Prinzipien der Interaktion auch in Büchern zur Suchtkrankenbehandlung vermittelt werden. Es sollen daher hier einige Interaktionen schematisch dargestellt werden. Die Darstellungen sollen aber nicht als technische Handlungsanweisungen verstanden werden – die Äußerung des Therapeuten als Reaktion auf die Äußerungen des Patienten muß vom momentanen Gefühl des Therapeuten getragen sein. Daher ergibt sich die Empfehlung für Therapeuten, sich in einer therapeutischen Interaktion nach der eigenen „Echtheit" und der „inneren Kongruenz" in dieser Situation zu orientieren. Die optimale Haltung liegt in der maximalen Akzeptanz trotz deutlicher Abgrenzung. Die angeführten Beispiele sollen diesen Spielraum therapeutischer Aktionen verdeutlichen.

Der Patient sagt beispielsweise: *„Ich verspreche Ihnen, keinen Alkohol mehr zu trinken!"* Aus kommunikationstheoretischer Sicht (vgl. Watzlawick et al. 1974) drückt dieser Satz zunächst eine tiefe Verbindlichkeit der Abstinenzabsicht aus (Appell: „Glauben Sie mir bitte!"). Außerdem zeigt sich auch eine Verbindlichkeit gegenüber dem Therapeuten (Beziehungsaspekt: „Ihnen – und nicht anderen – verspreche ich etwas!"). Zusätzlich äußert sich ein Totalanspruch an sich selbst, nie mehr fehlzugehen (Ausdrucksaspekt).

Folgende Reaktionsmöglichkeiten für den erfahrenen Therapeuten bestehen dann:

1) *„Das müssen Sie sich selbst versprechen."* Mit dieser Antwort wird das Beziehungsangebot an den Patienten zurückdelegiert. Das ist ehrlich vom Therapeuten, denn wie soll er die Wahrheit dieser Aussage des Patienten überprüfen können? Andererseits kann es Situationen und Menschen geben, für die ein Eingehen in dieses Versprechen wenigstens für eine kurze Zeitspanne (etwa bis zum Antritt einer Entwöhnungstherapie) durch den Arzt eine Hilfe sein kann.
2) *„Sie schieben mir da eine große Verantwortung zu."* Mit diesem Satz wird die Delegation von Verantwortung, die Entlastung von Selbstverantwortlichkeit therapeutisch angesprochen.
3) *„Mir ist das eigentlich egal, von mir aus können Sie trinken."* Dieser sehr zurückweisende Satz, der zunächst unfreundlich klingt und konfrontierend wirkt, macht sehr deutlich, wer für den Alkoholkonsum verantwortlich ist. Es handelt sich hier um die Ablehnung des Beziehungsangebots des Patienten.
4) *„Da nehmen Sie sich aber viel vor."* Mit dieser Äußerung wird die Selbstüberlastung des Patienten angesprochen.

Ein weiteres Beispiel geben häufige Äußerungen bei einem *Rückfall,* der vom Patienten erst geleugnet wird, da er Scham und Schuldgefühle hat und auch den Abbruch der therapeutischen Beziehung befürchten muß:

„Ich habe den Rückfall verschwiegen, weil ich Sie nicht enttäuschen wollte."

Mögliche Reaktionen sind:

1) *„Sie glauben, daß Sie mich enttäuscht haben."* Mit dieser Reaktion wird der Patient vorsichtig auf sich und seine Phantasien zurückverwiesen.
2) *„Sie haben sich selbst enttäuscht!"* Diese Äußerung bezieht sich deutlich auf die eigentliche Selbstbezüglichkeit des Enttäuschtseins.
3) *„Ich habe damit gerechnet, daß Sie rückfällig werden können."* Hiermit soll die Möglichkeit des Rückfalls betont werden, obwohl mit dieser Formulierung Gefahr besteht, daß der Patient sich abgewertet fühlt.
4) *„Ich finde es aber wichtig, daß Sie und ich über Ihren Rückfall sprechen."* Damit wird die Notwendigkeit der Offenheit im Umgang mit beziehungsbelastenden Problemen angesprochen.

Mit diesen Beispielen soll verdeutlicht werden, daß der qualifizierte therapeutische Umgang mit dem Suchtkranken ein äußerst diffiziler kommunikati-
ver Prozeß ist. So kann schon, wie gezeigt wurde, die Reaktion auf einen ein-
zigen Satz des Patienten, vielleicht im Vorübergehen, eine wichtige therapeutische Funktion haben – auch die Sprache ist ein Wirkstoff, dessen Dosis die
Giftigkeit oder die Heilsamkeit bestimmt!

Fazit

Eine „qualifizierte Entzugstherapie" soll biomedizinische, psychologisch-
psychiatrische und soziale Bedingungen und Folgen des Rauschmittelkonsums
beim Abhängigkeitskranken integrativ berücksichtigen. Je nach Zustandskon-
stellation des Patienten und äußerer und innerer Struktur der Therapiesituation
sind spezifische Schwerpunkte zu setzen. Das Therapieprogramm muß kon-
textsensitiv gestaltet sein. Grundsätzlich kann jedoch das Entwöhnungspro-
gramm bereits in der Entgiftungsphase beginnen. Dabei ist die psychosoziale
Ebene der Intervention – die Kommunikation – zunehmend bedeutsam. Das
Einhalten einer bestimmten Programmatik ist günstig. Sowohl die Zustands-
diagnose des körperlichen, seelischen und sozialen Bereichs wie auch die
Tendenzen zur Veränderung und Bereitschaft als Prozeßdiagnose sind wesentlich.

Elemente einer biopsychosozialen Diagnose sind:

1) *biopsychosozialer Status*
   a) körperliche Folgen und Bedingungen des Konsums,
   b) psychische Folgen und Bedingungen des Konsums,
   c) soziale Folgen und Bedingungen des Konsums;
2) *gemeinsame Problemdefinition*
   (Konfrontation des Patienten mit der Ist-Situation. Cave: Dialektik von
   Konfrontation und Akzeptanz!);
3) *Klärung der Veränderungs-* und *Behandlungsmotivation;*
4) *Motivationsdiagnostik*
   – Krankheitseinsicht,
   – Abstinenzbereitschaft,
   – Therapiebereitschaft;
5) gemeinsame *Klärung der Behandlungsziele;*
6) *medikamentöses Therapiemanagement;*
7) *Therapieprogramm* klären: Einzelgespräche, Gruppengespräche (Krank-
   heitsinformation, Therapieinformation), Kunsttherapie, Arbeitstherapie,
   Angehörigengespräche (Familientherapie);
8) *Angehörigenarbeit;*
9) *Selbsthilfegruppen;*
10) *Weiterführung* (ambulant, vollstationär etc.).

Unter Berücksichtigung dieser Vorgehensweise besteht eine gute Chance für den Patienten, bereits in der Entgiftungsphase stärker die Weichen für die weiterführende Therapie in Richtung Abstinenz stellen zu können.

Literatur

Assfalg R, Rothenbacher H (1987) Diagnose der Suchterkrankung. Neuland, Hamburg

Athen D, Schuster B (1978) Alkoholismus-Report. Bayerisches Staatsministerium für Arbeit und Sozialordnung, München

Feldhege FJ (1980) Selbstkontrolle bei rauschmittelabhängigen Klienten. Springer, Berlin

Feuerlein W (1988) Therapie des Alkoholismus. In:Kisker KP, Lauter H, Meyer JE, Müller C, Strömgren E (Hrsg) Abhängigkeit und Sucht, Psychiatrie der Gegenwart. Springer, Berlin, S 273–304

Feuerlein W (1989) Alkoholismus – Mißbrauch und Abhängigkeit. Thieme, Stuttgart

Hadler P (1981) Motivation als Prozeß. In: Knischewski E (Hrsg) Alkoholismus-Therapie. Nicol, Kassel, S 116–124

Heigl-Evers A (1985) Sucht und Alkoholabhängigkeit aus tiefenpsychologischer Sicht. In: Deutsche Hauptstelle gegen die Suchtgefahren (Hrsg) Süchtiges Verhalten. Neuland, Hoheneck, S 23–24

Heigl FS, Heigl-Evers A (1991) Basale Störungen bei Abhängigkeit und Sucht und ihre Therapie. In: Heigl-Evers A, Helas I, Vollmer HG (Hrsg) Suchttherapie. Vandenhoeck & Rupprecht, Göttingen, S 128–139

Heigl-Evers A, Helas I, Vollmer HG (Hrsg) (1991) Suchttherapie. Vandenhoeck & Rupprecht, Göttingen

Kanfer FH, Reinecker H, Schmelzer D (Hrsg) (1991) Selbstmanagement-Therapie. Springer, Berlin

Küfner H (1989) Bindung und Autonomie als Grundmotivation des Erlebens und Verhaltens. Forum Psychoanal 5:3–16

Küfner H, Feuerlein W, Huber M (1988) Die stationäre Behandlung von Alkoholabhängigen: Ergebnisse der 4-Jahreskatamnesen, mögliche Konsequenzen für Indikationsstellung und Behandlung. Suchtgefahren 34:157–272

Petry J (1985) Alkoholismustherapie. Urban & Schwarzenberg, München

Petry J (1993) Behandlungsmotivation. Beltz, Weinheim

Schneider R (1982) Stationäre Therapie von Alkoholabhängigen. Röttger, München

Tretter F (1979) Medizinsystem und Umwelt. Dissertation, Univ Sozialwiss Fak München

Tretter F (1993) Skizze einer systemischen Psychopathologie. In: Tretter F, Goldhorn F (Hrsg) Computer in der Psychiatrie. Asanger, Heidelberg, S 355–392

Watzlawick P, Beavin JH, Jackson DD (1974) Menschliche Kommunikation. Huber, Bern

Welter-Enderlin R (1992) Alkoholismus und Familie. In: Osterhold G, Molter H (Hrsg) Systemische Suchttherapie. Asanger, Heidelberg, S 13–28

Ergebnisse der Rückfallforschung –
Folgerungen für die Entzugsbehandlung

J. Körkel, G. Kruse

Ausgangssituation

Mitarbeiter[1] psychiatrischer Entzugsstationen mit Versorgungs- bzw. Auf-
nahmeverpflichtung für einen sog. Sektor sehen sich wiederkehrend mit dem
Thema „Rückfall" konfrontiert, in der Regel durch Wiederaufnahmen ehema-
liger Patienten, seltener (vgl. Bechert et al. 1989) durch Suchtmittelkonsumenten während der Entgiftungsbehandlung. In den Jahren 1987–1989 war
z. B. in der Landesnervenklinik Andernach ca. jeder dritte aufgenommene
Alkoholabhängige ein Rückfälliger (vgl. Esser 1991, S. 54). „Gerade bei den
Suchtkranken [scheint sich] die Drehtürpsychiatrie [somit] mit steigender
Drehzahl abzuspielen" (Kruse u. Körkel, im Druck).

Rückfälle sind jedoch nicht nur aufgrund ihrer Häufigkeit für Mitarbeiter
auf Entzugsstationen ein markantes und wenig geliebtes Phänomen, sondern
auch wegen der Art und Weise, wie die Rückfälligen in dieser Behandlungsphase in Erscheinung treten. Anders als etwa in Fachkliniken werden die
massiven Manifestationen von Rückfällen z.T. schon in der desolaten Auf-
nahmesituation sichtbar (z. B. Aggressionsausbrüche und Notaufnahmen unter
Beteiligung der Polizei), und die Entgiftungszeit ist gekennzeichnet durch
medizinische Probleme, seien es Krampfanfälle, Verletzungen insbesondere
im Schädelbereich oder delirante Zustände, bei denen man nicht außer acht
lassen darf, daß diese in den Lehrbüchern als medizinische Notfälle beschrieben werden und früher nicht selten tödlich endeten.

Wenig verwunderlich ist es vor diesem Hintergrund, daß die Arbeit auf
Entzugsstationen geradezu ein Garant für Enttäuschung und Verärgerung
werden kann und daß von dieser Arbeit ein Sog in Richtung Gleichgültigkeit,
Resignation und Zynismus auszugehen scheint. Selbst ernüchtert, ordnen sich
viele Mitarbeiter in die deprimierend und sinnlos wirkende Routine ein. Die
allgemeine Trostlosigkeit wird noch dadurch verstärkt, daß die Patienten, denen es gelingt, dauerhaft abstinent zu leben und gar noch eine Lebensgestaltung und -bewältigung in Zufriedenheit zu bewerkstelligen, nicht wieder auftauchen.

---

[1] Die Ausführungen sind der Einfachheit halber in der männlichen Sprachform gehalten (*„der* Abhängige", *„der* Mitarbeiter" etc.), gelten aber selbstverständlich in gleicher Weise für Patientinnen und Mitarbeiterinnen.

Mit den nachfolgenden Ausführungen wird angestrebt, das stark negativ getönte Bild vom Suchtrückfall (Rückfall = Versagen bzw. Mißerfolg) zu relativieren, angemessene Zielbestimmungen für Entzugsbehandlungen aufzuzeigen und damit „Enttäuschungsprophylaxe" für die Suchtmitarbeiter zu betreiben. Wir beschränken uns in diesem Beitrag auf den Alkoholrückfall. Vorliegende Befunde sprechen gleichwohl für eine Übertragbarkeit der Überlegungen auf andere Süchte (vgl. Hall et al. 1991 b).

Rückfälligkeit als Bestandteil von Suchtverhalten

Wenn man auf einer Entzugsstation arbeitet, kann man zu der Einschätzung gelangen, daß Sucht und Rückfall zwei Seiten der gleichen Medaille sind. Diese Vorstellung ist durchaus eher korrekt als falsch. Bereits im Laufe von 4 Jahren nach Beendigung einer in bundesdeutschen psychiatrischen Kliniken oder Suchtfachkliniken durchgeführten intensiven stationären Entwöhnungsbehandlung (stationären Therapie) haben mehr als 54% der Alkoholabhängigen erneut Alkohol konsumiert (Küfner u. Feuerlein 1989; Küfner et al. 1988). Nach den vorliegenden bundesdeutschen Untersuchungen sind nach ausschließlich körperlicher Entgiftungs- und Motivationsbehandlung bereits im ersten Monat nach Behandlungsende 42% (Veltrup, im Druck) bzw. 50% (Bechert et al. 1989) der Alkoholabhängigen rückfällig.

Schon hier ist darauf hinzuweisen, daß Rückfälle sehr unterschiedliche Phänomene sind. Rückfälle dauern nämlich unterschiedlich lange an und verlaufen unterschiedlich schwer. So waren nach den Ergebnissen der bereits genannten groß angelegten Studie des Münchner Max-Planck-Instituts für Psychiatrie (Küfner et al. 1986, 1988) im Zeitraum von 18 Monaten nach der stationären Therapie 53,5% der Rückfälligen (nur) „leicht rückfällig", insofern als ihre Rückfälle maximal 3 Tage andauerten. In den ersten 4 Jahren nach der Entlassung haben 31% der Rückfälligen niemals und 9% ein einziges Mal bis zum Rausch getrunken. 48% der Rückfälligen erlebten einen Kontrollverlust. Mäßiges Trinken über 4 Jahre hinweg war zwar äußerst selten – bei 2,5% der Alkoholabhängigen – festzustellen, kam aber vor. Insgesamt gesehen, führt also nicht jedes erneute Trinken zu Symptomen körperlicher Abhängigkeit bzw. „pathologischem Trinkverhalten" (Kontrollverlust, Erinnerungslücken, Orientierungsstörungen usw.), zu einer Beeinträchtigung des Lebensalltags (z.B. zu Schwierigkeiten im familiären Zusammenleben oder am Arbeitsplatz) und schon gar nicht zu einer erneuten stationären Behandlung wegen Alkohomißbrauchs.

Weiterhin sind Rückfallverläufe wesentlich dynamischer, als gemeinhin angenommen wird. Es zeigt sich nämlich, daß bei der Mehrzahl der Abhängigen ein Schwanken zwischen Abstinenz, schwerem Trinken und/oder mäßigem Trinken die Regel ist (Küfner et al. 1988; Längle u. Schied 1990). Mit der Zeit wird ein Teil der Rückfälligen abstinent, und ein Teil der bislang Abstinenten trinkt wieder Alkohol. So kommt es dazu, daß im 1. (33 %), 3. (37 %) und 8. (34 %) Halbjahr nach stationärer Therapie stets annähernd $^1/_3$ aller Expatienten rückfällig ist, also der Anteil der Rückfälligen nicht zunimmt.

Bereits die zuvor referierten, differenzierenden Ergebnisse können die pauschal negative Sicht des Alkoholrückfalls als Katastrophe relativieren. Zu diesem Ergebnis kommt man auch, wenn man sich vergegenwärtigt, daß sich die Ergebnisse von Alkoholismustherapien durchaus mit einer Vielzahl anderer medizinischer, psychotherapeutischer und sozialtherapeutischer Behandlungsergebnisse messen können. So fallen beispielsweise die Rückfallquoten bei Colitis Ulcerosa, Psychotherapie oder der sozialtherapeutischen Resozialisierung von Straftätern höher oder zumindest gleich hoch aus (vgl. z. B. Egg 1991; Hambrecht 1988). Nicht anders sieht es beim Vergleich mit anderen Süchten wie etwa dem Rauchen, dem „gestörten" Eßverhalten, der Heroinabhängigkeit oder dem Kokainismus aus (vgl. Hall et al. 1991 a; Keller et al. 1989; Minneker 1991).

Festzuhalten bleibt, daß die Mehrzahl der Alkoholabhängigen – ob zuvor „nur entgiftet" oder auch „entwöhnt" – über kurz oder lang rückfällig wird. Rückfälle stellen insofern eher den Normalfall als den Ausnahmefall (aber selbstverständlich nicht das Therapieziel!) dar. Die Annahme, daß Abhängige nach einer Entgiftungsbehandlung, ggf. mit anschließender Entwöhnungstherapie „normalerweise" zu dauerhafter „Trockenheit" gelangen würden oder müßten, ist irrig und nicht zuletzt deshalb naiv, weil der Alltag von Menschen ganz generell nicht „rückfallfrei" ist (z. B. werden die meisten Menschen ihrem Vorsatz, das Rauchen, übermäßiges Fernsehen, ungesundes Essen usw. aufzugeben bzw. einzuschränken, oft untreu). Gerade Mitarbeiter auf Entzugsstationen sollten sich deshalb in ihrer therapeutischen Haltung und ihren Interventionen grundsätzlich auf Rückfälle einstellen.

Rückfallhintergründe

Eine Reihe von Forschungsbefunden untermauert, daß entgegen vorherrschender Meinung die maßgeblichen Rückfallursachen in anderen Faktoren als Charakterschwäche („der will doch saufen"; moralisches Rückfallmodell), krankheitsbedingtem Alkoholverlangen (organmedizinisch orientiertes Modell) oder Uneinsichtigkeit der alkoholabhängigen Person (rationalistisches, in der Rechtsprechung präferiertes Modell) zu suchen sind. Nach Befunden der Rückfallforschung sind vielmehr die folgenden Bedingungen vorrangig (vgl. Körkel u. Kruse 1993, S. 54 ff.; Körkel u. Lauer 1992, S. 78 ff.):

1) Unangenehme emotionale Zustände (z. B. depressive Verstimmungen, Angst, Gereiztheit, Gekränktheit, Selbstwertkrisen, diffuse Spannungen und Stimmungsschwankungen) und soziale Einflußfaktoren (z. B. „Trink-

verführungen", Spannungen in der Familie oder am Arbeitsplatz, eine sozial isolierte Lebensweise usw.) stellen bei 80 % aller Rückfälle die entscheidenden rückfallbegünstigenden Bedingungen dar. Im Regelfall scheint von einem von Person zu Person äußerst unterschiedlichen Zusammenwirken intrapersonaler, sozialer und weiterer Faktoren auszugehen zu sein (Scholz 1983). Besonders deutlich wird die Bedeutung unangenehmer innerer Zustände für einen Rückfall bei Personen, die an einer Psychose leiden. Nicht wenige von ihnen greifen zu Alkohol, um zumindest vorübergehend krankheitsbedingte Symptome (Ängstlichkeit, Unsicherheit, Wahnstimmungen) zurückzudrängen, aber auch, um die durch neuroleptische Behandlungen vorhandenen Nebenwirkungen tolerierbar zu machen. Auch bei Menschen mit narzißtischen Störungen oder Borderlinestruktur kann der Suchtmitteleinsatz als „Selbstmedikation", die dazu verhilft, als bedrohlich erlebte Einbrüche der eigenen Selbststruktur abzuwenden, verstanden werden (vgl. Wohlfarth 1991 b).

Im Hinblick auf soziale Einflußfaktoren ist darauf hinzuweisen, daß in die Entstehung der Sucht wie auch in ihre Aufrechterhaltung in Form von Rückfällen oftmals Beziehungspartner eingeschlossen sind (Koabhängigkeit; Rennert 1989). Der Suchtmittelgebrauch der einen Person kann mit einem (meist unbewußten) psychischen Nutzen für die andere Person einhergehen. Deshalb wünschen sich Abhängige wie Angehörige zwar meist einhellig, daß die negativen Auswirkungen des Alkoholmißbrauchs, nicht aber die (kaum bewußten) beziehungsregulierenden Funktionen des Alkohols, wie sie sich z. B. im Umgang mit Macht und „Verantwortlichkeitsrechten" ausdrücken, ein Ende nehmen mögen. So wundert es nicht, daß auch manche Angehörige der Abstinenz gegenüber ambivalent sind und diese ggf. (erneut nicht bewußt) boykottieren. Die Abstinenzstabilisierung wie auch Veränderungen in der Lebensführung sollten deshalb von möglichst vielen Beziehungspartnern getragen werden. Nützlich ist es, die Partner(in) bzw. Familie der abhängigen Person in die Gespräche einzubeziehen, soweit dies möglich ist – auch in der Entgiftungsphase.

2) Dauerhaft ungünstige Arbeits- und Lebensbedingungen (wie z. B. permanente Über- oder Unterforderung am Arbeitsplatz, anhaltende Arbeitslosigkeit, Wohnsitzlosigkeit u. a. m.) vermögen die Abstinenzhaltung nachhaltig zu untergraben. Viele der Langzeitabhängigen verlieren die Abstinenzperspektive dadurch völlig aus den Augen (im strengen Sinne ist dann nicht von „Rückfall", sondern „Fortsetzung des Trinkens nach einer Behandlung" zu sprechen). So stellten z. B. Matakas et al. (1984) fest, „daß immerhin 40 % der Patienten die Klinik bereits ohne den Vorsatz verließen, in Zukunft abstinent zu bleiben, der Rückfall also von vornherein bei ihnen vorprogrammiert ist" (S. 95). Und an anderer Stelle: „40,6 % der Patienten haben . . . nicht aus einer besonderen Stimmungslage heraus wieder Alkohol getrunken, sondern waren von vornherein der Auffassung, Abstinenz sei für sie gar nicht notwendig" (S. 92).

3) Vereinzelt ist als Rückfallhintergrund auch die Art der zuvor stattgefundenen bzw. vorenthaltenen Behandlung in Erwägung zu ziehen. Gemeint sind damit z. B. eine zu kurze oder vom Therapieangebot her unzureichende Alkoholentwöhnungsbehandlung, eine vorzeitige Entlassung aus der Therapie während einer persönlichen Krisensituation u. a. m. (vgl. Körkel 1991 a).

4) Nicht zuletzt bei Entzugsbehandlungen spielt die Frage, wie und wohin ein Patient entlassen wird, auch für das zukünftige Rückfallrisiko eine Rolle. Das Rückfallrisiko wird z. B. erhöht, wenn eine Behandlung mit einer abrupten (disziplinarischen) Entlassung endet, wenn das soziale und berufliche Umfeld der Patienten nicht in die Entlassungsvorbereitungen miteinbezogen wird oder wenn aufgrund strukturell-gesellschaftlicher Bedingungen Unterkunft, Arbeitsstelle und Nachsorgeeinrichtung nicht mehr vermittelbar sind und die Patienten buchstäblich auf die Straße entlassen werden. Darüber hinaus muß festgestellt werden, daß auch die von den Krankenkassen mehr oder weniger vorgeschriebene kurze Verweildauer bei Entgiftungen den Erfordernissen einer umfassenden Entlassungsvorbereitung entgegenläuft. Zu den besonders negativen Beispielen geradezu zwangsläufiger Anbahnung von Rückfälligkeit gehören schließlich Entzugsbehandlungen, denen aufgrund der bestehenden rentenversicherungsrechtlichen Bestimmungen, gemäß derer zwischen Entgiftung und Entwöhnung ein prognoserelevanter Zeitraum „überlebt" werden soll, oftmals keine nahtlose Entwöhnungstherapie angeschlossen werden darf. Es nimmt nicht wunder, wenn jemand nach eine Entgiftung, die mit einem mehrtägigen schweren Entzugssyndrom, wenn nicht gar einem Delirium tremens einherging, rückfällig wird, nachdem er gerade wenige Tage ohne den Einfluß von Medikamenten ist und nur scheinbar ohne Entzugserscheinungen entlassen wird. Die Wiederaufnahme solcher Patienten kann man praktisch vorbereiten, selbst dann, wenn sie nicht in eine Nichtseßhaftenunterkunft erfolgt.

Zusammenfassend ist festzuhalten, daß es am angemessensten erscheint, Rückfälle als Folge mehrerer Faktoren, die sich wechselseitig beeinflussen, zu verstehen und auf dieses Faktorenbündel individuell einzugehen. Willensschwäche, Alkoholverlangen oder Uneinsichtigkeit sind, wenn überhaupt, nur randständige Rückfallursachen, die soziale Lebenslage mit ihren Konflikten und ihrem „Alkoholmilieu" sowie belastende psychische Zustände die zentralen. Nicht zuletzt deshalb gilt es auch in der Entgiftungsphase, einseitige Ursachenzuschreibungen des Rückfalls auf den Rückfälligen oder dessen Angehörige und jede Art von Schuldzuweisung zu vermeiden sowie in der Frage der Entstehung von Rückfälligkeit Neutralität zu wahren.

Rückfallmodelle

In Einklang mit den zuvor skizzierten Ergebnissen sehen die Rückfalltheorien von Marlatt (1985, 1989), Wohlfarth (1992) und Schmidt (1992) übermäßiges und rückfälliges „Trinkverhalten als einen sinnhaften, wenngleich destruktiven Teil ihres [der Alkoholabhängigen] Kampfes, ihr Leben zu leben, an" (Fingarette 1988, S. 103; Übersetzung durch die Autoren). Ein biologisch-biologistisches sowie moralistisches Verständnis von Sucht und Rückfall tritt hier zugunsten eines psychologisch-psychotherapeutischen Paradigmas in den Hintergrund. Letztlich plädieren diese Theorien für eine akzeptierende Grundhaltung, die das Rückfälligsein zunächst einmal nicht sanktioniert, sondern als sinnhaftes Verhalten respektiert.

Marlatt (1985, 1989) bezieht sich (wie auch Wohlfarth und Schmidt) in seiner Theorie auf diejenigen Abhängigen, bei denen dem Rückfall eine zumindest in Ansätzen ausgebildete Abstinenzmotivation vorausging. Davon ausgehend, spielen nach Marlatt bei Rückfällen 4 Bedingungen eine entscheidende Rolle: *1.* ein unausgewogener, d.h. durch zu viele Verpflichtungen und zu wenige Regenerationsmöglichkeiten geprägter Lebensstil als gefährdender Nährboden (Beispiel: „Arbeitssucht"). Auf der Basis einer insgesamt unausgeglichenen Lebensführung bedeutet *2.* das Auftauchen einer hochrisikoreichen Situation (z. B. eines kritischen Lebensereignisses oder eines Stimmungstiefs) eine akute Gefährdung der Abstinenz. Die Abstinenzgefährdung führt zu einer Abstinenzaufgabe, wenn der entstandenen akuten Belastung durch mangelnde soziale Kompetenzen (z. B. fehlende Selbstbehauptung gegen „Trinkverführungen"; *3.* rückfallbegünstigende Bedingung) und problematische kognitive Muster (z. B. fehlendes Zutrauen, die Situation ohne Alkohol meistern zu können; *4.* rückfallbegünstigende Bedingung) nicht angemessen begegnet werden kann.

Nach Wolfarth (1992) ist die Basis eines Rückfalls sehr oft eine tiefgreifende Störung des Selbstwertgefühls (narzißtische Störung). Abstinenz bedeutet bei narzißtisch beeinträchtigten Menschen „keinesfalls nur die Erlösung von dem quälenden Krankheitssymptom der Sucht . . ., sondern auch den schmerzhaften Verzicht auf eine Substanz, die eine wichtige Rolle bei der Regulierung von Affekten, der Abwehr von Kränkungen und der Aufrechterhaltung des Selbstwertgefühls gespielt hat" (Wohlfarth 1992, S. 159). Rückfälle stellen bei dieser Ausgangslage sehr häufig den Versuch dar, sich vor weiterer Kränkung, vor Resignation und vor anderen Leiden, die unerträglich sind oder so erscheinen, zumindest zeitweise zu schützen. Rückfälligkeit wird bei Wohlfarth somit als sinnvoller Widerstand gegen die mit der Abstinenz einhergehenden Einbrüche in das Selbstwertsystem angesehen.

Aus Sicht der systemischen Familientherapie (Schmidt 1992) stellt die Abstinenz für das Zusammenleben mancher Familien dann eine Bedrohung dar, wenn alte, verdeckte und in der Phase des massiven Trinkens zurückgestellte Konflikte (z. B. zwischen der Ehefrau des Alkoholabhängigen und seiner Mutter) wieder in den Vordergrund rücken und der trockene Alkoholabhängige beim Eskalieren dieser Konflikte ein Auseinanderbrechen der Familie befürchtet. Trinkt der Abhängige wieder, so stellt er dadurch den stabileren alten Zustand wieder her, der als weniger beziehungsgefährdend erlebt wurde. Beispielsweise stellen Ehefrau und Mutter nach dem massiven Wiedertrinken ihre Rivalitäten darüber, wer „das Sagen" im gemeinsam bewohnten Haus hat, ein, was den akoholabhängigen Ehemann von dem Druck entlastet, sich für bzw. gegen eine der beiden Frauen entscheiden zu müssen. Diese Konfliktentschärfung gelingt um so besser, je mehr der Rückfällige als der Problemfall und als Opfer seiner Krankheit angesehen wird. Sucht und Rückfälligkeit erscheinen bei Schmidt als Mittel einer „kompromißbildenden Beziehungsgestaltung, die die familiäre Kohäsion stärkt, Loyalitätskonflikte entschärft und mit eventueller Trennung einhergehende Entscheidungsprozesse verschiebt und verhindert" (Schmidt 1992, S. 188).

Die ausgeführten klinisch-psychologischen bzw. therapeutischen Rückfallkonzepte von Marlatt, Wohlfarth und Schmidt geben auch für die Arbeit auf Entzugsstationen folgendes zu bedenken:

1) Rückfälle sollten nicht einfach als unsinnige Handlungen („er hat wider besseres Wissen getrunken") abgetan und moralisch abqualifiziert, sondern als sinnhafte Entscheidungen des Abhängigen gewürdigt werden. Rückfälle erfüllen (meist nicht bewußt) eine wichtige psychische und/oder soziale Funktion für den Rückfälligen und sind deshalb keineswegs nur negativ einzuschätzen.

2) Rückfälle sind nicht pauschal mit einem Unvermögen des Therapeuten gleichzusetzen.

3) Geduld und Gelassenheit sollten einen zentralen Stellenwert im Umgang mit Sucht und Rückfälligkeit einnehmen. Menschliches Verhalten verändert sich nicht mit einem Ruck – schon gar nicht problematisches Verhalten. Entwicklungsprozesse benötigen Zeit.

4) Rückfälle können als therapeutisch nutzbare Erfahrungen betrachtet werden. Im Rückfall drückt sich Sinnhaftigkeit aus – dieser Sinn ist ausfindig, transparent und zugänglich zu machen, so daß Rückfälle ihrer Magie entkleidet und die für die weitere Therapie förderlichen Elemente des Rückfalls zum therapeutischen Wegweiser werden können.

Die dargestellten Theorien eignen sich insbesondere in der Entwöhnungs- und Nachsorgephase dazu, individuelle Rückfallmuster aufzuschlüsseln und zur Grundlage für Rückfallaufarbeitung und -prävention zu machen. Zu diesem Zweck kann wohlgemerkt auch die Entzugsbehandlung genutzt werden, wenn sich dieser eine zeitlich ausreichende Motivationsphase oder Entwöhnungstherapie anschließt und in allen Behandlungsphasen konstant ein Therapeut(enteam) zur Verfügung steht (vgl. Wolfarth 1991 a, S. 76–78).

Handelt es sich demgegenüber um eine kurze, 1- bis 2wöchige Entgiftung, werden in der Regel bereits die mangelnde Zeit und die geringe bis fehlende Ansprechbarkeit der Patienten kaum für eine Rückfallaufarbeitung ausreichen. Man sollte die geistige Auffassungsfähigkeit der Patienten während der Entgiftung nicht überschätzen und die Patienten nicht überfordern, denn es gibt Hinweise darauf, daß durch die Umstellung der neuro- und psychophysiologischen Gestimmtheit unter Alkoholmangel/-karenz viele Bemerkungen, Hinweise, Fragen und Planungen (wie z. B.: „Wie soll es konkret weitergehen? Möchten Sie sich beruflich verändern?" usw.), geschweige denn Deutungen bei ihnen gar nicht ankommen. Darüber hinaus ist die Analyse von Rückfallprozessen ein Unterfangen, das Zeit, Geduld und therapeutische Erfahrung erfordert. Das als peinlich empfundene Eingeständnis wiederholten eigenen Versagens, Schuldgefühle und die tatsächliche Komplexität des Rückfallverlaufes machen es nicht leicht, im Gespräch mit der alkoholabhängigen Person zu den Hintergründen eines konkreten Rückfalls vorzustoßen. Das alles schließt nicht aus, daß man während der Entzugszeit auf Visiten und in Gruppengesprächen Aussagen und Vorhersagen, Versicherungen und Beschwörungen der Rückfälligen konfrontierend kommentiert und damit sowohl dem direkten Gesprächspartner als auch den zuhörenden anderen Betroffenen Anregungen gibt.

Festlegung realistischer Ziele für Entzugsbehandlungen

Möchte man für Entzugsbehandlungen realistische Zielvorgaben formulieren, ist zunächst Klarheit darüber zu erlangen, welche Personen sich in psychiatrischen Krankenhäusern, wo die meisten Entgiftungen durchgeführt werden, zur Suchtbehandlung einfinden. Eine breit angelegte Erhebung in bundesdeutschen Vollversorgungskliniken (Wienberg et al. 1993) gibt hierzu aufschlußreiche Einblicke. Von den untersuchten, zur Entzugs-, Motivations- oder Entwöhnungsbehandlung aufgenommenen 998 Alkoholabhängigen waren 37 % ledig und 27 % geschieden; 15 % hatten keinen Schul- bzw. lediglich Sonderschulabschluß; 31 % waren ohne Berufsausbildung, 44 % arbeitslos, 12 % berentet; 22 % waren bereits mehr als 5mal entgiftet worden. Bei 369 der 998 Patienten wurde innerhalb eines Jahres 891mal eine Wiederaufnahme nötig. 80 % hatten zuvor keinen Kontakt zu Selbsthilfegruppen. Bei 33 % der Patienten waren Krampfanfälle bekannt, und bei mehr als 50 % konnte ein relevanter psychiatrischer Befund (z. B. Delir, hirnorganisches Psychosyndrom) festgestellt werden. Es handelt sich bei Alkoholabhängigen im psychiatrischen Krankenhaus demnach um einen häufig chronisch abhängigen Personenkreis, bei dem somatisch wie psychisch häufig schwere Schädigungen (mit z. T. psychisch-geistigem Abbau), „Karrieren" von Vorbehandlungen, soziale Entwurzelung und Arbeitslosigkeit vorliegen. Seine Rehabilitation muß deshalb von vornherein als ein schwieriges Unterfangen erscheinen. Dies sollte man sich deutlich vor Augen führen, wenn man Zielvorgaben für diese Patientengruppe formuliert.

Gerade für diese Gruppe der Suchtmittelabhängigen bietet es sich an, die Konzepte des „Herausreifens aus der Sucht" („maturing out") und der Zielehierarchie (vgl. Körkel 1991 c; 1993; Schwoon u. Krausz 1990) heranzuziehen. Das Denkmodell des Herausreifens oder „Herausdriftens" aus der Sucht will zum Ausdruck bringen, daß sich im Lebensalltag mancher Süchtiger psychische und soziale Veränderungen vollziehen, die das Suchtmittel meist unmerklich „von allein" überflüssig machen, ohne daß es bewußter Entscheidungen zur Abstinenz bedürfte (vgl. z. B. Klingemann 1988; Schneider 1988). Bis zu diesem Zeitpunkt sind Beschleunigungen im Ausstieg kaum möglich, und von außen „aufgepropfte" Abstinenzziele bleiben unerreicht. Dieses Verständnis des Herausreifens aus der Sucht kann zu mehr Gelassenheit im Umgang mit Süchtigen führen, insofern als es bedeutet, daß Abstinenz nicht für alle Abhängigen zu jedem Zeitpunkt ihres Lebens ein erreichbares Ziel ist, und daß das zunächst unrealistische Ziel der Abstinenz oder Mäßigung zu einem späteren Zeitpunkt durchaus zu erreichen ist. Derartige Remissionen ohne professionelle Behandlung sind für Alkoholabhängige (Klingemann 1988) ebenso wie für Konsumenten illegaler Drogen (Schneider 1988) dokumentiert.

Das 2. Konzept, das der Zielehierarchie in der Suchtkrankenbehandlung, besagt, daß Langzeitabstinenz (nur) ein Ziel unter anderen darstellt. Gerade bei chronisch Abhängigen sollte die dauerhafte Abstinenz nicht unhinterfragt vorrangiges Behandlungsziel sein. Eine realistische Zielehierarchie, innerhalb derer Abstinenz nicht das einzige und auch nicht das erste Ziel darstellt, könnte in Erweiterung eines Vorschlages von Schwoon u. Krausz (1990 a, S. 5) wie in Abb. 1 dargestellt aussehen. Hier sind unterschiedliche Ziele in eine logisch-sequentielle, nicht als Werthierarchie (besseres Ziel – schlechteres Ziel) zu verstehende Ordnung gebracht. In der Zielehierarchie wird vorgeschlagen, „bei Süchtigen ,angesichts der hohen Sterblichkeit durch Unfälle, somatische Erkrankungen und Suizide die Sicherung des Überlebens'" (Schwoon u. Krausz 1990 a, S. 5) und sodann die Sicherung des möglichst gesunden Überlebens (wie etwa bei Methadonprogrammen) an den Ausgangspunkt aller Überlegungen und Behandlungsangebote zu setzen. Erst dann rückt die Möglichkeit der Veränderung des Trinkverhaltens in den Mittelpunkt, und zwar möglicherweise erst einmal als Reduzierung der Trinkmenge/-exzesse, sofern ein Abstinenzwunsch (noch) nicht besteht (z. B. Verzicht

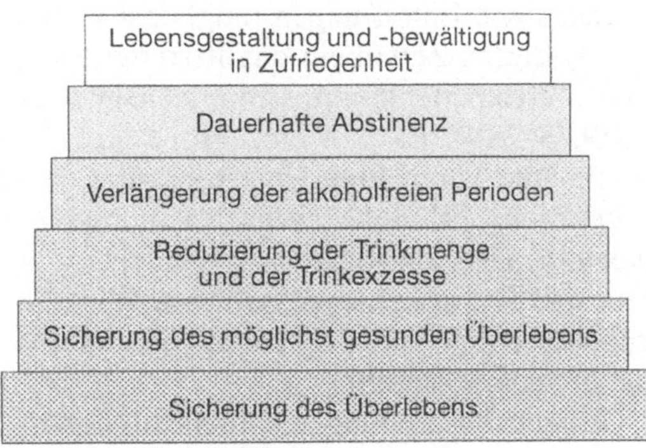

Abb. 1. Zielehierarchie für die Behandlung von Suchtproblemen am Beispiel der Alkoholabhängigkeit. (Nach Körkel 1991 c)

auf „harte" Alkoholika). Erst bei sich ausbildender Abstinenzbereitschaft stellt die Abstinenz ein realistisches Ziel dar. Begleitend zu den letzten 4 Zielbereichen ist die Basis für ein „ausbalanciertes", erfüllendes und zufriedenes Leben zu erarbeiten, und es sind Hilfeleistungen bei Beeinträchtigungen der Beziehungspartner der suchtmittelabhängigen Person vorzusehen.

Die Festlegung eines Behandlungsziels sollte möglichst zusammen mit der abhängigen Person auf deren aktuell gültige Ausgangslage (Befinden, intellektuelle Fähigkeiten, soziale Situation usw.) abgestimmt werden. Die festzulegenden Ziele sollten zeitnah und konkret umgesetzt werden können und dem Patienten gleichzeitig keine demotivierend großen oder zu kleinen Schritte abverlangen. Unter dieser grundsätzlichen Prämisse lassen sich die angeführten Zielbereiche den einzelnen Abschnitten der Behandlungskette (Kontakt-, Entgiftungs-, Entwöhnungs-, Nachsorgephase) zuordnen. In der Entzugsphase wird es i. allg. darum gehen, die unteren Zielebenen der Überlebenssicherung zu realisieren, bereits aus mangelnden Zeitressourcen heraus jedoch kaum um die direkte Arbeit an der Abstinenzstabilisierung; genau umgekehrt wird es i. allg. für die Zielstrukturierung während der Entwöhnungsmaßnahme aussehen. Resignation, Zynismus oder Verbitterung bei Mitarbeitern auf Entzugsstationen sind möglicherweise eine Folge davon, daß auch dort die Abstinenz zu einem unhinterfragten Behandlungsziel auserkoren wurde.

Stellenwert von Entzugsbehandlungen unter der Rückfallperspektive

Gerade bei Alkoholabhängigen mit langer Alkoholismuskarriere, sozialer Entwurzelung und hirnorganischen Schädigungen ist die dauerhafte Abstinenz kein realistischer Maßstab für eine Erfolgsbemessung psychiatrischer Entzugs- und Motivationsbehandlungen. Realistisch erscheinen demgegenüber existenzsichernde Behandlungsangebote, zuvorderst Entgiftungen, die ohne den Anspruch an Langzeitabstinenz oder das Einholen von Abstinenzgelübden auskommen: „Es ist [nämlich] durchaus erfolgversprechend, durch immer wieder neue Entgiftungen möglichst viele suchtstofffreie Zeiten zu erreichen und in diesen Zeiten ein qualifiziertes Behandlungsangebot zur Verfügung zu haben" (Expertenkommission der Bundesregierung 1988, zit. nach Andritsch 1989, S. 314). Es gibt eine große Anzahl von Patienten, für die in diesem Sinne eine kurzzeitige Unterbrechung des Trinkens und die vorübergehende körperliche Erholung (zunächst einmal?) die höchste Stufe der Gesundung darstellt. Dies als Realität zu betrachten, bedeutet auch, letztlich zu akzeptieren, daß wiederkehrende schwere Rückfälle zu manchen Suchtverläufen dazugehören und die Sucht durchaus häufig im Tod endet – und man nichts daran ändern kann.

Entzugsbehandlungen sollten folglich als Teil eines längerfristigen Veränderungs- und Überlebensprozesses begriffen sowie vom Charakter des Vorläufigen, Halbherzigen und Ungenügenden befreit werden. Durch Entgiftungen erhöht man die suchtstofffreien Zeiten – und damit die Wahrscheinlichkeit des (gesunden) Überlebens, der Erholung und Besinnung. Generell ist wünschenswert, mit der alkoholabhängigen Person nur diejenigen Behandlungsmaßnahmen einzuleiten, die sie mitzutragen bereit ist. Einsichten und Verpflichtungen zu Verhaltensweisen (wie z.B. Abstinenz), die die abhängige Person zu erbringen z.Z. nicht willens oder in der Lage ist, nutzen niemandem. Es sollte deshalb u.a. darauf verzichtet werden, die in der Entgiftung befindlichen Abhängigen unter Druck zu setzen, um sie zu einer anschließenden stationären Therapie zu bewegen. Das Idealziel der dauerhaften Abstinenz braucht deshalb auch bei chronisch Abhängigen nicht grundsätzlich aufgegeben zu werden. Die Langzeitabstinenz bildet den Zielbereich, der bei entsprechenden Behandlungsfortschritten im kognitiven, motivationalen und sozialen Bereich erneut ins Gespräch gebracht werden kann und sollte.

Vor allem aber kann auch in Entzugsbehandlungen, die nicht zwangsweise Dauerabstinenz fordern, bei den betroffenen Personen die Motivation, Rückfälle nicht „auswachsen" zu lassen, sondern frühzeitig aufzusuchen, gefördert werden. Dieser Ansatz zieht als erste Konsequenz die Sichtweise nach sich, daß *häufigere* Aufnahmen zur Entgiftung durchaus ein gutes Zeichen sein können, und zwar dann, wenn ein chronisch Abhängiger von sich aus zur Sicherung des möglichst gesunden Überlebens öfters und frühzeitiger als bisher das Krankenhaus aufsucht. Solches Verhalten wird verstärkt, wenn es das Interesse der Mitarbeiter findet und als selbstverantwortliches Verhalten gewürdigt wird, wie z.B. in der folgenden Form: „Gut, daß Sie sich um einen Aufnahmetermin gekümmert haben, der früher liegt als sonst. So sind Sie kein Notfall und haben selbst Verantwortung für Ihre Gesundheit übernommen!" Oder: „Das letzte Mal waren Sie vor 3 Monaten bei uns, sonst sind Sie schneller wieder hier gewesen. Wie haben Sie es diesmal geschafft, im Wohnheim so lange trocken zu bleiben?" Solche Aussagen und Fragen nutzen natürlich nur, wenn sie wirklich so gemeint sind und der Patient nicht anschließend mitbekommt, wie man im Stationszimmer über ihn lästert oder ihn herabsetzt.Kontraproduktiv ist es ebenfalls, wenn ein bereits bekannter Patient bei seiner Wiederaufnahme mit Aussagen wie „Ach, Sie schon wieder! Sie haben wohl kein Geld mehr oder vielleicht Ärger zu Hause?" empfangen wird.

Zum Zwecke einer ermutigenden Zusammenarbeit und realistischen Zielfestlegung während der Entgiftungszeit ist bereits bei den ärztlichen Visiten bei jedem einzelnen Patienten dessen persönliche Situation zu berücksichtigen. Die Ausgangslage von Rückfällen unterscheidet sich erheblich, und man sollte deshalb beachten, ob jemand aus der Nichtseßhaftenunterkunft, während tagesklinischer Behandlung, kurz nach einer Entwöhnungstherapie oder nach langjähriger Abstinenz wieder aufgenommen wurde. Auch bei den notwendigen Überlegungen, wie es im Anschluß an die erfolgte Entgiftung weitergehen soll, muß eine auf den einzelnen Patienten bezogene Therapielinie verfolgt und vereinbart werden. Wenn es möglich ist, sollten dabei auch Sozialarbeiter/Sozialpädagogen mitwirken, um im Sinne einer sozialen Diagnose und Intervention die sozialen, finanziellen und sonstigen Rahmenbedingungen für die Zeit nach der Entlassung abzuklären (vgl. auch Kruse 1992).

Die Inanspruchnahme von Entgiftungen zu fördern, zieht als 2. Konsequenz nach sich, daß man es möglicherweise noch gehäufter als ohnehin schon mit chronisch Alkoholabhängigen zu tun haben wird, die sich ein „trockenes Leben" gar nicht mehr vorstellen können. Wenn diese Patienten zur stationären Wiederaufnahme kommen, geben sie – oft sehr zum Ärger der Therapeuten – an, zuviel getrunken zu haben. Jetzt wollen sie schnell entgiften und zukünftig endlich wahrnehmen, was sie sich immer wieder vorgenommen hätten, nämlich weniger zu trinken. Die Entgiftung läuft dann aus medizinischer Sicht unterschiedlich, einmal problemlos, ein anderes Mal mit einem Krampfanfall oder einem Delirium tremens. Wenn die Entgiftung abgeschlossen ist, hat der Patient in vielen Einrichtungen die Gelegenheit, an einer (obligatorischen) Motivationsgruppe teilzunehmen, welche die Bereitschaft zu einer weitergehenden Behandlungsmaßnahme – meist einer stationären Therapie – wecken soll. In diesen Gesprächsrunden sitzt der Patient dann als langjährig Abhängiger, der durch seine fehlende Bereitschaft, sich mit sich selbst auseinanderzusetzen, die therapeutische Atmosphäre und den therapeutischen Prozeß blockiert, und zwar auch dann, wenn er sein persönliches Ziel nicht provokant vorträgt. Es entsteht oft der Eindruck, daß diese nicht Behandlungs- bzw. Abstinenzmotivierten mit ihrer resignativen, z. T. destruktiven Grundeinstellung gegenüber Abstinenz und Therapie die anderen Patienten, die (noch) auf die Dauerabstinenzwirkung einer Langzeittherapie setzen bzw. zu setzen beginnen, „infizieren". Sicher ist, daß ein Krankenhaus mit Vollversorgungsauftrag für seinen Sektor völlig an den Erfordernissen und Gegebenheiten „vorbeitherapieren" würde, wenn es diese Patientengruppe, die tatsächlich nur das einhält, was allgemeines therapeutisches Dogma ist, nämlich offen und ehrlich sich selbst und anderen gegenüber zu sein, „vor die Tür setzen" würde. Die Notwendigkeit einer angemessenen Behandlung ergibt sich bereits daraus, daß andere stationäre Angebote in der Regel nicht zur Verfügung stehen und die Diagnose „chronische Alkoholabhängigkeit" entgegen manchen Vorurteilen mit keiner schlechten Langzeitprognose einhergehen muß: „Nach meinen Erfahrungen zeigt sich, daß ,Endzustände' auch eine positive Entwicklung durchmachen können und so vom Heim aus einen Platz in der Gemeinde wiederfinden können ... Mit der Festschreibung eines ,Endzustandes' sollte man vorsichtig sein. Falsch wäre es aber auch, die Tatsache, daß es ,Endzustände' gibt, zu ignorieren und durch zu forsche therapeutische Maßnahmen den Kranken und sich selbst zu frustrieren" (Andritsch 1989, S. 315). Es ist z. Z. nicht möglich, für den zuvor charakterisierten Personenkreis pauschal die angemessenen Behandlungsangebote aufzuzeigen. Festzustehen scheint aber, daß man bei ihm häufig nur per Zwangsunterbringung Abstinenz erzwingen und mit der Wegnahme des Alkohols vorübergehend auch ein Stück Lebensqualität entziehen kann – so makaber sich dies zunächst auch anhören mag. Abstinenz muß nicht das Erstrebenswerte für jeden chronisch Alkoholabhängigen sein!

Neben Entzugsbehandlungen kommen für sozial entwurzelte, chronisch Alkoholabhängige weitere Maßnahmen in Frage, um zumindest das grundlegende Ziel des (gesunden) Überlebens zu sichern. Dazu gehören Wohnheime, die konzeptuell auf temporäre Rückfälligkeit ihrer Bewohner eingestellt sind und darauf nicht einzig und allein mit disziplinarischen Maßnahmen reagieren (vgl. als positives Beispiel Brenner 1989), Tageskliniken (vgl. Kruse u. Sievers 1987; Kruse, in Vorbereitung), Notschlafplätze, Maßnahmen der unbürokratischen medizinischen Grundversorgung ohne Krankenschein, aufsuchende (Straßen)sozialarbeit u. a. m., bis hin zu medizinisch geleiteten Ausnüchterungszentralambulanzen in Großstädten.

Die vorherigen Ausführungen sprechen insgesamt dafür, in der Behandlung der Alkoholabhängigkeit mit bescheideneren Ansprüchen und größerer therapeutischer Gelassenheit zu Werke zu gehen und sich die folgende Sichtweise zu eigen zu machen: „Statt der Alternative ‚progrediente Erkrankung‘ versus ‚Stillstand der Krankheit durch Abstinenz‘ stellt sich therapeutischen Institutionen die Aufgabe der langfristigen, sogar lebenslangen Begleitung in der Sucht“ (Schwoon u. Krausz 1990, S. 5). Ratsam ist es, sich darauf einzustellen, daß man manche Alkoholabhängigen über lange Zeit hinweg in ihrer Sucht „nur“ begleiten und keine grandiosen therapeutischen Erfolge erzielen kann. Ohne Frage ist es erfreulich, wenn Patienten dauerhafte Abstinenz erreichen – man sollte dies aber nicht fest in seinen Erwartungshorizont einplanen und sich klarmachen, daß die eigene Arbeit auch dann nicht als sinnlos gelten kann, wenn man „nur“ eine kurzzeitige Lebensveränderung erreicht hat.

Problematische Begleiterscheinungen der Abstinenz

Nachdem bereits oben (s. S. 71 ff.) eine Relativierung des Abstinenzzieles vorgenommen wurde, soll weitergehend auf einige mögliche negative Begleiterscheinungen der Abstinenz, soweit sie überhaupt erreicht wurde, hingewiesen werden. Auch das Ziel der Abstinenz als solches kann nämlich hinterfragt werden. Unzweifelhaft richtig ist zwar, daß für viele Alkoholabhängige der Eintritt der Abstinenz einen merklichen Gewinn bedeutet, wenn sie in der Familie und am Arbeitsplatz Unterstützung statt Anfeindungen erleben, neue und wiedergewonnene alte Freizeitaktivitäten genießen, stolz auf den Abbau der angesammelten Schulden sind usw. Für andere Alkoholabhängige bringt die Abstinenz jedoch keinen spürbaren Gewinn an Lebensqualität mit sich, weil ihr Leben mit weitergehenden, nicht so einfach oder überhaupt nicht beseitigbaren psychischen und sozialen Problemen behaftet ist (man denke dabei nur an die sog. frühen Störungen). Sie nehmen ohne den Alkohol am sozialen Leben nicht oder nur passiv teil, leben kärglich und isoliert vor sich hin und haben sich nicht nur gegen den Alkohol, sondern auch gegen die restliche Welt abgekapselt. Manche registrieren diesen Zustand gar nicht als unbefriedigend, andere merken, welch „trocken-staubiges, buchhalterisches Leben“ für sie begonnen hat, wieder andere stellen deutlich ihre Unzufriedenheit fest, bemerken, daß sie mürrisch, unfroh, reizbar, interesselos oder aggressiv sind. Manche erfahren von ihren Angehörigen oder Berufskollegen, daß sie – im Gegensatz zur überwiegenden Zahl der Abstinenten – *nüchtern* unausstehlich sind. Es läßt sich oftmals feststellen, daß das gesamte familiäre Gefüge durch die Abstinenz der zuvor „nassen" alkoholabhängigen Person in außerordentlichem Maße erschüttert wird. Es kann zu einer Orientierungslosigkeit kommen, die schlechter auszuhalten zu sein scheint als der manifeste Alkoholismus. Oft „erstarrt . . . das ganze Familienleben in rigide praktizierten Alltagsritualen. Das belebende, regressive und an lockerem Lebensfluß orientierte Element, das früher über das Suchtmittel (und nichts anderes) in die Familie kam, geht den Beteiligten nun verloren. Der Austausch beschränkt sich auf das Besprechen von Alltagspflichten oder auf öde, manchmal endlos anmutende Deklamationen darüber, wie die ‚richtige' Lebensführung für die ganze Familie zu sein hat. In solchen Familien fällt das massiv subdepressive oder offen depressive Klima auf, häufig kombiniert mit heftigen unterschwelligen Spannungen" (Schmidt 1992, S. 189). Folge davon können psychische oder psychosomatische Krankheitsbilder beim Patienten selbst, beim Partner oder den Kindern sein, ggf. auch eine sich entwickelnde Suchtproblematik bei dem bisher „trockenen" (und fürsorglichen) Partner. Für solche Phänomene wurde der Begriff „systemischer Rückfall" (Schmidt 1992) geprägt. Das „abstinente familiäre System" kann sich in diesem Fall offenbar auf die nun (infolge der Abstinenz) aufgebrochenen Konflikte, veränderten Bedürfnisse einzelner Mitglieder, neuen Nähe-Distanz-Regulierungen, neu zu bestimmenden Aufgabenverteilungen und Verantwortlichkeiten und ggf. auch freieren Gefühlsäußerungen nicht flexibel einstellen, so daß ein Auseinanderbrechen der Familie droht oder phantasiert wird. Die keineswegs bewußt eintretenden neuen Symptombildungen bei anderen Familienmitgliedern – oder der Rückfall des Abhängigen – stellen aus dieser Sicht intelligente Pseudolösungen dar, um wieder vertraute und bewährte Beziehungsmuster herzustellen.

Die vorherigen Ausführungen und Beispiele demonstrieren, daß Abstinenz nicht der Gradmesser schlechthin für den Erfolg einer Entzugs- oder sonstigen Suchtbehandlung sein kann. Leider ist es jedoch weiterhin so, daß Behandlungsmaßnahmen undifferenziert am Maßstab von Abstinenzraten gemessen werden. Viele Krankenhäuser tragen selbst dazu bei, indem sie in Form von „Legitimationskatamnesen" (Bühringer 1987, S. VIII) hohe Abstinenzquoten zum Erfolgsindikator schlechthin erheben. Seltener spielt in Therapien und Nachuntersuchungen die Qualität des Lebens unter der neu gewonnenen und durchzuhaltenden „Trockenheit" eine Rolle.

Rückfälle als Entwicklungschancen

Zu der Möglichkeit, Rückfälle auch positiv einordnen und eine akzeptierende Grundhaltung gegenüber Sucht und Rückfälligkeit einnehmen zu können, sollen die folgenden Ausführungen unter dem Gesichtspunkt „Rückfall als Chance" beitragen.

Akzeptanz der eigenen Abhängigkeit: Ein erheblicher Teil der Patienten, der wegen einer Alkoholproblematik in Behandlung kommt, ist der festen Überzeugung, nicht abhängig zu sein. Er lebt in dem Glauben, jederzeit mit dem Trinken aufhören zu können, wenn er nur richtig will. Gerade bei denjenigen, die zum ersten Mal während einer Entzugs-, Motivations- oder Entwöhnungsbehandlung mit ihrer Alkoholproblematik konfrontiert werden, ist die „Illusion der Kontrollierbarkeit" oftmals auch nicht am Ende derselben hinreichend ins Wanken geraten. Rückfälle können diesem Personenkreis erfahrbar machen, daß er sich bislang stets etwas vorgemacht hat, und somit dazu verhelfen, die Verleugnung der eigenen Abhängigkeit abzubauen und den Ernst der Lage zu erkennen. Nicht wenige Abhängige fangen erst nach einem Rückfall an, die eigene Alkoholabhängigkeit zu akzeptieren und sich in ihrem Lebensalltag auf die eigene Abhängigkeit einzustellen.

Hinwendung zu bislang nicht berücksichtigten Problembereichen: Viele Abhängige sind mit der Abstinenz, die sie errungen haben, zumindest in der ersten Zeit durchaus zufrieden. Zum Teil sind sie beschäftigt genug mit dem Bemühen, einen Rückfall zu vermeiden, z.T. gehen sie aus eben diesem Grunde vollends in der Gemeinschaft einer Selbsthilfegruppe auf. Manche stellen fest, daß es ihnen besser als vermutet gelingt, von Alkohol und Medikamenten Abstand zu halten. Daneben erleben sie aber überdeutlich, daß ihr Leben allein durch den Wegfall des Alkohols nicht automatisch problemfrei geworden ist bzw. daß die Hintergründe, die sie immer wieder zur Flasche haben greifen lassen, fortbestehen: massive Ängste, Depressionen, Verzweiflung, Leere, Hoffnungslosigkeit, innere Konflikte, permanente Selbstüberforderungen u.a.m. Oft treten derartige Zustände im Laufe der Abstinenz verstärkt zutage, weil sie unter dem Alkoholeinfluß kaum erlebbar waren. Rückfälle bieten dann die Chance, das, was bislang konflikthaft und verborgen war, aufzuspüren, durchschaubar zu machen und die Möglichkeiten zu erarbeiten, diesen Konfliktbereich ohne Alkohol zu bewältigen. Der Rückfall kann vielen Abhängigen in diesem Sinne geradezu als „Schlüssel zur Sucht" (Pernhaupt 1985) dienen.

„Harm reduction" bei andauernden und/oder wiederkehrenden Belastungen: Eine Vielzahl von unangenehmen Stimmungszuständen und belastenden Lebenssituationen ist für die meisten Menschen nicht grundsätzlich und für alle Zeit aus der Welt zu schaffen. Dazu gehören etwa wiederkehrende Depressionen, Gefühle der Wertlosigkeit, Arbeits- und/oder Wohnsitzlosigkeit, erhebliche Schuldenbelastungen, ein entstellendes Äußeres u.a.m. Realistischerweise ist davon auszugehen, daß insbesondere diejenigen Abhängigen, die in einem Zustand permanenter Trostlosigkeit leben, hier und da oder auch die überwiegende Zeit zum „Trostspender Alkohol" greifen. Man sollte ohne Sentimen-

talitäten eingestehen, daß der Alkohol Menschen in dieser Lebenslage zumindest ein Minimum an Abstand von Dauerbelastungen und Belastungsspitzen verschafft.

Trotzdem kann auch bei diesen Personen manchmal erreicht werden, daß sie sich nach Rückfällen nicht endgültig „fallen lassen", sondern – um Schlimmeres zu verhindern – frühzeitig Unterstützung holen, so daß es nicht zu dauerhaft schwerer Rückfälligkeit kommt.

Rückfallvorbeugung und Rückfallbearbeitung

Die wesentlichen Möglichkeiten, Rückfällen vorzubeugen bzw. eingetretene Rückfälle aufzuarbeiten, liegen in den Phasen nach der Entzugsbehandlung. Einige Ansatzpunkte für Rückfallprävention und -intervention sollen hier aufgezeigt werden, um deutlich zu machen, daß man dem Phänomen „Rückfall" nicht tatenlos gegenüberstehen muß.

Rückfallvorbeugung

Die wirksamste Form der Rückfallvorbeugung ist nach vorliegenden Untersuchungen eine intensive Nachsorge im Anschluß an eine alkoholbezogene Behandlung:

- Nach der mehrfach erwähnten Studie des Münchner Max-Planck-Instituts für Psychiatrie (Küfner et al. 1988) geht regelmäßige, mindestens 4jährige Selbsthilfegruppenteilnahme nach der Entlassung aus stationärer Therapie bei Männern mit 71 % Abstinenz einher; bei keinem bzw. unregelmäßigem Selbsthilfegruppenanschluß bleiben nur 46 % abstinent. Bei Frauen beträgt das Verhältnis 45 % (bei regelmäßiger Selbsthilfegruppeteilnahme) zu 35 % (bei keinem bzw. unregelmäßigem Selbsthilfegruppenanschluß). Die etablierten Selbsthilfegruppen für Alkoholabhängige sind offenbar bei beiden Geschlechtern zur Rückfallvorbeugung nützlich, die Effekte sind jedoch bei Männern deutlich stärker als bei Frauen.
- Ebenfalls günstig sehen die Wirkungen von Gruppentherapie aus: 65 % derer, die in den ersten 18 Monaten nach Therapieende regelmäßig eine ambulante Therapiegruppe besuchen, sind abstinent, aber nur 36 % derer mit unregelmäßiger Teilnahme (Küfner et al. 1986).
- Das erstmalige Auftreten von Rückfällen verhindern Selbsthilfegruppen, ambulante Beratung und Psychotherapie allerdings erst dann wirksam, wenn an ihnen direkt nach der Entlassung regelmäßig (z.B. wöchentlich) und über mindestens 6–12 Monate teilgenommen wird.
- In der Anfangszeit der Abstinenz (insbesondere im ersten Halbjahr nach einer stationären Therapie) sollten gefährdende Situationen wie etwa Feste,

auf denen Alkohol getrunken wird, gemieden werden. Erst später sollte man sich wieder – wenn überhaupt – derartigen Versuchungssituationen aussetzen. Gleichzeitig sollten Kompetenzen erworben werden, um mit Versuchungen zurechtzukommen (z. B. unmißverständlich „nein" zu Trinkangeboten zu sagen).

– Der eigene Lebensrhythmus sollte ins Gleichgewicht gebracht werden. Das heißt: Man sollte sich nicht zuviel durch Arbeit und andere Verpflichtungen abverlangen und dafür sorgen, daß Ruhe, Erholung, Entspannung, Freude und soziale Kontakte im Alltag nicht zu kurz kommen. Gegebenenfalls sollte man sich neue Hobbys zulegen.

Rückfallbewältigung

Es ist keineswegs ein leichtes, eingetretene Rückfälle in den Griff zu bekommen. Deshalb ist es allemal am besten, wenn es erst gar nicht zum Rückfall kommt. Trotzdem sind Rückfälle nun aber einmal eine Tatsache. Wie kann man verhindern, daß ein „erstes Glas" zu einem schweren Rückfall auswuchert? Auch zu dieser Frage gibt es inzwischen einige abgesicherte Erkenntnisse:

– Wird bereits während einer stationären Behandlung gezielt daran gearbeitet, mit jedem Patienten seine persönlichen Rückfallrisiken aufzuspüren und zu bearbeiten (z. B. mittels Rollenspielen), so führt dies dazu, daß zukünftige Rückfälle kürzer und leichter, d. h. weniger folgenreich, verlaufen.

– Die Teilnahme an Selbsthilfegruppen erweist sich auch zur „Rückfalleindämmung" als äußerst sinnvolle Maßnahme – zumindest dann, wenn in Selbsthilfegruppen kompetent auf Rückfälle eingegangen wird und keine „Rückfallinquisition" stattfindet. Gemäß der Studie des Max-Planck-Instituts (Küfner et al. 1988) erreichten von den Rückfälligen, die nach einem Rückfall regelmäßig an Selbsthilfegruppensitzungen teilnahmen, langfristig (im 8. Halbjahr nach der Therapie) 56 % Abstinenz. Die spätere Abstinenzquote der zunächst Rückfällen lag bei keiner (oder unregelmäßiger) Selbsthilfegruppenteilnahme dagegen nur bei 30 %.
Allerdings waren nur 28 % aller Rückfälligen, aber 41 % der Abstinenten zu regelmäßiger Selbsthilfegruppenteilnahme bereit. Selbsthilfegruppen werden also nach Rückfälligkeit eher gemieden, obgleich sie gerade für das Wiedererlangen der Abstinenz äußerst hilfreich sind. Hier erscheint es notwendig, darüber nachzudenken, ob die Selbsthilfegruppenarbeit nicht einladender und hilfreicher gestaltet werden könnte.

– Durch die Teilnahme an ambulanten Beratungsgesprächen gemeinsam mit der Partnerin oder dem Partner scheinen eingetretene Rückfälle weniger massiv zu verlaufen.

– Schließlich erweist sich eine intensive, umfassende sozialarbeiterische Nachbetreuung am Wohnort (durch Hilfen bei Wohnungs-, Arbeits- und Schuldenproblemen, Anregungen zur Freizeitgestaltung, stützende Gespräche usw.) als äußerst wirksam, um das „Auswachsen" von Rückfällen zu verhindern.

Wichtig ist es auf jeden Fall, daß die alkoholabhängige Person nach ihrem Rückfall Ansprechpartner findet, die ihr eine Unterbrechung ihrer Rückfälligkeit ermöglichen, ohne Abwehr oder Resignation („Ach, der schon wieder!") befürchten zu müssen. Es geht also darum, daß sie sich zur Initiative ermutigt fühlt, um durch Unterstützung den ansonsten oftmals unaufhaltsamen „Absturz" zu unterbrechen. Als Ansprechpartner kommen neben einer undogmatisch arbeitenden Selbsthilfegruppe, der Suchtberatungsstelle oder dem Hausarzt nicht zuletzt die Mitarbeiter von Entzugsstationen in Frage, die durch Gespräche das Zustandsbild klären und ggf. eine Wiederaufnahme zur Entgiftung veranlassen können. Auf jeden Fall sollte man sich vor Augen halten, daß ein Rückfall nicht automatisch die Erfolglosigkeit einer vorangegangenen Therapiemaßnahme belegt.Man braucht diese deshalb auch nicht quasi „reflektorisch" zu wiederholen (nach dem Motto: „Die erste Viermonatsbehandlung hat nichts genutzt, also schließen wir eine weitere an"). Eher sollte man überlegen, an welcher Stelle und in welcher Form man die Therapie wieder aufnimmt, ob also etwa bei Rückfällen nach monatelanger Abstinenz und entsprechendem Wunsch des Patienten eine sog. Festigungsbehandlung sinnvoll ist, d. h. eine erneute, kurzzeitig angelegte stationäre Entwöhnungstherapie, in deren Mittelpunkt die Rückfallbearbeitung steht. In analoger Weise ist zu prüfen, ob über die Entgiftung hinaus eine unmittelbare Weiterbehandlung in einer Tagesklinik sinnvoll ist oder gar eine ambulante Behandlung ausreicht.

Unter den Gegebenheiten kurzer Behandlungszeiten erscheint es überzogen, mit Patienten, die während der stationären Entgiftung fortgesetzt Alkoholika konsumieren, einen Rückfall aufarbeiten zu wollen. Wenig hilfreich ist es demgegenüber, wenn während einer Entwöhnungs- oder tagesklinischen Behandlung ein Rückfall generell mit einem Beziehungsabbruch „geahndet" wird. Abgesehen davon, daß man dadurch eher zum „Auswachsen" von Rückfällen statt zu deren Beendigung beiträgt (vgl. Körkel 1991 a, b), verhindert oder erschwert man durch eine vorzeitige Behandlungsbeendigung ein tieferes Verständnis für intrapsychische und soziale Problemlagen zu einem Zeitpunkt, zu dem diese besonders offenkundig sind. Dadurch wird versäumt, wesentliche Schritte für die zukünftige Rückfallvorbeugung einzuleiten. Es erscheint deshalb angeraten, die vorhandenen Erfahrungen mit stationärer Rückfallarbeit (vgl. Körkel 1991 a, b; Körkel et al. 1992; Kruse u. Sievers 1987; Wohlfarth 1991 a) zu nutzen und davon ausgehend vor Ort konstruktive Vorgehensweisen für die Aufarbeitung von Rückfällen zu entwickeln.

Ausblick

Die Psychiatrie, die in ihren Lehrbüchern die Suchterkrankungen zu ihrer Domäne zählt, ist bei allen anderen Krankheitsbildern – mit wenigen Ausnahmen – im Hinblick auf ihre therapeutischen Ergebnisse zufrieden, wenn jemand seltener hospitalisiert werden muß, wenn er im Wohnheim die Stellung hält, wenn Symptome (teilweise unter Inkaufnahme von langfristigen Spätschädigungen) durch Medikamente unterdrückt werden oder wenn ein weiteres Abrutschen auf der sozialen Stufenleiter verhindert wird. Ausgerechnet bei den chronisch verlaufenden Suchterkrankungen legt die Psychiatrie jedoch die therapeutische Erfolgsmeßlatte derartig hoch, daß selbst beachtliche individuelle Ergebnisse als Versagen verbucht werden. Also: Wenn ein Patient der Psychiatrie erneut Angstanfälle erlebt, wird man untersuchen, wann und warum diese ausgelöst wurden, wenn ein anderer Patient zum wiederholten Male in eine Manie gerät, erklärt man das in aller Ruhe mit der Endogenität, und bei einem weiteren Patienten bringt man dessen Stimmenhören oder Verfolgungsgefühle mit seiner Vulnerabilität in Zusammenhang – nur beim Rückfall des Suchtkranken sieht man alle seine therapeutischen Bemühungen als vergeblich und den Rückfälligen als Versager an. Gerade innerhalb des psychiatrischen Behandlungssystems stellt sich deshalb zukünftig verstärkt die Aufgabe, Rückfälle als sinnhafte Phänomene sowie als integrale Bestandteile des Suchtgeschehens verstehen und damit in hilfreicher Weise umgehen zu lernen.

Literatur

Andritsch F (1988) Zum aktuellen Stand der Versorgung chronisch Abhängigkeitskranker in der Bundesrepublik Deutschland. Suchtgefahren 35:312–316

Bechert S, Czogalik D, Dietsch P, Leitner M, Lienemann S, Täschner K-L, Widmaier C (1989) Zur Prognose des kurzfristigen Rückfalls nach Entgiftung bei Alkoholkranken. In: Watzl H, Cohen R (Hrsg) Rückfall und Rückfallprophylaxe. Springer, Berlin Heidelberg New York Tokyo, S 167–175

Bühringer G (1987) Vorwort. In: Kleiner D (Hrsg) Langzeitverläufe bei Suchtkrankheiten. Springer, Berlin Heidelberg New York Tokyo, S VII–VIII

Brenner R (1989) Wohngemeinschaften für Menschen, die nicht dauerhaft abstinent leben können. In: Buchholtz F (Hrsg) Suchtarbeit: Utopien und Experimente. Lambertus, Freiburg, S 81–84

Egg R (1991) Legalbewährung nach Sozialtherapie – zwischen Resignation und Neubewertung. Rep Psychol 16(5–6):32–37

Empfehlungen der Expertenkommission der Bundesregierung zur Reform der Versorgung im psychiatrischen und psychotherapeutisch/psychosomatischen Bereich (1988). Bundesministerium für Jugend, Frauen, Familien und Gesundheit, Bonn

Esser A (1991) Rückfallbedingungen bei Alkoholikern nach stationärer Entwöhnungsbehandlung. Diss Philipps-Universität, Marburg/Lahn

Fingarette H (1988) Heavy drinking. The myth of alcoholism as a disease. Univ California Press, Berkeley

Hall SM, Havassy BE, Wasserman DA (1991 a). Effects of commitment to abstinence, positive moods, stress, and coping on relapse to cocaine use. J Consult Clin Psychol 59:526–532

Hall SM, Havassy BE, Wasserman DA (1991 b) Social support and relapse: Commonalities among alcoholics, opiate users, and cigarette smokers. Addict Behav 16: 235–246

Hambrecht M (1988) Der Rückfall in der Psychotherapie. Psychother Med Psychol 38:425–429

Keller MB, Herzog DB, Lavori PW, Ott IL, Bradburn IS, Mahoney EM (1989) High rates of chronicity and rapidity of relapse in patients with bulimia nervosa and depression. Arch Gen Psychiat 46:480–481

Klingemann H (1988) Der soziale Kontext von Autoremmissionen bei problematischem Alkoholkonsum. Med Mensch Ges 13:123–131

Körkel J (1991 a) Der Alkoholrückfall während stationärer Therapie: Forschungsergebnisse, Handlungsstrategien und Perspektiven für die Suchtpraxis. In: Körkel J, Wernado M, Wohlfarth R (Hrsg) Umgang mit Rückfällen während der stationären Therapie. Nagel, Bonn, S 3–60

Körkel J (1991 b) Der Rückfall während stationärer Therapie. In: Körkel J (Hrsg) Praxis der Rückfallbehandlung. Ein Leitfaden für Berater, Therapeuten und ehrenamtliche Helfer. Blaukreuz, Wuppertal, S 145–164

Körkel J (1991 c) Rückfall als Chance. In: Landschaftsverband Westfalen-Lippe, Koordinationsstelle f. Drogenfragen u. Fortbildung (Hrsg) Rückfall – der verlorene Sieg. Rückfallprophylaxe – tertiäre Prävention – Nachsorge. LWL, Münster, S 18–62

Körkel J (1993) Paradigmawechsel in der Rehabilitation von Alkohol- und Medikamentenabhängigen. In: Fachverband Sucht (Hrsg) Ambulante und stationäre Suchttherapie. Möglichkeiten und Grenzen. Neuland, Geesthacht, S 74–98

Körkel J, Kruse G (1993) Mit dem Rückfall leben. Abstinenz als Allheilmittel? Psychiatrie-Verlag, Bonn

Körkel J, Lauer G (1992) Der Rückfall des Alkoholabhängigen: Einführung in die Thematik und Überblick über den Forschungsstand. In: Körkel J (Hrsg) Der Rückfall des Suchtkranken – Flucht in die Sucht? 2. Aufl. Springer, Berlin Heidelberg New York Tokyo, S 3–122

Körkel J, Dittmann E, Pahlke B, Wohlfarth R (1992) Grundzüge stationärer Rückfallarbeit. In: Körkel J (Hrsg) Der Rückfall des Suchtkranken – Flucht in die Sucht? 2. Aufl. Springer, Berlin Heidelberg New York Tokyo, S 239–267

Kruse G (1992) Praxisratgeber Sozialpsychiatrie. Fischer, Stuttgart

Kruse G (in Vorbereitung) Die Tagesklinik für Abhängigkeitskranke als integrierter Bestandteil einer regionalisierten Suchtkrankenversorgung. Tagungsband der Aktion Psychisch Kranke, Thema: Gemeindepsychiatrische Suchtkrankenversorgung – Regionale Vernetzung medizinischer und psychosozialer Versorgungsstrukturen. Psychiatrie-Verlag, Bonn

Kruse G, Körkel J (im Druck) Alkoholismus: Rückfall = Normalfall? Krankenhauspsychiatrie

Kruse G, Sievers K (1987) Tagesklinische Behandlung von Abhängigkeitskranken. Psychiatr Prax 14:174–178

Küfner H, Feuerlein W (1989) In-patient treatment for alcoholism. A multi-centre evaluation study. Springer, Berlin Heidelberg New York Tokyo

Küfner H, Feuerlein W, Flohrschütz T (1986) Die stationäre Behandlung von Alkoholabhängigen: Merkmale von Patienten und Behandlungseinrichtungen, katamnestische Ergebnisse. Suchtgefahren 32:1–86

Küfner H, Feuerlein W, Huber M (1988) Die stationäre Behandlung von Alkoholabhängigen: Ergebnisse der 4-Jahreskatamnesen, mögliche Konsequenzen für Indikationsstellung und Behandlung. Suchtgefahren 34:157–272

Längle G, Schied HW (1990) Zehn-Jahres-Katamnesen eines integrierten stationären
und ambulanten Behandlungsprogrammes für Alkoholkranke. Suchtgefahren 36:
97–105

Marlatt GA (1985) Relapse prevention: Theoretical rationale and overview of the model. In: Marlatt GA, Gordon JR (eds) Relapse prevention: maintenance strategies in
the treatment of addictive behaviors. Guilford, New York, pp 3–70

Marlatt GA (1989) Rückfallprävention: Modelle, Ziele und Stadien der Verhaltensänderung. In: Watzl H, Cohen R (Hrsg) Rückfall und Rückfallprophylaxe. Springer,
Berlin Heidelberg New York Tokyo, S 16–28

Matakas F, Berger H, Koester H, Legnaro A (1984) Alkoholismus als Karriere. Springer, Berlin Heidelberg New York Tokyo

Minneker E (1991) Bedingungen des Rückfalls bei Rauchern. Lang, Frankfurt

Pernhaupt G (1985) Der Rückfall – Schlüssel zur Sucht. Wiener Z Suchtforsch 8:
51–56

Rennert M (1989) Co-Abhängigkeit: Was Sucht für die Familie bedeutet. Lambertus,
Freiburg

Schmidt G (1992) Rückfälle von als suchtkrank diagnostizierten Patienten aus systemischer Sicht.In: Körkel J (Hrsg) Der Rückfall des Suchtkranken – Flucht in die
Sucht? 2. Aufl. Springer, Berlin Heidelberg New York Tokyo, S 173–213

Schneider W (1988) Zur Frage von Ausstiegschancen und Selbstheilung bei Opiatabhängigkeit. Auswertung von Ergebnissen aus Langzeitforschung. Suchtgefahren
34:472–490

Scholz H (1983) Der Rückfall in die Alkoholabhängigkeit: Auslösende Faktoren und
Prävention: Neuropsychiat Clin 2:209–221

Schwoon DR, Krausz M (Hrsg) (1990) Psychiatrie und Sucht. Anmerkungen zu einem
zwiespältigen Verhältnis. In: Suchtkranke. Die ungeliebten Kinder der Psychiatrie.
Enke, Stuttgart, S 3–15

Veltrup C (im Druck) Eine empirische Analyse des Rückfallgeschehens bei entzugs-
behandelten Alkoholabhängigen. In: Körkel J, Lauer G, Scheller R (Hrsg) Brenn-
punkte bundesdeutscher Rückfallforschung. Hogrefe, Göttingen Toronto Zürich

Wienberg G, Andritsch F, Bertram W, Drees E, Fleischmann H, Gerber H-G, von der
Haar M, Kruse G, Pörksen N, Schlösser A, Spranger H, Steinberg R, Zechert Ch
(1993) Abhängigkeitskranke in psychiatrischer Krankenhausbehandlung. Ergebnisse einer Erhebung in 14 Kliniken der Bundesrepublik. Sucht 39:264–275

Wohlfarth R (1991 a) Das 4-Schritte-Modell der stationären Bearbeitung von Alkohol-
rückfällen: Ein Erfahrungsbericht. In: Körkel J, Wernado M, Wohlfarth R (Hrsg)
Umgang mit Rückfällen während der stationären Therapie. Nagel, Bonn, S 61–91

Wohlfarth R (1991 b) Unfähig zur Abstinenz? Zum Umgang mit einigen Problem-
gruppen im Alkoholismusbereich. In: Körkel J (Hrsg) Praxis der Rückfallbehandlung. Ein Leitfaden für Berater und ehrenamtliche Helfer. Blaukreuz, Wuppertal,
S 165–177

Wohlfarth R (1992) Sucht und Rückfall als Ausdruck narzißtischer Störungen. In:
Körkel J (Hrsg) Der Rückfall des Suchtkranken – Flucht in die Sucht? 2. Aufl.
Springer, Berlin Heidelberg New York Tokyo, S 149–172

Entzugssyndrome

Diagnostik bei der Entzugsbehandlung

F. Tretter, S. Bussello-Spieth, W. Bender

Integrierte Diagnostik der Suchtkrankheiten

Vor jeder Therapie steht die Diagnose. Da die Suchtentwicklung auf der Basis eines „biopsychosozialen" Krankheitsmodells zu verstehen ist (vgl. Beitrag Tretter, S. 9), sollte eine entsprechend umfassende Diagnostik durchgeführt werden (vgl. Assfallg u. Rothenbacher 1987). Dies geschieht durch eine geeignete mehrdimensionale („multiaxiale") Exploration und klinische Untersuchung, die folgende Aspekte anspricht:

- aktuelle Situation,
- Suchtanamnese,
- medizinische Beurteilung,
- psychiatrische Beurteilung,
- allgemeine soziale Situation,
- allgemeine Biographie,
- Familienanamnese.

Die *aktuelle Situation* soll die unmittelbar zur Krankenhausaufnahme führenden Prozesse darstellen (Aufnahmeanlaß) und beim Patienten und fremdanamnestisch (z. B. Polizeibericht, Angehörige) erhoben werden. Daraus ergibt sich das Bild der Dynamik des akuten Geschehens und der inneren und äußeren Anlässe der Kontaktaufnahme des Patienten.

Die *Suchtanamnese* soll folgende Aspekte ansprechen:

- erster Rauschmittelkonsum (Alter, Art des Rauschmittels, Anlaß),
- erlebte Veränderung durch Konsum,
- Konsummuster in der Adoleszenz (Wochenendintoxikationen?),
- erster Rausch (Konsumanlaß),
- Veränderung des Konsummusters (Tageszeit, Wochenprofil, Konsumziele),
- soziale Komplikationen (Konflikte in Familie, Auffälligkeiten bei der Arbeit, in der Schule oder im Verkehr, Schulden, Straffälligkeit),
- körperliche Komplikationen (morgendliches Zittern, zerebrale Krampfanfälle),

- psychische Komplikationen („Filmriß", Aggressionen, Depressionen, paranoid-halluzinatorische Reaktionen, Suizidalität),
- Abstinenzperioden (Bedingungen),
- Rückfälle (Auslöser, Vorzeichen, Verlauf).

Das Hauptgewicht liegt in der *biomedizinischen Diagnostik.* Sie beruht auf der typischen allgemeinmedizinischen Anamnese, der klinischen Untersuchung und auf der Labordiagnostik. Letztere betrifft speziell die sog. „Leberenzyme" wie insbesondere die γ-GT und auch die Größe der roten Blutkörperchen (MCV). Bei der somatischen Beurteilung geht es auch um das Erkennen der typischen Begleiterkrankungen bzw. um Syndrome (vgl. Tretter 1994), wie:

- reduzierter Allgemeinzustand (z. B. durch Malnutrition),
- Traumata,
- Parasitosen,
- kardiovaskuläre Störungen,
- gastrointestinale Störungen,
- Psychosen,
- Persönlichkeitsveränderungen,
- zerebrale Krampfanfälle,
- Geschlechtskrankheiten,
- HIV-Infektion.

Spezielle Begleiterkrankungen und -symptome können sein:

1) bei Alkoholismus (vgl. Feuerlein 1989):
- Delirium tremens,
- hirnorganisches Psychosyndrom,
- zerebelläre Ataxie,
- Hyponatriämie, Hypokaliämie,
- Anämie,
- Leukopenie,
- Thrombopenie,
- Hypertonie,
- Hypovitaminose,
- Ösophagusvarizen,
- Tachykardie,
- obstruktive Lungenerkrankung,
- Pneumonie,
- Lungentuberkulose,
- Gastritis,
- Pankreatitis,
- Cholezystitis,
- Hepatopathie,
- Aszites,
- Polyneuropathie;

2) bei Polytoxikomanie (vgl. Tretter 1994):
- Spritzenabszesse,
- Hepatitis A, B, C,
- Hypotonie,
- HIV-Infektion.

Als nächster Schritt ist die differenzierte spezifische *psychiatrische Diagnostik* anzugehen. Dazu stehen die verschiedenen psychiatrischen Diagnosesystematiken wie die ICD-9 bzw. die ICD-10 (vgl. Dilling et al. 1991) oder die DSM III-R (vgl. Wittchen et al. 1988) zur Verfügung. Es soll dabei neben der Suchtdiagnostik auch auf *psychiatrische Begleiterkrankungen* geachtet werden: Psychosen, Neurosen, Persönlichkeitsstörungen können mit dem Suchtmittelkonsum vergesellschaftet sein. Die Diagnosestellung „Mißbrauch" oder „Abhängigkeit" von psychoaktiven Substanzen erfolgt ebenso am besten nach diesen Diagnoseschemata. Beide Systeme haben eine praxisnahe Explikation der Diagnosekriterien. Sie zeigen allerdings zueinander nur eine geringe diagnostische Korrespondenz (vgl. Kraemer 1991).

Nach der DSM III-R müssen mehrere Kriterien für die Diagnose der Abhängigkeit durch psychoaktive Stoffe (verkürzt nach DSM III-R; Wittchen et al. 1988) erfüllt sein.

Mindestens 3 der folgenden 9 Kriterien müssen gegeben sein:

1) Die Substanz wird häufig in größeren Mengen oder länger als beabsichtigt eingenommen.
2) Es besteht ein anhaltender Wunsch oder ein oder mehrere Versuche, den Substanzgebrauch zu verringern oder zu kontrollieren.
3) Es wird viel Zeit für Aktivitäten verwandt, um die Substanz zu beschaffen, sie zu sich zu nehmen oder sich davon zu erholen.
4) Häufig treten Intoxikationen oder Entzugssymptome auf, obgleich wichtige Verpflichtungen bei der Arbeit, in der Schule oder zu Hause (z. B. nicht zur Arbeit gehen wegen „Kater") bestehen, oder wenn die Einnahme der Substanz zur körperlichen Gefährdung führt.
5) Wichtige soziale, berufliche oder Freizeitaktivitäten werden aufgrund des Substanzmißbrauchs aufgegeben oder eingeschränkt.
6) Fortgesetzter Substanzmißbrauch tritt auf, trotz Kenntnis eines anhaltenden oder wiederkehrenden sozialen, psychischen und körperlichen Problems, das durch Substanzmißbrauch verursacht oder verstärkt wurde.
7) Toleranzentwicklung tritt auf mit einer Dosissteigerung, um einen intoxikierten Zustand oder gewünschten Effekt herbeizuführen, oder es tritt eine verminderte Wirkung derselben Dosis auf.
8) Entzugssymptome treten auf.
9) Die Einnahme erfolgt, um Entzugssymptome zu bekämpfen.

Einige Symptome sollen seit mindestens 1 Monat wiederholt aufgetreten sein. Eine Abstufung ist möglich: leicht, mittel, schwer.

Nach der *ICD-10*, der neuen Version der jetzt noch angewandten *ICD-9*, sollen 3 aus den folgenden 8 Kriterien im Laufe des letzten Jahres gegeben sein (Dilling et al. 1991, S. 85–86):

1) Ein starker Wunsch oder eine Art Zwang, Substanzen oder Alkohol zu konsumieren.
2) Verminderte Kontrollfähigkeit bezüglich des Beginns, der Beendigung und der Menge des Substanz- oder Alkoholkonsums.
3) Substanzgebrauch mit dem Ziel, Entzugssymptome zu mildern, und der entsprechenden positiven Erfahrung.
4) Ein körperliches Entzugssyndrom (s. ICD-10, F1x.4 und F1x.5).
5) Nachweis einer Toleranz. Um die ursprünglich durch niedrige Dosen erreichten Wirkungen der Substanz hervorzurufen, sind zunehmend höhere Dosen erforderlich (eindeutige Beispiele hierfür sind die Tagesdosen von Alkoholikern und Opiatabhängigen, die Konsumenten ohne Toleranzentwicklung schwer beeinträchtigen würden oder sogar zum Tode führen).
6) Ein eingeengtes Verhaltensmuster im Umgang mit Alkohol oder der Substanz, wie z.B. die Tendenz, Alkohol an Werktagen wie an Wochenenden zu trinken und die Regeln eines gesellschaftlich üblichen Trinkverhaltens außer acht zu lassen.
7) Fortschreitende Vernachlässigung anderer Vergnügungen oder Interessen zugunsten des Substanzkonsums.
8) Anhaltender Substanz- oder Alkoholkonsum trotz des Nachweises eindeutiger schädlicher Folgen. Die schädlichen Folgen können körperlicher Art sein, wie z.B. Leberschädigung durch exzessives Trinken, oder sozial, wie Arbeitsplatzverlust durch die substanzbedingte Leistungseinbuße, oder psychisch, wie bei depressiven Zuständen nach massivem Substanzkonsum.

Ein praktikables Instrument zur speziellen *quantitativen Diagnostik* des Alkoholismus ist der Münchner Alkoholismustest (MALT): In einer Selbstbeurteilungsskala und einer Fremdbeurteilungsskala wird ein Gesamtwert ermittelt, der ab 11 Punkten für eine Alkoholkrankheit spricht (Feuerlein 1989). Es gibt aber noch andere Instrumente, über die hier nicht referiert werden kann (vgl. Kraemer 1991).

Bei der Suchtdiagnostik ist auch die *Typologie* relevant. Zwar sind vielfältige Typisierungen süchtigen Verhaltens entwickelt worden. Sie werden auch wegen der mangelnden Trennschärfe kritisiert. In der klinischen Praxis bewährt sich bei Alkoholikern immer noch folgende Typologie von Jellinek (1960; zit. nach Feuerlein 1989):

– „Konflikttrinker" (α-Typ) mit exzessivem Konsum in Belastungssituationen,
– „Gelegenheitstrinker" (β-Typ) mit gelegentlichem oder häufigem Konsum in der Freizeit oder bei sozialen Anlässen,
– „episodischer Trinker" (ε-Typ) mit zeitweiligen Trinkexzessen,

– „Gewohnheitstrinker" (δ-Typ) mit täglichem Trinken in hohen Mengen, häufig ohne Verhaltensauffälligkeiten,
– „süchtiger Trinker" (γ-Typ) mit Verlust der Kontrolle über das Trinken.

Stadien der Sucht

Beim Alkoholismus werden nach Jellinek (1960) typische Stadien mit charakteristischen Merkmalen unterschieden: *das Anfangsstadium* mit Gelegenheitskonsum, *das kritische Stadium* mit Gewohnheitskonsum, *das Abhängigkeitsstadium* mit Entzugssymptomen und das *Abbaustadium* mit Defekten. Bei Drogenabhängigen wird häufig eine Probierphase als erste Konsumphase unterschieden. Stadienbezogene Merkmale können beim Patienten speziell erfragt werden, wodurch die Einstufung der Abhängigkeit genauer eingeschätzt werden kann (nach Jellinek 1960).

Merkmale der Entwicklung des Alkoholismus sind nach Jellinek (1960):

1) gelegentliches Erleichterungstrinken,
2) Beginn des regelmäßigen Erleichterungstrinkens,
3) Erhöhung der Alkoholtoleranz,
4) Gedächtnislücken treten auf,
5) heimliches Trinken,
6) zunehmende Abhängigkeit vom Alkohol,
7) Erleichterungstrinken wird zum Reflex,
8) Schuldgefühle wegen des Trinkens,
9) Gespräche über Alkohol werden vermieden,
10) Erinnerungslücken werden häufiger,
11) die Fähigkeit, mit dem Trinken aufzuhören wie andere, nimmt ab (Kontrollverlust),
12) eine Erklärung des Trinkverhaltens wird nötig,
13) renommistisches, aggressives Imponiergehabe,
14) laufende Gewissensbisse,
15) Rückfälle nach Perioden völliger Abstinenz,
16) gute Vorsätze schlagen fehl,
17) gedankliche und geographische Flucht,
18) Verlust von anderen Interessen,
19) Freunde und Familie werden fallengelassen,
20) Sorgen am Arbeitsplatz und Geldsorgen,
21) grundloser Unwille,
22) Vernachlässigung der Ernährung,
23) Verlust der allgemeinen Willensstärke,
24) Zittern und morgendliches Trinken,
25) Abnahme der Alkoholkarenz,
26) Verschlechterung des körperlichen Allgemeinzustands,
27) verlängerte Rauschzustände,

28) bemerkenswerter ethischer Abbau,
29) Beeinträchtigung des Denkens,
30) Trinken mit Personen unter dem eigenen Stand,
31) undefinierbare Ängste,
32) Unfähigkeit, eine Tätigkeit zu beginnen,
33) das Trinken nimmt den Charakter der Besessenheit an,
34) verschwommene religiöse Wünsche,
35) Alkoholalibis und das Erklärungssystem brechen zusammen,
36) die Unfähigkeit, kontrolliert zu konsumieren, wird zugegeben.

Psychologischer Status

Psychologische Merkmale werden nach der typischen psychiatrisch-psychopathologischen Exploration erhoben und durch verhaltenspsychologische und psychodynamische Fragen ergänzt: Persönlichkeitseigenschaften (objektiv und in der Selbstbeschreibung), intellektuelle Funktionen, affektive Verfassung, Antriebslage, Konsummotive, Ausstiegsmotive, Streßbelastbarkeit, Abwehrstruktur (Beziehungsdiagnostik während der Exploration), Funktion des Rauschmittelkonsums und andere Aspekte interessieren hier.

Sozialer Status

In Hinblick auf den sozialen Bereich interessieren allgemeine Fragen und jeweils auch der Zusammenhang mit dem Rauschmittelkonsum:

- familiäre Situation (Familienstand, Kinder, Beziehungsqualität, Kontakt zur Herkunftsfamilie),
- Arbeitssituation (Probleme, Position, Art der Tätigkeit, Stellensicherheit),
- Wohnsituation (Kündigung?, Nachbarschaft),
- Freizeitinteressen (drogenfreie Milieus?),
- weiteres soziales Umfeld (Freunde, Verwandte),
- finanzielle Situation (Schulden, Zahlungsverpflichtungen),
- Straffälligkeit (Verkehrsdelikte, Beschaffungskriminalität).

Diagnostik der Entzugssyndrome

Es ist für eine effiziente Entzugstherapie wichtig, die Schwere der aktuellen Entzugssyndrome und ihre Verlaufsdynamik einzuschätzen. Das geht prinzipiell nur durch Nutzung von Indikatoren mit prädiktiver Valenz. Derzeit gibt es aber noch kaum zuverlässige Prädiktoren des Entzugsverlaufs. Auch gibt es nicht einmal gut brauchbare deskriptive Skalen zur Quantifizierung der Entzugssyndrome. Einige Indikatoren und Skalen werden hier kritisch diskutiert (vgl. Beitrag Busch u. Schröder-Rosenstock, S. 112). Ein guter Prädiktor für Entzugssyndrome müßte auch ein guter Indikator für die Abhängigkeit sein.

Es gibt aber leider nicht einmal gute Indikatoren für Abhängigkeitsgrade von Alkohol. Es ist zu hoffen, daß neue biologische Marker gefunden werden (vgl. die Beiträge von Busch u. Schröder-Rosenstock, S. 112, und Rommelspacher u. Schmidt, S. 28).

Aus klinischer Sicht kann auf somatische, neurologische und psychische Parameter als Indikatoren für den Schweregrad des Entzugszustands geachtet werden: Als somatische Parameter sind v. a. der Blutdruck (RR) und die Herzfrequenz (HF) gute Maße, die eine Übererregung anzeigen. Vor allem die konkordante Zunahme beider Parameter im Verlauf des Entzugs ist aussagekräftig. Weitere somatische Parameter, wie Magen- und Darmbeschwerden, sind bei den unterschiedlichen Substanzen unterschiedlich zu gewichten. Neurologische Parameter sind Pupillengröße, Pupillenreagibilität, Koordinationsfunktionen, Reagibilität der Muskeleigenreflexe oder motorische Spontanaktivität wie Tremor. Bei den psychischen Parametern sind Intensivierung der Wahrnehmung (z. B. Benzodiazepinentzug) bis zu Halluzinationen, Orientierungsstörungen (Situationsverkennungen), Denkstörungen über Suggestibilität bis zur Paranoia, psychomotorische Unruhe, Euphorie und Antriebssteigerung wichtige Symptome.

Die klinische Schwere des Entzugssyndroms ergibt sich aus dem summarischen Urteil des Untersuchers (vgl. Tretter 1991). Formalisiert gesprochen setzt sich dieser globale klinische Eindruck von der Schwere des Entzugssyndroms aus dem intuitiv gewichteten Eindruck vom Ausprägungsgrad der einzelnen Symptome, wie der somatischen Symptome, der neurologischen Symptome und der psychischen Symptome, zusammen.

Die Entwicklung von Beurteilungsskalen zur Schwere von Entzugssyndromen müßte aus klinischer Sicht in ihrer Logik diese 3 Variablengruppen berücksichtigen.

Alkoholentzugssyndrom

Risikoindikatoren

Als Abhängigkeitsindikatoren kommen folgende Variablen in Frage: erhöhte γ-GT, erhöhte MCV, Trinkdauer, Art des Getränks, Magnesium erniedrigt, Alkoholabbaurate pro Stunde erhöht, Kalium erniedrigt, MALT erhöht usw. (vgl. Beitrag Feuerlein, S. 125). Diese *Indikatoren* müßten auch als *Prädiktoren* für die Schwere des Entzugs nützlich sein, was sich leider bisher noch nicht bestätigen ließ. Unserer Erfahrung nach tritt bei einem Alkoholabbau von > 0,25 ‰/h, gemessen nach der Atemgasanalyse (AGA), äußerst häufig ein delirantes Syndrom auf (persönliche Beobachtung). Komplikationen in der Anamnese (Krampfanfälle, Delir, Enzephalitis, Schädel-Hirn-Trauma usw.) sind wichtige Hinweise auf einen Risikopatienten.

Das Alkoholentzugssyndrom ist durch folgende Symptome gekennzeichnet (nach Feuerlein 1989):

1) Somatische Symptome:
- Magen-Darm-Störungen (Appetitstörungen, Magenbeschwerden, Brechreiz, Erbrechen, Durchfälle),
- Herz- und Kreislaufbeschwerden (z. B. Tachykardie),
- vermehrte Schweißneigung,
- Pruritus,
- Schlafstörungen.

2) Neurologische Symptome:
- Tremor,
- Artikulationsstörungen,
- ataktische Störungen,
- Parästhesien,
- epileptische Anfälle.

3) Psychische Symptome:
- Angst,
- vermehrte Reizbarkeit,
- Depressionen,
- Gedächtnisstörungen,
- Halluzinationen,
- Störung des Bewußtseins,
- Störung der Orientierung.

Klar abgrenzbare Stadien des Alkoholentzugs, d. h. die Symptomfolge im Verlauf, sind nicht gegeben, dennoch ist häufig zunächst eine somatische Phase mit vegetativen Störungen (vegetative Phase), dann eine Phase mit überlagerten, starken neurologischen Symptomen und dann eine Phase mit zusätzlichen psychischen Störungen abgrenzbar (vgl. Kanzow 1986).

Für die praktische Verlaufsprognostik der Entzugssymptome können folgende Aspekte berücksichtigt werden:

Delirrisiko:
- letzte 4 Wochen mehr als 10 halbe Bier,
- reduzierter Allgemeinzustand,
- Delir in der Anamnese,
- hochprozentiger Alkohol,
- Hypokaliämie,
- Hyponatriämie,
- Tremor,
- Abbaurate von mehr als 0,25 ‰/h,
- Suggestibilität,
- zeitweise Desorientiertheit,
- Sinnestäuschungen.

Anfallsrisiko:
- Krampfanfälle in der Anamnese
- Zustand nach Schädel-Hirn-Trauma,
- Zustand nach Enzephalitis,
- Hyperreflexie,
- Benzodiazepinanamnese,
- Tremor.

Nach diesem Merkmalsprofil richtet sich die therapeutische Strategie.

Opiatentzugssyndrom

Die wichtigsten Symptome sind gastrointestinale Beschwerden, Muskel- und Gliederschmerzen, Schlafstörungen, Unruhe, Kälteschauer und Schwitzen im Wechsel, „craving" (Opiathunger). Die Schlafstörungen sind besonders hartnäckig (vgl. Beitrag Ladewig u. Stohler, S. 145).

Benzodiazepinentzugssyndrom

Die wichtigsten Symptome beim Absetzen der Benzodiazepine bei Gewöhnung bestehen in Störungen der Wahrnehmung (Lichtempfindlichkeit), Angststörungen, Depressionen, Unruhe, Herzklopfen, Schlafstörungen, seltener Schwitzen. Komplikationen sind ein Delirium mit geringer vegetativer Beteiligung und auch Krampfanfälle (vgl. Beitrag Ladewig, S. 158).

Fazit

Die umfassende Diagnostik der Abhängigkeit läßt einige prognostische Vermutungen über die Entwicklung der Entzugssymptome machen. Dennoch ist dieser Bereich noch sehr unzufriedenstellend, da sich dadurch eine Unsicherheit im therapeutischen Bereich ergibt. Vor allem fehlen noch zuverlässige und praxistaugliche Instrumente zur Messung der Abhängigkeit und der Entzugsrisiken. Die Vielfalt der Entzugssymptome zeigt, daß eine symptomorientierte Therapie zwar prinzipiell möglich und sinnvoll ist, doch scheint der „homologe Entzug", d. h. die Behandlung des Entzugs durch pharmakologisch dem Suchtmittel ähnliche Medikamente, eleganter zu sein, da die breite Symptompalette besser erfaßt wird.

Literatur

Assfalg R, Rothenbacher H (1987) Die Diagnose der Suchterkrankung. Neuland, Hamburg
Dilling H, Mombour W, Schmidt MH (Hrsg) (1991) Internationale Klassifikation der Krankheiten in der 10. Revision (ICD-10). Huber, Bern
Feuerlein W (1989) Alkoholismus. Thieme, Stuttgart New York
Jellinek EM (1960) The disease concept of alcoholism. Yale University Press, New Haven
Kanzow WT (1986) Klinische Stadien des alkoholischen Delirs und ihre therapeutische Bedeutung. In: Evans JG, Feuerlein W, Glatt MM, Kanowski S, Scott DB (Hrsg) Clomethiazol. Verlag für angewandte Wissenschaften, München, S 98–102

Kraemer S (1991) Differentialdiagnostik und Indikation zur Verhaltenstherapie bei Alkoholabhängigkeit. In: Heigl-Evers A, Helas I, Vollmer HC (Hrsg) Suchttherapie. Vandenhoeck & Rupprecht, Göttingen, S 57–72

Täschner KL (1987) Klinik der Rauschdrogen. In: Kisker KP, Lauter H, Meyer JE, Müller C, Strömgren E (Hrsg) Abhängigkeit und Sucht. Springer, Berlin Heidelberg New York Tokyo, S 307–344

Tretter F (1991) Multivariate Analyse eines Beurteilungsbogens zur Psychopathometrie des Delirium tremens. Dissertation, Medizinische Fakultät der Universität München

Tretter F (1994) Begleiterkrankungen der Polytoxikomanie. In: Nowak M, Schifman R, Brinkmann R (Hrsg) Angst macht Sucht – Sucht macht Angst. Schattauer, Stuttgart (im Druck)

Wittchen HU, Sass H, Koehler K, Zaudig N (1988) Diagnostisches und statistisches Manual psychischer Störungen (DSM-III-R). Beltz, Weinheim

Differentielle Entzugstherapie

F. Tretter, S. Bussello-Spieth, W. Bender

Rahmenbedingungen der Entgiftung

Die Festlegung auf bestimmte therapeutische Strategien der Entgiftung ohne ausreichende Berücksichtigung des Zustands und der Situation des Patienten und des Behandlers im Hinblick auf das Team und den medizinischen Hintergrund ist nicht gerechtfertigt. In der einschlägigen Literatur sind oft unvertretbare Verabsolutierungen der Medikationsstrategie festzustellen. Wir plädieren daher für eine *„differentielle“ Therapie,* deren Gestaltung auf *komplexeren differentialdiagnostischen Überlegungen* beruht und Aspekte der genannten *Kontextfaktoren* des Patienten und des therapeutischen Settings ausdrücklich einbezieht. Die Verwendung von Medikamenten mit kardialen und vaskulären Effekten ist beispielsweise für Internisten weniger ein Problem als für Psychiater. Neuroleptika hingegen sind im Hinblick auf ihre Risiken in der Hand des Psychiaters gut aufgehoben. In anderen Fachgruppen besteht jedoch etwa in Hinsicht auf Früh- und Spätdyskinesien eher die Gefahr der unkritischen Verabreichung. Auch besteht in internistischen Stationen häufig die Möglichkeit zum Beigebrauch, weswegen die dortige Entgiftung von Drogenabhängigen äußerst problematisch sein kann.

Besonders komplikationsreich ist der Entzug *im ambulanten Bereich.* Zwar erscheinen beispielsweise gerade Drogenabhängige häufig früh in ihrer Karriere etwa wegen Abszessen zuerst beim Hausarzt, bevor sie zu Drogenberatungsstellen Kontakt haben. Dabei täuschen diese polytoxikomanen Patienten den niedergelassenen Ärzten häufig Entzugsabsichten vor („ich will herunterdosieren“) und verlangen vom Arzt entzugssymptomdämpfende Medikamente wie beispielweise Kodeinsaft. Meist spielt der niedergelassene Allgemeinarzt dann als gutgläubiger, ungewollter Medikamentenverabreicher eine wichtige Rolle: Ohne sich über den besonders „protrahierten Entzug“ zu wundern, ist er rasch *einer von vielen Dauerverordnern* von Medikamenten für den gleichen Patienten geworden. Er wird ausgenutzt, ohne es zu merken. Manche Ärzte begründen ihr Handeln so: „Wenn ich ihm die Medikamente nicht gebe, dann kriegt er sie anderswo; zu mir kommt er wenigstens regelmäßig.“ Daß der Patient den gutgläubigen Arzt als ungewollten Dealer mißbraucht, merkt der Arzt erst spät. Es gibt allerdings auch einige Ärzte und Apotheker, die dies aus vielerlei Motiven bewußt praktizieren. Ein Folgeproblem dieser Praxis sind

„Saftstraßen", also öffentliche Plätze in der Drogenszene, auf denen die Medikamente in Umlauf gesetzt werden.

Die lockere Verordnungspraxis führt auch dazu, daß Patienten bei der Klinikaufnahme zur Entgiftung häufig vollgepackt mit Medikamenten antreten. Sogar bei niedrigschwelligen Einrichtungen nehmen sie noch kurz vor der Aufnahme eine Handvoll Medikamente ein, manchmal, um sich noch „ein letztes Mal etwas Gutes" zu tun. Die Folgen sind oft lebensbedrohliche Intoxikationszustände wenige Minuten nach der Aufnahme. Dieses Problem behandeln Hibler u. Zilker (s. S. 258; vgl. auch Bender 1992).

Es gibt auch aus anderen Gründen in der ambulanten Betreuungssituation Probleme. Es wird daher dringend geraten, regulär einen stationären Entzug anzustreben: Unkontrollierbarer Beigebrauch anderer psychoaktiver Substanzen und akut auftretende problematische Entzugssymptome machen es auch Spezialisten schwer, ambulante Entzüge durchzuführen. Ambulante Entzüge sind nur in Sondersituationen vertretbar:

- Auf seiten des *Patienten* müssen dringende Gründe vorliegen, wie beispielsweise der Mangel an einer rechtzeitig verfügbaren stationären Entgiftung. Wichtig ist dann ein hohes soziales Funktionsniveau, ein hohes psychisches Funktionsniveau, ein hohes körperliches Funktionsniveau, eine gute Kooperationsfähigkeit und langer therapeutischer Kontakt mit dem Arzt.
- Auf seiten des *Arztes* sollten Spezialerfahrungen vorliegen, sowie Möglichkeiten zur engmaschigen Betreuung und womöglich ein institutioneller Hintergrund gegeben sein, um die Risiken zu minimieren. Auch sollte eine Absprache mit Beratungsstellen erfolgen. Täglicher Kontakt und Kontrollmöglichkeiten sollten vorgesehen sein. Der Entzug ist zeitlich über einige Wochen zu veranschlagen.

Bezogen auf verschiedene Stoffe ist beim *Alkoholentzug* auf rapide auftretende Entzugssymptome zu achten, wobei die Gabe von symptomdämpfenden Medikamenten bei dem gefährlichen Beikonsum von Alkohol äußerst problematisch ist. Darüber hinaus besteht in dieser Situation die Gefahr der Suchtverlagerung auf dämpfende Medikamente („von der Pulle zur Pille").

Der *Opiatentzug* beim jungen „Monotoxikomanen" ist symptomatisch häufig ähnlich einer Grippe und daher verhältnismäßig unproblematisch. Er kann meist mit durchblutungsfördernden Salben, Wärmflaschen ohne weitere Medikation durchgeführt werden, wenn der Patient dazu bereit ist. Bei Patienten mit Methadonsubstitution ist jeweils nach einigen Wochen die Dosisreduktion anzustreben. Meist gibt es Probleme beim Absetzen der „letzten Tropfen". Möglichkeiten zum langsamen stationären Methadonentzug, dessen Setting von dem Patienten akzeptiert wird, sind noch rar.

Der Entzug von hochdosiert süchtig konsumierten *Benzodiazepinen* ist hingegen äußerst problematisch, da ein Herunterdosieren bei diesen Patienten praktisch nicht möglich ist. Benzodiazepinentzüge bei langjähriger Gewöhnung an niedrigdosierte Präparate erfordern auch bei sehr kooperativen Patienten einen besonders langen Zeitraum für die Dosisreduktion.

Bei *polyvalentem Drogenkonsum* (Polytoxikomanie) ist erfahrungsgemäß ein ambulanter Entzug kaum möglich bzw. extrem riskant.

Wir empfehlen daher dem Patienten allgemein, einen stationären Entzug durchzuführen. Die folgenden therapeutischen Empfehlungen beziehen sich also auf den stationären Behandlungskontext. Bei den weiteren Ausführungen konzentrieren wir uns auf die medikamentöse Therapie, wobei die psychosozialen Aspekte der Behandlung zu berücksichtigen sind (vgl. Beiträge Tretter, S. 47, und Gruber-Riedel et al., S. 221).

Grundsätze der medikamentösen Therapie

Bei der Entzugstherapie ist zu entscheiden, ob man

a) Medikamente gibt oder
b) keine Medikamente gibt!

Die Entscheidungen zur Gestaltung der medikamentösen Behandlung des Suchtkranken müssen von einem komplexen Nutzen-Risiko-Kalkül getragen werden.

Die jeweiligen Vorteile und Nachteile sind individuell abzuwägen:

Tabelle 1. Nutzen-Risiko-Kalkül einer medikamentösen Behandlung in der Entzugstherapie

	Positiv	Negativ
Medikamenten-gabe	Prophylaxe von Komplikationen ist möglich	Nebenwirkungsrisiko (kardial, RR, Blutbild, Lunge, Leber)
	Krankheitsbewußtsein entsteht durch „Behandlung"	Suchtverlangen wird gesteigert
	Compliance nimmt zu	Subjektives Krankheitsbewußtsein wird gemindert durch geringe Entzugssymptome
Keine Medikamentengabe	Keine Medikamentennebenwirkungen Keine Suchtmittelbelastung	Komplikationen (Krampfanfälle, Delir)
	Durchleben der Entzugssymptome Eigene aktive Zustandsbewältigung	
	Rascherer Ablauf	

Entscheidungsgrundlagen sind häufig Gewohnheit, Erfahrung, wissenschaftliche Basis, Kontext usw. Das bedeutet, daß diese Entscheidungen situationsspezifisch sind – Therapie ist also durch den Kontext mitbestimmt.

Grundlegend ist davon auszugehen, daß sich die Entzugssyndrome binnen weniger Stunden dramatisch verändern können – sie können sowohl zunehmen wie auch abnehmen. Im ersten Fall kann dann ein Patient ins Delir entgleisen, im zweiten Fall kann er bis zum Atemstillstand zu stark sediert sein. Behandler, die nicht auf Entzugssyndrome spezialisiert sind, können hier Fehleinschätzungen unterliegen. Daher ist eine schematische Therapie nicht möglich; die Medikation sollte täglich, möglichst sogar mehrmals täglich *ärztlich überprüft* werden.

Wenn hier versucht wird, einige Richtlinien für die Praxis zu geben, dann ist folgendes vorauszuschicken: Die nachfolgenden *Dosierungen* sollen nach Körpergewicht, Allgemeinzustand, EKG, internistischem Status, Entzugssymptomatik (Stadium: vegatives Stadium, Prädelir, Delir), anamnestischen Risikofaktoren usw. *modifiziert* angewendet werden.

Praktische Pharmakologie

Die therapeutische Effektivität und die Nebenwirkungen einzelner Medikamente zur Prophylaxe und Therapie von Entzugssyndromen bei Abhängigkeitskranken werden in besonderen Aufsätzen in diesem Buch diskutiert. Hier sollen einige auf unseren Erfahrungen beruhende Aspekte zusammengefaßt werden.

Für die Auswahl der Medikamente ist es zweckmäßig, die Entscheidung nach folgenden Kriterien auszurichten:

1) Applikationsformen

Geklärt werden muß zunächst, ob die Medikation i.v. oder oral erfolgen soll. Häufig muß bei protrahierten Entzugssyndromen von der oralen Applikation auf die parenterale Verabreichung umgestiegen werden, da die Kooperation des Patienten zu schlecht ist oder der Patient so stark sediert werden muß, daß eine orale Verabreichung zumindest ohne Magensonde wegen Aspirationsgefahr nicht mehr zu vertreten ist.

Für die Praxis bedeutsam ist, daß starker Brechreiz bei einem auch sonst stark ausgeprägten Entzugssyndrom mit Delirgefahr beispielsweise die rektale, i.m.- oder i.v.-Applikation sedierender Substanzen nahelegt (z.B. Diazepam). Ebenso kritisch ist der Übergang von einer intravenösen Behandlung bei schon mobilen Patienten, die dann oral behandelt werden sollen. Vor allem nach einem Delir ist eine gute Anpassung der oralen Dosis zum Ausschleichen erforderlich. Bei der Clomethiazoltherapie ist beispielsweise eine orale Umsetzung sinnvoll, wenn in den letzten 24 h nur mehr etwa 500 ml 0,8%ige Clomethiazolinfusion gebraucht wurde und der Patient wach ist. Dann kann auf etwa 4mal 2 Kaps. Clomethiazol risikoarm umgestellt werden. Bei zu niedriger Dosierung tritt nicht selten ein „Redelir" auf.

2) Halbwertszeit

Für die Entzugsbehandlung sind Medikamente mit kurzer Halbwertszeit wegen der raschen Eigendynamik der Entzugssyndrome vorteilhaft. Besonders zu beachten sind daher die Metabolisierungswege (Leber) und die Verlängerung der Halbwertszeit durch Begleiterkrankungen. Eine schematische Vergabe der Medikamente kann zu einer gefährlichen Kumulation führen. Beispielsweise sind parenterale Therapieschemata, wie sie in der Akuttherapie in der Psychiatrie üblich sind („Spritzenkuren"), wegen der anders gearteten Dynamik von Entzugssyndromen nicht angezeigt bzw. erfordern eine Ergebniskontrolle mehrmals am Tag.

Bei der Behandlung ist insbesondere die Leberfunktion zu beachten. Unserer Erfahrung nach gibt es häufig ab einem γ-GT-Wert von etwa 200 U/l eine Verdopplung der Halbwertszeit von Clomethiazol, was etwa am 3. Behandlungstag zu extrem starken Sedierungseffekten führen kann. Die dann komatösen Patienten sind trotz Absetzen der Medikation oft 15 h lang nicht weckbar. Normalerweise ist ca. 5 h nach Absetzen der Medikation beim stark sedierten Patienten eine anhaltende Wachheit erreichbar.

3) Nebeneffekte

Auswirkungen der Medikamente auf Blutdruck, Herzfrequenz, Atemantrieb, Leber und Niere sind ausdrücklich zu beachten. Beispielsweise sind β-Blocker günstig zur Behandlung einer Tachykardie; bei entsprechend disponierten Patienten besteht aber auch ein Risiko für die Auslösung eines Asthmaanfalls. Auch hochdosiertes Clonidin bringt ein gewisses Risiko von Bradykardien und Hypotonien mit sich. Bei Clomethiazol sind hypersekretorische Atemwegseffekte v. a. bei Patienten mit Atemwegsproblemen zu beachten.

Nebenwirkungen der Medikamente sind bei multimorbiden Patienten (Asthma bronchiale, Hepatopathien, Hypertonus, Diabetes mellitus, Zustand nach Schädel-Hirn-Trauma usw.) zu bedenken.

4) Wechselwirkungen

Bei der Vergabe von mehreren Medikamenten – z. B. Clonidin mit Benzodiazepinen oder Clomethiazol mit Butyrophenonen – sind gleichsinnig verstärkende Effekte wie kardiale Effekte, Blutdrucksenkung, Minderung des Atemantriebs und ähnliche Veränderungen kritisch zu bedenken.

5) Risikokonstellationen

Besondere Vorsicht ist bei einem reduzierten Allgemeinzustand (AZ), in der Schwangerschaft, bei perioperativen Situationen oder bei schweren Begleiterkrankungen (z. B. Diabetes mellitus) angebracht.

6) Kontraindikationen

Die absoluten und relativen Kontraindikationen sind zu beachten.

7) Biochemische Mechanismen

Bei komplizierten Situationen sind biochemische Überlegungen zum Entzugssyndrom (vgl. Beitrag Rommelspacher u. Schmidt, S. 28) in Hinblick auf die Medikation gut begründet.

Spezielle Probleme

Clomethiazol

Bei diesem Medikament sind v. a. die Atemwegsverschleimung, die Dämpfung des Atemantriebs bei hohen Dosierungen und das Suchtpotential zu beachten (vgl. Beitrag Tretter, S. 171).

Benzodiazepine

Diese Substanzgruppe hat eine große therapeutische Breite, sie zeigt aber in Hinblick auf die stundenweise variable Dynamik der Entzugssyndrome eine verhältnismäßig schlechte Steuerbarkeit, die v. a. durch die Halbwertszeit (HWZ) bestimmt ist. Häufig ist auch die Sedierung erst im Bereich höchster Dosierungen möglich (vgl. Caspari et al. 1992).

Carbamazepin

Bei dieser Substanz ist v. a. auf toxisch-allergische Effekte zu achten, wobei allerdings die Nebenwirkungsrate bei Kurzzeitapplikationen geringer zu sein scheint (vgl. Tretter 1992).

Clonidin

Eine kritische Blutdrucksenkung und Bradykardie sind bei der hochdosierten Clonidintherapie nicht seltene problematische Nebeneffekte (vgl. Wrobel et al. 1991).

Neuroleptika

Bei hochpotenten Neuroleptika (z. B. Haloperidol) treten häufig extrapyramidalmotorische Symptome (EPMS) auf. Bei niederpotenten Neuroleptika ist auf Anfälle und kardiovaskuläre Nebenwirkungen zu achten. Bei beiden Stoffgruppen kann auch selten ein vital bedrohliches malignes neuroleptisches Syndrom auftreten (vgl. Benkert u. Hippius 1992; Möller 1991).

Spezielle Medikamente

Grundlegend ist die *Monotherapie* anzustreben, da Nebenwirkungen von Entzugssymptomen nicht gut unterschieden werden können und zusätzliche Schädigungen vermieden werden müssen. Andererseits ist eine konsequente Krampf- und Delirprophylaxe wichtig, v. a. bei Schwierigkeiten beispielsweise eine direkte chirurgische Versorgung sicherstellen zu können.

Eine konsequente medikamentöse Therapie ist daher gegenüber dem Vermeiden einer potentiellen kurzzeitigen Suchtverstärkung durch Medikamentenvergabe mit Suchtpotential vorzuziehen. Die folgende Kurzdarstellung dient nur der Orientierung. Sie ist auf psychiatrische Settings bezogen. Es sind erprobte Medikamente. Zu den speziellen Fragen vertiefen die jeweiligen Artikel in diesem Buch. Dort werden auch andere Medikamente behandelt.

Clomethiazol (Distraneurin)

Das Mittel ist indiziert beim Alkoholentzugssyndrom, Delirium tremens, evtl. Status epilepticus. Zunächst erfolgt die orale Applikation mit durchschnittlich bis zu 5mal 2 Kaps. oder 3mal 10 ml Mixtur. Bei stärkerem Sedierungsbedarf, bei dem der Patient nicht mehr schluckt, erfolgt die Infusion auf der neurologischen Intensivstation (s. auch Beitrag Tretter, S. 171).

Haloperidol (z. B. Haldol-Janssen)

Diese Substanz ist indiziert bei paranoid-halluzinatorischen Syndromen, die nicht als delirant einzuordnen sind. Es dient auch als Adjuvans beim Alkoholentzug und beim Delir zum Einsparen von Clomethiazol. Die Applikation erfolgt möglichst oral in Tropfenform, 3- bis 4mal 30–80 Trpf. Auch ist bei ausgeprägten Störungen die i.v.- oder i.m.-Gabe von 3mal 1–2 Amp. (3mal 5–10 mg) möglich. Diese Dosierung sollte nicht überschritten werden, da kardiovaskuläre Beeinträchtigungen bei den im Entzug meist kreislaufmäßig belasteten Patienten zu befürchten sind.

Außerdem besteht ein erhöhtes zerebrales Krampfrisiko bei i.v.-Applikationen. Bei jungen Drogenpatienten tritt besonders häufig eine extrapyramidalmotorische Symptomatik auf. Anschließend ist die Compliance nur noch gering. Als Gegenmittel wirkt Biperiden, es ist aber delirogen, daher soll man dieses Präparat im Entzug nur ganz kurz und möglichst nicht i.v. anwenden, außer bei starker Beeinträchtigung des Patienten mit Zungen-Schlund-Krämpfen oder Halsdystonien. Biperiden wirkt auch euphorisierend, so daß es gern mißbraucht und gedealt wird.

Carbamazepin (z. B. Tegretal, Timonil)

Als Indikation gilt die Anfallsprophylaxe im Entzug. In der flüssigen Form von 3mal 10 ml (600 mg) bestehen rasch einsetzende anfallsprophylaktische Effekte (vgl. Burkhardt 1989) mit kaum zu beobachtenden Nebenwirkungen im Vergleich zu psychiatrischen oder neurologischen Indikationen (vgl. Tretter 1992; Beitrag Mattern, S. 194).

Benzodiazepine (z. B. Valium Roche, Diazepam Desitin, Tranxilium)

Als Hauptindikation sehen wir das Ausschleichen bei Benzodiazepinabhängigkeit zur Anfalls- und Delirprophylaxe. Auch wird es als Alternative beim Alkoholentzugssyndrom gegeben. Die Dosierung beträgt z.B. bei Diazepam 3- bis 4mal 5–10 mg oral; auch die Tropfenform und rektale Applikation ist günstig. Bei der i.v.-Anwendung sollte eher in 5-mg-Portionen fraktioniert gespritzt werden, da in seltenen Fällen unvermutet Atemstillstand möglich ist wegen einer breiten individuellen Reagibilität. Der Vorteil der Antagonisierbarkeit bei Intoxikationen durch Flumazenil (Anexate) ist hilfreich.

Phenothiazine

Indikationen sind paranoide Tönungen der Entzugssyndrome und der Bedarf, zu sedieren (vgl. Indikation, Dosierung und Diagnostik bei Benkert u. Hippius 1992).

- *Perazin (Taxilan)* ist bei psychotischen Episoden bei Drogenabhängigen hilfreich, da wenig extrapyramidalmotorische Symptome beobachtet werden. Die Dosierung beträgt z.B. 3mal 25–100 mg je nach körperlichem Zustand. Die Herz-Kreislauf-Situation ist zu beachten und daher ein EKG frühzeitig anzufertigen!
- *Promethazin (Atosil)* und als stärkeres Präparat Levomepromazin *(Neurocil)* dienen zur Sedierung mit etwa 3mal 25–100 mg. Auch bei diesen Präparaten ist die Herz-Kreislauf-Situation zu beachten und vorher ein EKG anzufertigen.
- *Thioridazin (Melleril)* ist bei affektiv akzentuierter und leicht paranoider Symptomatik hilfreich. Die Dosierung beträgt ca. 3mal 25–75 mg. AV-Überleitungsstörungen sind zu beachten, Rhythmusstörungen können auftreten. Daher ist ein EKG vorher anzufertigen!

Doxepin (z. B. Aponal)

Die Indikation besteht v. a. in einer Hilfestellung beim Opiatentzug (vgl. Täschner 1986). Auch beim Alkoholentzug ist diese Substanz hilfreich, ebenso bei depressiv-unruhigen Zuständen nach der Entzugsphase. Die optimale Dosierung beträgt 3mal 25–75 mg. Bei höheren Dosierungen (z. B. 3mal 100 mg) treten häufig kardiovaskuläre Komplikationen auf, sonst ist Doxepin ein relativ gut verträgliches Mittel. Es wird von den Drogenabhängigen unterschiedlich bewertet, diesbezüglich sind auch Placeboeffekte zu diskutieren.

Spezielle Entzugssyndrome

Alkoholentzugssyndrom

Je nach Stadium und Risikokonstellation (z. B. Delir, Krampfanfälle in der Anamnese) finden bestimmte Strategien der Medikation Anwendung (vgl. Schied u. Mann 1989).

Bei einem *Anfallsrisiko* empfehlen wir die Gabe von 3mal 10 ml Carabamazepinsaft (vgl. Beitrag Mattern, S. 194). Der Patient soll sich in einem überwachten Bereich aufhalten. Wir empfehlen dem Patienten auch, sich häufiger im Bett aufzuhalten. Auf das Fernsehen soll bis zum 4. oder 5. Tag verzichtet werden.

Bei einem *Delirrisiko* besteht die Notwendigkeit, Clomethiazol in einem Intervall von 2–3 h, jeweils 2 Kaps., zu verabreichen (z. B. 4- bis 5mal 2 Kaps.). Nebenwirkungen und Risiken sollen sorgfältig bedacht werden (s. Beitrag Tretter, S. 171). Als Alternativen kommen etwa 3mal 5–10 mg Diazepam oder 3- bis 4mal 30–80 Trpf. Haloperidol in Frage (s. Beitrag Steinkirchner und Naber, S. 187, bzw. Beitrag Funke, S. 179).

Bevorzugtes Medikament im Alkoholentzug ist das Clomethiazol, alternativ Diazepam oder Haloperidol, gegebenenfalls auch Carbamazepin. Clonidin bietet zunehmend eine weitere Alternative (s. Beitrag Schinzel, S. 207).

Clomethiazol (Distraneurin)

Bei vegetativen Stadien oder Formen des Alkoholentzugssyndroms erfolgt die Medikation nach Bedarf. Indikationskriterien sind dann Tachykardie und Hypertonie, weiter auch Tremor, Unruhe und Hyperhidrosis. Die Medikation kann dann jederzeit nach ärztlicher Rücksprache angesetzt werden, auch vom Dienstarzt. Die Bedarfsmedikation muß ärztlich definiert und überwacht werden. Die Dosierungen bewegen sich von 3- bis 5mal 1–2 Kaps. Clomethiazol. Die regulären Zeitabstände betragen 2–3 h. Auch kann bei stark ausgeprägter Symptomatik die Clomethiazolmixtur mit 4- bis 5mal 1 Meßlöffel (10 ml) angewandt werden. Die Medikation soll möglichst erst dann verabreicht werden, wenn der Alkoholspiegel auf 0,0 ‰ abgesunken ist. Nur in Notfällen (Erregungszustände) ist dies auch früher möglich. Nach etwa 2–4 Tagen (je nach Symptomatik) kann die Dosis wieder um 1–2 Kaps./Tag reduziert werden. Es ist also beispielsweise folgendes Therapieschema möglich: Kaps.: 4mal 2 Kaps. für 3 Tage, dann 3mal 2, 5mal 1, 4mal 1, 3mal 1, 2mal 1 Kaps., aber auch zuletzt 0-0-0-2, da die nächtliche Unruhe fortbestehen kann.

Bei manifester deliranter Symptomatik ist der Zielzustand der Medikation ein leichter Schlaf, aus dem der Patient jederzeit erweckbar ist. Bei der Therapie schwerer deliranter Zustände ist mangels Kooperation des Patienten eine orale Therapie häufig nicht mehr durchführbar. Dann ist die Anwendung einer Infusion mit Clomethiazol oder Diazepam evtl. in Kombination mit Haloperidol erforderlich. Die reguläre Infusionstherapie findet auf einer gut überwachten Station (Wachstation, Intensivstation) mit rasch verfügbarer maschineller Beatmung statt.

Haloperidol (z. B. Haldol-Janssen)

Die Indikation besteht v. a. bei isolierten, akustisch betonten Halluzinationen, beispielsweise bei einer Alkoholhalluzinose, die in der Regel wenig vegetative Begleitsymptomatik aufweist. Als Dosierung sind etwa 3- bis 4mal 30–80 Trpf./Tag angezeigt. An Nebenwirkungen ist an die EPM-Symptomatik zu denken, die aber bei unseren Alkoholikern relativ selten beobachtet wird. Die Herz-Kreislauf-Verhältnisse sind zu beachten. Als Zusatzmedikation zu Clomethiazol im Entzug soll die Gabe etwa 1–2 h versetzt sein. Die Dosisreduktion kann in Schritten von 30–50 Trpf./Tag erfolgen.

Carbamazepin (z. B. Tegretal, Timonil)

Die Indikation besteht bei einem Anfallsrisiko in der Anamnese, auch bei erhöhter Reflexbereitschaft oder allgemeinen Zeichen der neuromuskulären Übererregbarkeit. Die Dosierung beträgt 3mal 10 ml Suspension, die wegen rascher Anflutung günstiger ist als Tabletten. Die AV-Überleitung muß normal sein, auch sollte das Blutbild unauffällig sein (vgl. Beitrag Mattern, S. 194). Die Reduktion erfolgt nach der kritischen Phase in 5-ml-Schritten pro Tag.

Diazepam (z. B. Valium-Roche, Diazepam-Desitin)

Die Substanz ist als Ausweichmittel gut zu empfehlen. Sie ist jedoch schlechter steuerbar als Clomethiazol. Bei starkem Erbrechen kann sie unbedenklich i.m. oder als Rektiole verwandt werden. Die Dosierung beträgt etwa 3mal 5–10 mg. Die Dosisreduktion erfolgt am besten in 5-mg-Schritten.

Zusatzmedikation (s. Abschn. „Medikamente nach Zielsymptomen", S. 109)

Beim Alkoholentzugssyndrom empfiehlt sich *Magenschutz,* z. B. 3mal 1 Beutel Aluminiumhydroxid (z. B. Maalox), ggfs. auch Ranitidin (z. B. Sostril, 2mal

150-mg-Tbl.), die Gabe von *Vitaminen,* v.a. Vitamin B_1 (z.B. Betabion, Aneurin), und ggf. eine *antihypertensive Therapie* mit Clonidin (z.B. 3mal 150 µg Catapressan). Häufig sind *Antidiarrhömittel* erforderlich (4mal 2 Kohlekompretten). Eine *Pneumonieprophylaxe* ist vorrangig. Auch ist gelegentlich die Gabe eines *Antiarrhythmikums* (z.B. Isoptin) indiziert. Kontrolle und Substitution der *Elektrolyte* ist erforderlich: bei Hypokaliämie z.B. Kalinor-Brausetabletten oder Rekawan, bei Hyponatriämie Schwedentabletten, bei Hypokalziämie Kalziumbrausetabletten, bei Hypomagnesiämie z.B. Lösmag, 3mal 1 Tbl. Gegebenenfalls müssen Infusionen angewendet werden. Vor allem bei Hyponatriämie muß die Therapie niedrig konzentriert, langsam und in geringer Menge erfolgen wegen der Gefahr der Auslösung einer zentralen pontinen Myelinolyse (Wolff-Weihrauch 1992).

Opiatentzugssyndrom *(incl. Kodeinentzug)*

Insgesamt besteht therapeutisch eine unklare Situation mit vielfältigen Therapieempfehlungen. Der Trend zum „homologen Entzug" wie beispielsweise zum methadongestützten Entzug („Niedrigschwelligkeit") hält an (vgl. z.B. Beitrag Behrendt u. Trüg, S. 229). Auch der dihydrokodeingestützte Entzug wird durchgeführt (z.B. 3- bis 4mal 1–2 Kaps., oder besser Saftäquivalent, z.B. 3- bis 4mal 5–15 ml Saft), da die Compliance evtl. besser und ein eleganteres Management des polysymptomatischen Entzugssyndroms möglich ist. Dennoch wird die Wirkung der Strategie des homologen Entzugs möglicherweise überschätzt. Bei Dihydrokodeinkapseln besteht das Problem, daß gedealt wird. Auch die Anwendung von Clonidin wird empfohlen, was allerdings eine gute Herz-Kreislauf-Kontrolle erfordert. Generell empfiehlt es sich, den Drogenabhängigen eher Medikamente zu geben, als das Risiko des frühzeitigen Therapieabbruchs zu riskieren; allerdings müssen die Regeln der Medikamentenabgabe genau geklärt werden.

Die weithin bewährte Medikation besteht in Doxepin (Aponal). Eine niedrigere Dosierung von etwa 3- bis 4mal 25–50 mg p.o., also eine Tagesdosis von nicht mehr als 200 mg, wird i. allg. ausreichen, da bei höheren Dosen Herz-Kreislauf-Komplikationen deutlich häufiger sind (vgl. Täschner 1986). Die Anfertigung eines EKG ist vorher erforderlich.

Zusatzmedikation (s. Abschn. „Medikamente nach Zielsymptomen", S. 109)

Beim Opiatentzug sind v.a. *Antidiarrhoika* wie Kohle (z.B. Kohlekompretten, 3- bis 5mal 2 Kompretten) indiziert oder Loperamid (Imodium), initial 2 Kaps., dann 1 Kaps., nach jedem ungeformten Stuhl (4–6 Kaps./Tag). *Bauchkoliken* können mit einer Wärmeflasche und evtl. mit N-Butylscopolamin (Buscopan) kurzzeitig behandelt werden. *Muskel- und Gelenkschmerzen* können gut durch antirheumatische Salben u. ä. therapiert werden. Ein *Antihypotonikum* wie etwa Dihydroergotamin (z.B. Dihydergot, 3mal 20 Trpf.) ist gelegentlich hilfreich. Die Wirkung ist zwar umstritten, jedoch klinisch beobachtbar.

Benzodiazepinentzugssyndrome

Die Symptomatik ist von Wahrnehmungsstörungen, Angst, Unruhe, diffusen somatischen Beschwerden bis zu Krampfanfällen und dem Delirium geprägt (vgl. Beitrag Ladewig, S. 158). Tückisch ist der schleichende Verlauf der Symptomatik, die etwa am 5.–6. Tag ihren Höhepunkt hat.

Die Therapie besteht daher prinzipiell in der gestuften Dosisreduktion. Wenn die aktuelle Dosierung zuverlässig bekannt ist, kann die Dosis jeden 3. Tag um 20–30 % reduziert werden. Es wird auch eine wöchentliche Dosisreduktion empfohlen, was jedoch im stationären Bereich kaum praktikabel ist. Pragmatisch können etwa 3- bis 4mal 5–10 mg Diazepam für etwa 5 Tage gegeben werden und dann jeden 2. oder 3. Tag um 5 mg reduziert werden. Zusätzlich kann ggfs. auch 3mal 10 ml Carbamazepin zum Anfallsschutz verabreicht werden. Generell sollte erst ab dem 6. oder 7. Tag forcierter reduziert werden. Bei einem deliranten Medikamententzugssyndrom ist häufig Clomethiazol flüssig oder i.v. das beste Mittel, das meist nach 2–3 Tagen wieder zur Normalisierung des Zustandes führt. Die detaillierten Therapieempfehlungen sind bereits beim Delirium tremens ausgeführt. Benzodiazepine müssen in dieser Situation häufig in extrem hohen Dosierungen verabreicht werden und scheinen aus klinischer Erfahrung weniger wirksam zu sein.

Barbituratentzugssyndrom

Die Behandlung der Barbituratentzugssyndrome verläuft prinzipiell wie die Therapie der Benzodiazepinentzugssyndrome. Es ist jedoch darauf zu achten, daß eine längere Entzugsdauer zu planen ist und daß auch ein Anfallsschutz sehr zu empfehlen ist.

Kombinierte Entzugssyndrome

Bei kombinierter Abhängigkeit von Alkohol und Benzodiazepinen sollte zunächst u. E. mit Clomethiazol begonnen werden, da es für den Alkoholentzug am effektivsten ist. Beim Herunterdosieren kann man rasch auf Diazepam umsetzen oder mit 3mal 5–10 mg Diazepam langsam einsteigen, bis ca. zum 7. Entzugstag warten und dann Diazepam reduzieren. Auch eine verlängerte Clomethiazolmonotherapie kann erwogen werden.

Medikamente nach Zielsymptomen

Folgende medikamentöse Strategien werden bei spezifischen Symptomen beim Entzug empfohlen (vgl. Wolff u. Weihrauch 1992). Dabei müssen auch akute „Überintoxikationen" oder pathologische Erregungszustände bei der Einlieferung in die Klinik beachtet werden (vgl. Beitrag Hibler u. Zilker, S. 257).

Bei einem *Erregungszustand bei einer Substanzintoxikation* sollte möglichst versucht werden, verbal eine Beruhigung herzustellen. Dies sollte bis etwa 20 min seit der letzten Substanzaufnahme andauern. Sollte keine Beruhigung möglich sein, dann helfen unter Notfallaspekten 1–2 Amp. Haloperidol oder 5–10 mg Midazolam i.v. (Dormicum; **Cave**: Atemdepression).

In der Entzugsphase ist bei *psychomotorischer Unruhe* Clomethiazol (Distraneurin) effektiv und wie beim Alkoholentzugssyndrom zu dosieren. Bei *Halluzinationen und/oder Wahn* ist Haloperidol (Haldol-Janssen) das Mittel der Wahl. Bei *Magenreizungen* sollten Antazida (z.B. Maalox, 3- bis 4mal 1–2 Beutel) nach Nahrungsaufnahme verabreicht werden. Auch Ranitidin (Sostril; 2mal 150 mg oral oder 3mal 50 mg i.v.) oder Cimetidin (Tagamet; 400–800 mg/Tag) kann erforderlich sein. Bei *Erbrechen* ist die Gabe von Metoclopramid (Gastrosil; z.B. 2mal 10 mg i.v.) erfolgreich (*Cave:* Krampfrisiko!). *Durchfall* wird mit 4mal 2 Kohlekompretten oder 2 Kaps. Loperamid (Imodium; dann nach jedem ungeformten Stuhl 1 Kaps., bis zu 6 Kaps./Tag) behandelt. Eine Elektrolytsubstitution (z.B. mit Elotrans) ist zu erwägen. Bei *Hypotonie* helfen 3mal 20 Trpf. Dihydroergotamin (Dihydergot); die Wirkung ist allerdings umstritten, u.E. bei manchen Drogenabhängigen aber als Sicherheitsfaktor zu werten. *Bauchkoliken* werden gut mit Wärmeflaschen und evtl. mit Butylscopolamin (Buscopan-Supp.) behandelt. Bei *Muskel- und Gelenkschmerzen* wirken Salben mit Hydroxyethylsalicylat und Benzylnicotinat (z.B. Stadasan R Thermo Salbe) und evtl. kurzfristig bis zu 3mal 25–50 mg Diclofenac (Voltaren).

Hypovitaminosen können prophylaktisch mit Vitamin-B-Komplex (z.B. 3mal 1 Drg. BVK) behandelt werden, was meist jedoch zu unspezifisch ist. Vor allem für die *Korsakow-Prophylaxe* des Alkoholikers empfiehlt sich Thiamin (Vitamin B_1; z.B. Betabion), z.B. 50–100 mg i.m./Tag. Wegen Anaphylaxiegefahr soll man möglichst für 1 Woche oral 300–1000 mg/Tag B_1 verabreichen (Resorption ist nachgewiesen). Neuerdings gibt es hochkonzentrierte Zubereitungen (Aneurin-AS) mit Dosierungsempfehlungen von ca. 1500–3000 mg/Tag (= 3mal 1–2 Oblongtbl./Tag). Zuverlässige klinische Studien dazu stehen noch aus. Auch ist die wissenschaftliche Basis der Vitamin-B_1-Defizithypothese nicht so gut gesichert, wie allgemein behauptet wird, da man auch ein alkoholbedingtes Korsakow-Syndrom ohne Vitamin-B_1-Mangel beobachten kann. Bei neurologischer Symptomatik (*Wernicke-Enzephalopathie*), d.h. bei Augenbewegungsstörungen, Gangstörungen usw., ist die parenterale Therapie dringend indiziert, beispielsweise 50 mg i.v. + 50 mg i.m., dann i.m. 50 mg/Tag (nach Thier 1988). Zur *Pneumonieprophylaxe* ist Atemgymnastik,

Abklatschen, Luftbefeuchten u. ä. angezeigt. Bei der *manifesten Pneumonie* soll nach internistischen Empfehlungen therapiert werden. Antibiotika werden nach Erregersicherung verabreicht. Häufig sind Vibramycin, ggfs. Cephalosporine, hilfreich. Gegen die *Verschleimung* hilft häufige Umlagerung, Absaugen, physikalische Maßnahmen, Ambroxol (Mucosolvan-Saft), 3mal 10 ml, und auch 3mal 200 mg N-Acetylcystein (Fluimucil). Zur *Bronchodilatation* (z. B. spastische Bronchitis) kommt Fenoterol-Dosieraerosol (z. B. Berotec), 3mal 1–2 Hübe/Tag, und/oder z. B. 2mal 250-mg-Tabletten Theophyllin (Euphyllin CR 250) in Frage. Zur *Thromboseprophylaxe* dient Krankengymnastik, Strümpfe, Heparin (z. B. 7500 I.E.s.c. 1-0-1). Gegen *Tachykardie* (HF > 100/min) helfen β-Blocker (z. B. Visken; 3mal 5 mg Tbl.). Zum Ausgleich der *Elektrolyte* (Spiegel): Kalium: Kalinor-Brausetabletten, 1–3mal 1 Tbl.; Kalzium: Kalzium-Sandoz-forte-Brausetabletten, 1–3mal 1 Tbl.; Magnesium: fragliche Relevanz einer Hypomagnesiämie bei Entzugssyndromen, ev. Loesmag, 3mal 1 Tbl.; Natrium: bei forcierter Substitution besteht die Gefahr der Induktion einer zentralen pontinen Myelinolyse! Daher vorzugsweise oral am besten 4mal 2 Schweden-Tbl. geben; ggf. 1000–1500 ml/Tag NaCl-Infusion 0,9 % für etwa 24 h. Beim *zerebralen Krampfanfall* soll man die Lagerung beachten, abwarten und beobachten; evtl. 10 mg Diazepam (Valium) als Rektiole oder i.v. Auch Phenytoin (Phenhydan), 250 mg i.v., sehr langsam injiziert (in 5 min wegen Herzrhythmusstörungen) ist gut wirksam. Phenytoin ist v. a. wegen des fehlenden sedierenden Effekts für differentialdiagnostische Überlegungen günstig. Bei stabilem Zugang kann die 750-mg-Infusion angewendet werden. Phenytoininjektionen sollen möglichst nicht über den Infusionsschlauch verabreicht werden, da die Gefahr der Ausflockung besteht: daher 10 ml Kochsalz vor- und nachspritzen und das Flüssigkeitsverhalten im Schlauch beobachten.

Infusionsbehandlung

Nicht selten ist bei Suchtpatienten eine intravenöse Therapie erforderlich. Neben der spezifischen Therapie sind Elektrolytsubstitutionen, Flüssigkeitsersatz, Antibiotikatherapie, parenterale Ernährung usw. wichtigste Ziele der Infusionsbehandlung. Für die einzelnen therapeutischen Empfehlungen ist hier auf die einschlägigen Therapieempfehlungen zu verweisen (z. B. Braun u. Preuss 1991; Wolff u. Weihrauch 1992). Bei Flüssigkeitssubstitution kann beispielsweise 500 ml Ionosteril und 500 ml Laevulose im Wechsel gegeben werden mit einer Gesamtmenge von etwa 2500 ml pro Tag und einer Positivbilanz von etwa 500 ml. Bei Temperaturerhöhung pro 1 °C werden 500 ml mehr verabreicht, was beim Vollbild des Delirium tremens eine Positivbilanz bis zu 3500 ml erforderlich machen kann (vgl. Einhäupl 1988). Eine genaue Bilanzierung ist notwendig.

Ausblick

Es ist nun leicht einzusehen, daß die Durchführung einer Entzugstherapie auf einem komplexen Kalkül der Diagnostik und der Therapie beruht. Es wird deutlich, daß ein einfaches, schematisiertes therapeutisches Vorgehen nicht angezeigt ist. Die einzelnen Schritte – Exploration, Untersuchung, Diagnose, Therapie, Kontrolle – sind ein Kreisprozeß von Informationserfassung und Handlungsplan: Bereits die Entscheidung, ob der Patient ambulant oder stationär behandelt werden soll, bedarf umfangreicher Abklärungen, die die körperlichen, psychischen und sozialen Folgen und Bedingungen des Rauschmittelkonsums betreffen. Auch in der Phase der Diagnostik ist eine sehr umfassende Ausrichtung erforderlich. Danach richtet sich letztlich der konkrete Behandlungsplan.

Literatur

Bender W (1993) Notfälle durch Drogen und Psychopharmaka. In: Harloff M (Hrsg) Notfälle der Inneren Medizin. Urban & Schwarzenberg, München, S 488–497

Benkert O, Hippius H (1992) Psychiatrische Pharmakatherapie, 5. Aufl. Springer, Berlin Heidelberg New York

Braun J, Preuss R (1991) Klinikleitfaden, Intensivtherapie. Jungjohann, Stuttgart

Burkhardt E (1989) Behandlung des Alkoholentzugssyndroms mit Carbamazepin: Erfahrungen an einem psychiatrischen Landeskrankenhaus. In: Müller-Oerlinghausen B, Haas S, Stoll KD (Hrsg) Carbamazepin in der Psychiatrie. Thieme, Stuttgart New York, S 69–75

Caspari D, Wappler M, Bellaire W (1992) Zur Behandlung des Delirium tremens – ein Vergleich zwischen Clomethiazol und Chlorazepat hinsichtlich Effektivität und Nebenwirkungsrate. Psychiatr Prax 19:23–27

Einhäupl KM (1988) Neurologische Intensivmedizin. In: Brandt T, Dichgans J, Diener HC (Hrsg) Therapie und Verlauf neurologischer Erkrankungen. Kohlhammer, Stuttgart, S 415–434

Möller HJ (1991) Psychiatrie. Huber, Bern

Schied HW, Mann K (1989) Die Behandlung des Delirium tremens und des Alkoholentzugssyndroms. In: Schied HW, Heimann H, Mayer K (Hrsg) Der chronische Alkoholismus. Fischer, Stuttgart, S 285–300

Täschner KL (1986) A controlled comparison of clonidine and doxepin in the treatment of the opiate withdrawal syndrome. Pharmacopsychiatry 19:91–95

Thier P (1988) Alkoholfolgekrankheiten. In: Brandt T, Dichgans J, Diener HC (Hrsg) Therapie und Verlauf neurologischer Erkrankungen. Kohlhammer, Stuttgart, S 621–634

Tretter F (1992) Brücke zwischen Grundlagenforschung und Klinik. Anmerkung zu der Arbeit von H. Rommelspacher et al. Nervenarzt 63:311–312

Tretter F (1994) Begleiterkrankungen der Polytoxikomanie. In: Nowak M, Schifman R, Brinkmann R (Hrsg) Sucht macht Angst – Angst macht Sucht. (Arbeitstitel). Schattauer, Stuttgart (im Druck)

Wolff HP, Weihrauch TR (Hrsg) (1992) Internistische Therapie. Urban & Schwarzenberg, München

Wrobel N, Thalhofer S, Köppel C (1991) Clonidintherapie beim Alkoholentzugssyndrom bei Intensivpatienten. Intensiv- und Notfallbehandlung 16/3:113–116

Psychopathometrie des Alkoholentzugssyndroms (AES)

H. Busch, K. Schröder-Rosenstock

Angesichts der Häufigkeit von Alkoholproblemen wird der Arzt relativ oft mit einem Alkoholentzugssyndrom (AES) konfrontiert. Wenn er sich dann über die beste Therapie informieren will, muß er sich bei einem Spektrum von mehr als 100 (Naranjo u. Sellers 1986) veröffentlichten, z.T. sehr unterschiedlichen und widersprüchlichen Medikamentenschemata wenig gut beraten, ja verunsichert fühlen. Geht man dieser verwirrenden Situation weiter nach, stößt man bald auf Sachverhalte der Psychopathometrie (Tretter 1991). Man wird sich nämlich fragen, unter welchen Bedingungen die Einschätzung entstand, daß so viele verschiedene Substanzen effektiv auf ein Zielsyndrom, das AES, einwirken können.

Die Prüfung, ob ein Behandlungsverfahren wirksam ist, und welche Nebenwirkungen möglicherweise zu erwarten sind, muß wissenschaftlichen Kriterien wie Objektivität, Reproduzierbarkeit und Generalisierbarkeit Rechnung tragen. Die systematische, standardisierte Erfassung von möglichst eindeutig definierten Daten – also eine auf die Fragestellung bezogene angemessene Dokumentation – ist hierfür unerläßlich (Busch u. Helmchen 1973).

Klinische Prüfungen von Substanzen gegen das AES

Ist-Zustand

Bei dem Versuch, die Ursachen für die oft praktizierte pharmakotherapeutische Polypragmasie ausfindig zu machen, stößt man insbesondere auf methodologische Defizite der klinischen Prüfungen für Substanzen gegen das AES, aber auch auf klinisch grundsätzlich richtige Vorstellungen wie z.B. die Behandlung mit Substanzen ohne Abhängigkeitspotential, also solchen außerhalb der Alkohol- und Barbituratgruppe, und auch Medikamenten mit möglichst geringer bedrohlicher Nebenwirkungsrate. Im Feld der vielfältigen methodologischen Ungereimtheiten imponiert, wie häufig einem Medikamentenschema eine Effizienz attestiert wurde, ohne daß sich diese Aussage auf eine Befunddokumentation mit standardisierten Untersuchungsinstrumenten stützen konnte (Liskow u. Goodwin 1987; Busch u. Frings 1988; Busch 1989). Dies steht im Gegensatz zu dem seit vielen Jahren erreichten Standard klinischer Prüfungen für Antidepressiva und Neuroleptika.

Die 1983 von Moskowitz et al. publizierte Analyse von 81 seit 1954 durchgeführten Studien an 6808 Patienten anhand eines Kriterienkatalogs, der auch für somatomedizinische Studien Anwendung gefunden hat, erbrachte ein spektakulär schlechtes Ergebnis, das bedauerlicherweise auch heute noch breitere Gültigkeit hat. Allein die Aussage, daß Benzodiazepine besser als Placebo gegen das AES wirken, wurde als wissenschaftlich eindeutig qualifiziert. Als besonders gravierende Fehler wurden u. a. herausgestellt, daß weder die Prüfer noch die Patienten hinsichtlich entscheidender Sachverhalte blind waren, daß der Therapieerfolg nicht klar genug definiert worden war, daß unzureichende Daten eine Kontrolle der Ergebnisse durch den Leser unmöglich machten, daß potentielle Therapieeffekte nicht von potentiellen Nebenwirkungen klar genug getrennt werden konnten und daß die statistische Analyse besonders zu wünschen übrig ließ.

Diagnostische und methodische Schwierigkeiten

Wenn man die komplexe Bedingungskonstellation für den schlechten Standard klinischer Prüfungen von Delirtherapeutika im Detail analysiert, werden vor allem 2 schwerwiegende Fehlerquellen offensichtlich:

1) diagnostische Unsicherheiten,
2) methodologische Defizite.

Um eine eindeutige diagnostische Beschreibung der Untersuchungspopulation gewährleisten zu können, ist der Einsatz eines standardisierten Untersuchungsinstruments unverzichtbar. Nach der Abgrenzung des AES durch Victor u. Adams (1953) haben v. a. die Arbeiten von Gross et al. in den 60er und frühen 70er Jahren (1968, 1973), in Deutschland jene von Feuerlein (1967, 1974, 1980) und Böning u. Holzbach (1978) maßgeblich zur differenzierten Abgrenzung der Symptomatik beigetragen. Gross et al. hatten dabei nicht nur der Symptomatologie 3 Faktoren zugeordnet (1971), sondern auch schon von Anfang an auf die Vielfalt der Symptome, die Variabilität der Symptomkombination und den unterschiedlichen Schweregrad bei unterschiedlichen Patienten und beim selben Patienten im Verlauf hingewiesen.

Obwohl diese Befunde die allgemein anerkannte Bedeutung der Diagnostik für die Beschreibung jeder Untersuchungspopulation im speziellen Fall noch einmal besonders unterstreichen konnten, haben die durchgeführten klinischen Prüfungen bis heute diesem Sachverhalt erstaunlich oft nicht oder nicht genügend Rechnung getragen. Wenn Palestine (1973) das AES einschließlich Delir effektiv mit 15 mg Butyprophenon/Tag behandeln konnte, so dürfte er nicht dasselbe Zielsyndrom wie z. B. Holzbach u. Bühler (1978) angegangen sein, die selbst mit einer 10mal höheren Dosis keinen ausreichenden Effekt erreichen konnten. Wenn die sympatikotonen Symptome eines milden AES effek-

tiv mit einem β-Blocker beeinflußt werden können, so läßt sich kein Delirtherapeutikum qualifizieren. Konkret geht es in diesem Fall um den diagnostischen Stellenwert des beeinflußten Syndroms Tremor vor dem Hintergrund
der ganzen Bandbreite dieses Symptoms vom sehr leichten AES bis hin zum
voll ausgebildeten Delir im Kontext mit anderen möglichen Symptomen des
akuten Querschnittssyndroms eines AES.

Skalen für die standardisierte Dokumentation der Symptome des AES

Die Entwicklung derartiger Skalen ging von der New Yorker Untersuchungs-
gruppe von Gross aus, welche ihre Befunde in 2 Untersuchungsinstrumente
einbrachten: die TSA und die SSA (s. unten).

Total Severity Assessment (TSA)

Es handelt sich hierbei um eine komplette Batterie mit 30 klinischen Variablen.

Selected Severity Assessment (SSA)

Die SSA ist eine Skala für die klinische Routinediagnostik mit 11 Variablen:

- Eßstörungen,
- Schlafstörungen,
- Unruhe,
- Gehör und/oder Gesichtshalluzinationen,
- Tremor,
- Schwitzen,
- Bewußtseinstrübung,
- Fähigkeit zur Kontaktaufnahme,
- Temperatur,
- Puls,
- zerebrale Anfälle.

Beide Skalen konnten als reliable – auch für kurzfristige Wiederholungs-
messungen im Verlauf – und valide Instrumente qualifiziert werden (Rosenblatt et al. 1972; Gross et al. 1972, 1973).

Clinical Institute Withdrawal Assessment for Alcohol (CIWA-A)

Diese wohl bekannteste Fremdbeurteilungsskala von Shaw et al. (1981) hat
folgenden Merkmalskatalog:

- Zittern,
- Schwindel und Erbrechen,

- anfallsartiges Schwitzen,
- taktile Sensationen,
- akustische Sensationen,
- visuelle Sensationen,
- Halluzinationen,
- Bewußtseinstrübung,
- Fähigkeit zur Kontaktaufnahme,
- Ängstlichkeit,
- Agitiertheit,
- Denkstörungen,
- zerebrale Anfälle,
- Kopfschmerzen,
- Gesichtsrötung.

Eine Abstufung ist über 3 bzw. 7 Punkte möglich. Als testpsychologisch günstige Sachverhalte werden eine Interraterreliabilität von 0,94 für mit der Skala trainiertes Pflegepersonal sowie hinsichtlich der Validität ein gutes Ergebnis anhand der Gegenüberstellung der Ergebnisse für den CIWA-A-Score und der globalen Einschätzung der behandelnden Ärzte auf einer 3-Punkte-Skala angegeben. Von besonderem Vorteil ist, daß erstmals durch an Punktwerte gebundene unterschiedliche Ausprägungsgrade für das AES eine quantifizierbare phänomenologische Diagnostik und damit deutlich bessere Indikatorvariablen für eine klinische Prüfung bereitgestellt werden konnten:

- sehr milder Ausprägungsgrad: 10–12 Punkte,
- schwacher Ausprägungsgrad: 20,4 ± 2,6 Punkte,
- mäßiger Ausprägungsgrad: 24,2 ± 5,4 Punkte,
- schwerer Ausprägungsgrad: 29,2 ± 7,6 Punkte.

CIWA-Ar

Es handelt sich um eine revidierte CIWA-A (Sullivan et al. 1989). Ihre 10 Symptome beruhen auf einer Reduktion des Merkmalkatalogs der Ursprungsskala, wobei Korrelationen der Einzelitems der kürzeren Fassung mit dem Totalscore der CIWA-A als Kriterien benutzt wurden. Aufgrund dieses testpsychologischen Vorgehens wurde der systolische und diastolische Blutdruck nur noch unabhängig von der Skala dokumentiert.
Eine Quantifizierung wird über eine 7- bzw. 4-Punkte-Skala angeboten.

Merkmale:
- Schwindel und Erbrechen,
- Zittern,
- anfallsartiges Schwitzen,
- Angst,
- Agitiertheit,
- taktile Sensationen,

- Gehörsensationen,
- Gesichtsensationen,
- Kopfschmerz oder Kopfdruck,
- Orientierungs- und Bewußtseinstrübung.

CIWA-AD

Diese Skala von Sellers et al. (1991) mit nur noch 7 Merkmalen wurde entwickelt, indem die im DSM III-R geltenden Vorstellungen über das AES mit der CIWA-A untersucht wurden. Auch hier ist eine abgestufte Dokumentation in 7 Teilschritten möglich.

Merkmale:
- autonome Hyperaktivität,
- Handtremor,
- Angst,
- flüchtige taktile, akustische oder visuelle Sensationen,
- Agitiertheit,
- Schwindel oder Erbrechen,
- Kopfschmerz.

Ein weniger bekanntes Untersuchungsinstrument, das sich auf einen vergleichbaren Merkmalskatalog wie die oben genannten Untersuchungsinstrumente stützt, wurde von *Kristensen et al.* (1986) mit 8 Merkmalen vorgestellt, die über eine 4-Punkte-Skala quantifiziert werden können:

- Schwitzen,
- Tremor,
- motorische Aktivität,
- Puls,
- Temperatur,
- Halluzinationen,
- Bewußtseinsklarheit,
- Bewußtseinsintensität.

Mainz Alcohol Withdrawal Scale (MAWS)

Kürzlich wurde die MAWS vorgestellt (Banger et al. 1992). Hier werden 8 Symptome von 0–3 abgestuft erfaßt:

- Desorientiertheit,
- Halluzinationen,
- Unaufmerksamkeit,
- Störungen im Kontakt,
- Agitation,
- Tremor,
- Schwitzen,
- Ängstlichkeit.

Blutdruck und Puls werden bei diesen Autoren in einer eigenen Skala, der *Nurse Alcohol Withdrawal Scale (NAWS)*, dokumentiert.

Diese Fremdbeurteilungsinstrumente zur Erfassung der Symptome des AES können sowohl vom Pflegepersonal wie auch von den Ärzten benutzt werden. Der methodische Basissatz, daß die Benutzer der Skalen mit der Semantik der Merkmale vertraut sein müssen, d. h. daß sie mit dem Untersuchungsinstrument trainiert wurden, muß nicht zuletzt deshalb noch einmal betont werden, weil die testpsychologischen Ergebnisse nicht in jedem Fall umfassend genug und auf identischem Niveau sind. Wichtig ist ferner, daß die Anwendung der Skalen während des akuten Krankheitsverlaufs in regelmäßigen Abständen zum Einsatz kommt, da ein Teil der Symptome zu bestimmten Tageszeiten unterschiedlich stark ausgeprägt ist (Busch u. Frings 1988). Zudem erwies sich die Strukturierung der Zuwendung des Krankenpflegepersonals durch regelmäßige Kontakte, in welche die Dokumentation mit der Skala integriert war, als stabilisierender und günstiger Einfluß auf den Patienten, speziell auch auf den Ausprägungsgrad der vegetativen Symptomatik und damit auch für den Prüfplan (Shaw et al. 1981).

Dieser historische Abriß der Skalenentwicklung zeigt, daß Untersuchungsinstrumente zur Verfügung stehen, um ein häufiges, besonders schwerwiegendes Defizit bisheriger klinischer Prüfungen (ein nicht vergleichbares Untersuchungskollektiv) auszuschalten.

Wichtige Variablen für den Prüfplan

Obwohl bei der Arzneimittelprüfung an psychiatrischen Patienten mit mehr und mit komplexeren Einflußfaktoren als in einer somatomedizinischen Disziplin zu rechnen ist, ist dies kein Grund zur Resignation. Wichtig ist, daß die für eine bestimmte Fragestellung angemessene Berücksichtigung der Wirkvariablen durch die Analyse des jeweiligen Untersuchungssettings mit subtiler klinischer Kennerschaft und mit Sinn für methodologische Praktikabilität sichergestellt wird. Für den Erfahrenen lassen sich dabei jene unspezifischen Variablen erkennen, deren Komplexität besondere Probleme aufwirft. Wenn sie auch nur mit Einschränkung beherrscht werden können, so kann doch ihre Wirkung als Quelle einer unzutreffenden Beurteilung besser abgeschätzt werden, wenn man um sie weiß (Goldberg 1968).

Nachstehende Sachverhalte müssen in einem Prüfplan methodologisch kompetent berücksichtigt werden:

1) Die akuten und chronischen Folgen der Alkoholintoxikation haben Einfluß auf die Homogenität der Versuchspopulation. Männer und Frauen bauen den Alkohol unterschiedlich gut ab; zudem sind Unterschiede durch eine genetisch determinierte Enzymausstattung möglich. In diesem Zusammenhang sind das Ausmaß der Leber- und/oder Pankreasschädigung – ausgewiesen durch entsprechende Enzymerhöhungen –, das Vorliegen eines Dia-

betes mellitus, einer renalen Störung, von Epilepsie, eines belangvollen Hirnsubstanzschadens und deutlich erhöhte Temperaturen als mögliche Störfaktoren zu berücksichtigen (Feuerlein 1989).

2) Interaktionen mit der Prüfsubstanz sind durch ein initiales Drogenscreening auf Substanzen aus der Alkohol-Barbiturat-Gruppe, aber auch auf andere ZNS-wirksame Stoffe auszuschließen.

3) Der Alkoholspiegel zum Zeitpunkt der ersten Medikation muß als Variable kontrolliert werden.

4) Daß und zu welchem Zeitpunkt erstmals die Prüfsubstanz einen ausreichenden Wirkspiegel erreicht, muß kontrolliert werden.

5) Neue Wirkvariable dürfen nicht nach Prüfungsbeginn dadurch eingeführt werden, daß z. B. in den ersten 3 Tagen ein zusätzliches Medikament aus der Alkohol-Barbiturat-Gruppe in der 2. Tageshälfte zum Einsatz kommt, weil die Prüfsubstanz die dann stäkeren Symptome des AES offensichtlich nicht ausreichend beeinflussen kann (Lier u. Lier 1979).

6) Damit intervenierende, das Prüfergebnis verzerrende Wirkvariable besonderer Art ausgeschlossen werden können, muß der Prüfplan so angelegt sein, daß folgende Frage sicher entscheidbar ist: Ist die Abnahme der Symptome lediglich eine Funktion der Zeit oder eine positive Folge der Prüfsubstanz oder gar eine negative Folge der gewählten Medikation? Dies ist nämlich anzunehmen, wenn affektive Befindensmerkmale entweder als unerwünschte Wirkung der Prüfsubstanz auftreten oder die Rückbildung der Entzugssymptome durch eine aufgepropfte unerwünschte Wirkung verzögert wird. Eine Studie von Klett et al. (1971) belegt durch den Nachweis entsprechender Chlordiazepoxid- bzw. Chlorpromazineffekte beispielhaft die Notwendigkeit der Anwendung einer Skala, welche die Nebenwirkungen – insbesondere auch die Stimmungsänderungen – differenziert erfassen und vom Effekt der Prüfsubstanz unterscheiden lassen kann (Bokström et al. 1989).

7) Unspezifische Wirkvariablen (im Gegensatz zu spezifischen pharmakotherapeutischen und somatomedizinischen Einflußgrößen) ergeben sich z. B. durch Besuche während einer klinischen Prüfung oder durch die sog. Stationsatmosphäre. Nachdem festgestellt wurde, daß die Ausprägung der vegetativen Entzugssymptome nicht unabhängig von derartigen Sachverhalten ist, die als Variable „Umgang mit dem Patienten" beschrieben werden können, ist zu kontrollieren, ob, in welchem Ausmaß und mit welcher affektiven Qualität ein Patient Zuwendung durch Besucher bekommt, wie stabil und mit welcher emotionalen Qualität die Interaktionen der Prüfärzte und aller Kontaktpersonen sind (Whitefield et al. 1978).

Ein eigenes, neues neuropsychophysiologisches Pathometriekonzept

Wenn auch durch die standardisierten Skalen zur Erfassung der klinischen Phänomene des AES ein wichtiger methodologischer Fortschritt möglich wurde, liegt es dennoch nahe, gerade für eine körperlich begründete psychische Störung nach zusätzlichen biologischen und damit objektiveren Evaluationsparametern zu suchen. Gelänge es z.B. zum Zeitpunkt des frühen AES, biologische Parameter von echter Prädiktorqualität abzugrenzen, so wäre einmal eine bessere Differentialtypologie der Störung zu erwarten. Zum anderen – und dies wäre von besonders großem therapeutischem Nutzen – könnte gezielter behandelt werden. Vor allem ließe sich der momentan praktizierte Einsatz von Substanzen gegen das AES mit Abhängigkeitspotential mit aller Wahrscheinlichkeit deutlich reduzieren. Jetzt wird oft zu früh und zu massiv mediziert, weil es unklar ist, ob sich ein frühes, relativ mildes AES in einen schweren Ausprägungsgrad, evtl. hin bis zum Delir, entwickelt.

Auf der Suche nach biologisch fundierten, härteren Parametern für die Entwicklung und den Verlauf des AES lassen sich nach unseren Untersuchungen (Schröder-Rosenstock et al. 1993) die evozierten Potentiale als sensible Parameter für die Funktionsänderung des ZNS durch Alkohol – insbesondere auch durch den Entzug – nutzen. Dies gilt v. a. dann, wenn man vor Einsetzen der Medikation im Entzug durch mindestens 2 Ableitungen im Mehrstundenabstand einen Gradienten für den Beginn und die voraussichtliche Entwicklung der Erregungskurve darstellen kann.

Majchrowicz hat 1985 den biphasischen Verlauf des AES auf der Basis von Tierversuchen anschaulich gemacht. Die chronische Applikation von Alkohol hat einen depressorischen Effekt auf das ZNS. Mit Beginn der Abstinenz verläuft die Entzugsperiode in 2 gegenläufigen Phasen: Auf der einen Seite nimmt die ZNS-Depression mit sinkendem Blutalkoholspiegel ab. Über einen Neutralpunkt setzt dann eine steigende Erregungskurve ein. Zu beachten ist dabei, daß die Erregungskurve schon deutlich vor Absinken des Blutalkoholspiegels auf 0 beginnt. Die ZNS-Hyperexzitabilität findet ihren Ausdruck in den bekannten Symptomen, sie ist jedoch mit besser quantifizierbaren Methoden bisher nur unzureichend erfaßt worden. Um die Hyperexzitabilität im AES möglichst genau zu registrieren, sind Untersuchungsmethoden anzuwenden, die sich auf verschiedenen Ebenen mit unterschiedlicher neuronaler Komplexität beziehen. Die allgemein noch am ehesten übliche Registrierung vegetativer Parameter wird bei uns noch ergänzt durch eine in Kern- und Hauttemperatur differenzierte Messung. Psychophysiologisch werden mit dem sog. Wiener Testsystem (Fa. Hogrefe, Göttingen) ein Vigilanztest, ausgewählte Parameter der motorischen Leistungsserie und ein Reaktionstest angewendet.

Depression und Hyperexzitabilität im Zusammenhang mit Alkohol konnten tierexperimentell gut durch Ableitung evozierter Potentiale dokumentiert werden. Eine Übersicht der bisherigen Ergebnisse haben Porjesz u. Begleiter (1985) gegeben: Alkoholapplikation führte bei den visuell evozierten Potentialen zu einer Abnahme der Amplituden. Bei den Hirnstammpotentialen, also den frühen akustisch evozierten Potentialen, verlängerten sich die Latenzzeiten. Im frühen Entzug zeigten überhöhte Amplituden der evozierten Potentiale und verkürzte Latenzzeiten der Hirnstammpotentiale die Hyperexzitabilität an.

Im Rahmen unserer Studie werden im neurophysiologischen Bereich neben dem quantifizierten EEG die visuell evozierten Potentiale (VEP) und die frühen akustisch evozierten Potentiale (FAEP) abgeleitet.

Bei Patienten, die mit Restalkohol zur Aufnahme kommen, werden schon am 1. Tag alle genannten Parameter mindestens 2mal gemessen, um so Gradienten für den Beginn der Erregungskurve erhalten zu können (Schröder-Rosenstock et al. 1993). Da unsere Untersuchungen noch nicht abgeschlossen sind und statistische Ergebnisse nicht vorliegen, soll exemplarisch die Reagibilität der visuell evozierten Potentiale aus einem bisherigen Kollektiv von über 50 Patienten an 2 typischen Fällen gezeigt werden.

Bei einem 37jährigen Alkoholabhängigen (Abb. 1) zeigte die Erstableitung bei einem Restalkohol von 0,6 ‰ einen Normalbefund. Einige Stunden später hat sich der Befund ohne Alkohol tendenziell in Richtung hyperreaktiv verändert, nämlich mit etwas kürzerer P-100-Latenzzeit und mit angestiegener Amplitude. In der 5. Woche bestätigt sich die Hyperreaktivität im Entzug für beide Kurven, da jetzt die Latenzzeit sich sogar bis in den Grenzbereich verlängert hat und trotz technisch besserer Ableitung die Amplitude niedriger ausfällt.

Die Erstableitung eines anderen Patienten (Abb. 2) ergab unter einem Blutalkoholspiegel von 3 ‰ einen hyporeaktiven Wert, der mit 118 ms im pathologischen Bereich liegt. Bei der 2. Ableitung, wenige Stunden später, hat sich zwar die Latenzzeit verkürzt, ist jedoch gegenüber der Kontrollableitung in der 6. Woche bei einem Blutalkoholspiegel von 2 ‰ noch hyporeaktiv. Hier

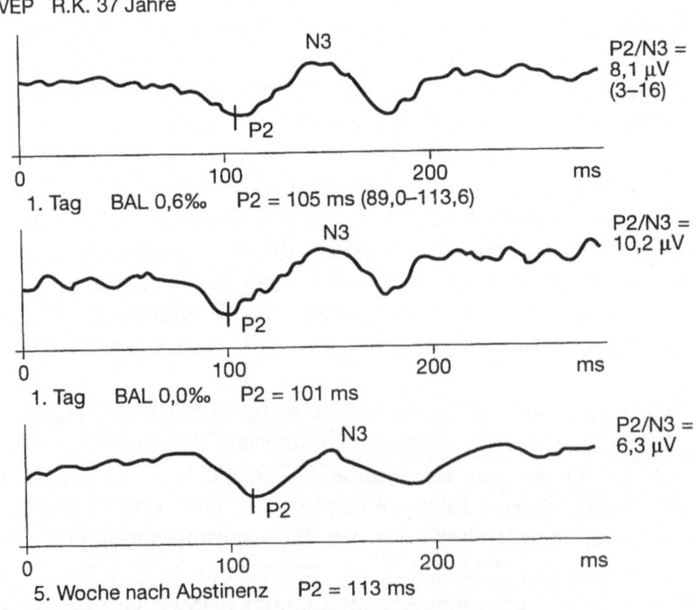

Abb. 1. Hyperreaktiver Befund im Entzug (Erläuterungen s. Text)

konnte also wegen des zu hohen Restalkohols eine Hyperexzitabilität am
1. Tag noch nicht dokumentiert werden.

Nach unseren bisherigen Erfahrungen läßt sich sagen: Evozierte Potentiale
sind sensible Parameter, die Funktionszustände und Störungen des ZNS durch
Alkohol gut abbilden können. Es zeichnet sich jedoch schon jetzt aus unserer
Studie ab, daß die interindividuelle Variabilität bei den Patienten größer ist als
in den Tierversuchen und auch bei Untersuchungen mit kontrolliert alkoholi-
sierten Probanden.

Die neurophysiologischen Befunde stellen zusammen mit den psychophysiologischen und den vegetativen Parametern einen großen Datenpool dar.
Seine statistische Analyse läßt Ergänzungen zu den bisherigen faktorenanalytischen Ergebnissen (Gross et al. 1971; Feuerlein 1972; Holzbach 1981) erwarten. Perspektivisch sollen sich valide Prognose- und Behandlungskriterien
für das AES ergeben, die sich in neuen Befundkonstellationen darstellen. Aus
typischen Einzelbefunden oder Befundkonstellationen sollen z. B. Risikopatienten für Krampfanfälle oder Delir vorhergesagt werden können. Die Patho-
metrie beim AES sollte dadurch nicht komplexer, sondern künftig eher einfacher werden.

Insgesamt zeichnet sich ab, daß die für das AES bedeutsamen Befunde der
biologischen Grundlagenforschung (Schmidt u. Rommelspacher 1990) sowie
auch der Transmitterforschung für die Diagnostik und insbesondere die Pa-
thometrie des Syndroms einen wichtigen Stellenwert einnehmen werden
(Rommelspacher et al. 1991). Besonders interessant erscheint es bereits jetzt,

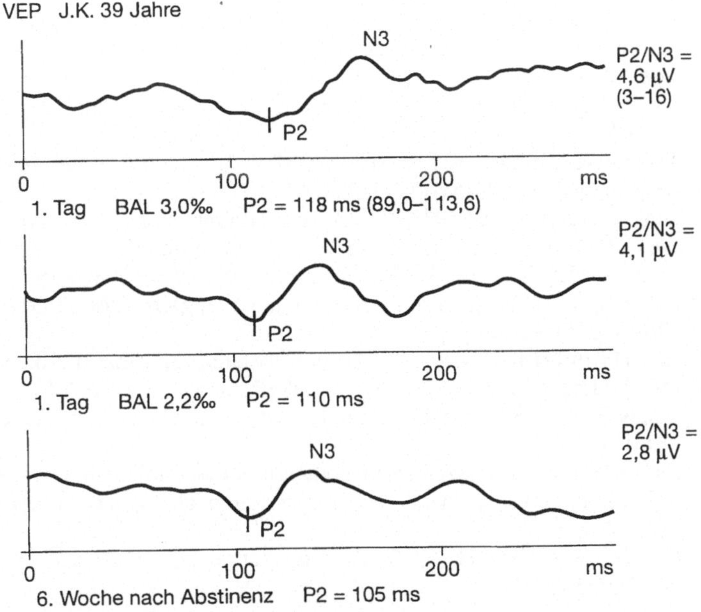

Abb. 2. Hyporeaktiver Befund im Entzug (Erläuterungen s. Text)

Prüfpläne für Substanzen gegen das AES dadurch zu strukturieren, daß der funktionale Zusammenhang zwischen den 4 Zielsyndromen (Sedierung, Anhebung der Krampfschwelle, Dämpfung der vegetativen Erregbarkeit und antipsychotische Wirkung; Arnold u. Feierlein 1983) und dem zugehörigen pathophysiologischen Mechanismus, wie ihn die neurophysiologische und neurochemische Grundlagenforschung aufgeklärt hat, für die Auswahl der Methoden bestimmend wird. So wissen wir z. B. jetzt, daß wir deshalb mit Neuroleptika gegen die produktiv-psychotischen Symptome des AES erfolgreich angehen können, weil der Dopaminstoffwechsel gestört ist. Wir können auch den protektiven Effekt von γ-Aminobuttersäure (GABA) (Gallimberti et al. 1989) gegen das AES feststellen, kennen aber noch nicht alle direkten oder indirekten GABA-vermittelnden Wirkungen in diesem Zusammenhang. Wir sind aufgefordert abzuklären, inwieweit bewährte Delirtherapeutika über den gesamten oder nur einen partiellen Wirkmechanismus von GABA Einfluß nehmen. Die methodische Instrumentalisierung solcher oder ähnlicher Überlegungen, die sich auf biologische Befunde der Grundlagenforschung zum AES stützen, haben zum Ziel, spezifische Substanzen mit selektiver Wirkung auf die Phänomene des AES finden zu können. Jeder Zuwachs an Kenntnis über die komplexe pathophysiologische Bedingungskonstellation des AES stellt uns Fortschritte bei der Optimierung der praktisch-klinischen Behandlungen in Aussicht.

Literatur

Arnold U, Feuerlein W (1983) Der Alkoholiker im Krankenhaus − Alkohol oder Psychopharmaka beim Entzugsdelir? Klinikarzt 12:203−212

Banger M, Benkert O, Röschke J, Herth T, Hebenstreit M, Philipp M, Aldenhoff JB (1992) Nimodipine in acute alcohol withdrawal state. J Psychiatr Res 26/2: 117−123

Bokström K, Balldin J, Langström G (1989) Alcohol withdrawal and mood. Acta Psychiatr Scand 80(5):505−513

Böning J, Holzbach E (1978) Klinik und Pathophysiologie des Alkoholismus. In: Kisker KP, Lauter H, Meyer JE, Müller C, Strömgren E (Hrsg) Psychiatrie der Gegenwart, Bd III. Springer, Berlin Heidelberg New York Tokyo, S 143−179

Busch H (1977) Zur Kontrolle untersucherabhängiger Störfaktoren bei der klinischen Prüfung. Pharmakopsychiatric 10:152−162

Busch H (1989) Klinische Studien mit Carbamazepin beim Alkoholentzugssyndrom: Methodische Aspekte des Wirksamkeitsnachweises. In: Müller-Oerlinghausen B, Haas S, Stoll KD (Hrsg) Carbamazepin in der Psychiatrie. Thieme, Stuttgart New York, S 58−63

Busch H, Frings A (1988) Pharmacotherapy of alcohol-withdrawal syndrome in hospitalised patients. Clinical and methodological aspects. Pharmacopsychiatry 21: 232−237

Busch H, Helmchen H (1973) Dokumentation psychiatrischer Therapie. Nervenarzt 44:569−575

Busch H, Müller-Oerlinghausen B (1978) Psychopharmaka. In: Kümmerle H-P (Hrsg) Methoden der Klinischen Pharmakologie. Urban & Schwarzenberg, München Wien Baltimore, S 213–254

Feuerlein W (1967) Neuere Ergebnisse der Alkoholdelir-Forschung. Nervenarzt 38: 492–500

Feuerlein W (1972) Zur Frage des Alkohol-Entzugs-Syndroms. Nervenarzt 43: 247–253

Feuerlein W (1974) The acute alcohol withdrawal syndrome: Findings and problems. Br J Addict 69:141–148

Feuerlein W (1980) Alcohol withdrawal syndromes. In: Sandler M (ed) Psychopharmacology of alcohol. Raven Press, New York, pp 215–228

Feuerlein W (1989) Alkoholismus – Mißbrauch und Abhängigkeit. 4. Aufl. Thieme, Stuttgart New York

Gallimberti L, Canton G, Gentile N et al. (1989) Gamma-hydroxybutyric acid for treatment of alcohol withdrawal syndrome. Lancet II:787–789

Goldberg SC (1968) Hospital differences in outcome as a function of patient, ward, and hospital characteristics. AGNP-Congress, San Juan 1968 (zit. nach Busch u. Müller-Oerlinghausen 1978)

Gross MM, Rosenblatt SM, Malenkowski B, Broman M, Lewis E (1971) A factor analytic study of the clinical phenomena in the acute alcohol withdrawal syndromes. Addiction Res Found, Toronto

Gross MM, Rosenblatt SM, Malenkowski B, Broman M, Lewis E (1972) Classification of acute alcohol withdrawal syndromes. Q J Stud Alcohol 33:400–407

Gross MM, Lewis E, Nagarajan M (1973) An improved quantitative system for assessing the acute alcoholic psychoses and related states (TSA and SSA). In: Gross M (ed) Alcohol intoxication and withdrawal: experimental studies, vol 35. Plenum Press, New York, pp 365–376

Heil T, Martens D, Eyrich K (1990) Das Alkoholentzugssyndrom in der postoperativen Phase – Therapie oder Prophylaxe? Langenbecks Arch Chir [Suppl II] (Kongreßbericht), pp 1137–1140

Holzbach E (1981) Faktorenanalytische Untersuchung der Symptomatologie des Delirium tremens. Suchtgefahren 27:33–40

Holzbach E, Bühler KE (1978) Die Behandlung des Deliriums tremens mit Haldol. Nervenarzt 49:405–409

Klett CJ, Point P, Hollister LE, Alto P, Caffey EM, Kaim SC (1971) Evaluation changes in symptoms during acute alcohol withdrawal. Arch Gen Psychiatry 24: 174–179

Kristensen CB, Rasmussen S, Dahl A, Lauritsen B, Lund K, Stubgaard M, Bech P (1986) The withdrawal syndrome scale for alcohol and related psychoactive drugs: Total scores as guidelines for treatment with phenobarbital. Nord Psychiatr Tidsskr 40:139–146

Lier A, Lier G (1979) Zur Therapie alkoholischer Entzugssyndrome mit Carbamazepin. Med Welt 30:1612–1614

Liskow BI, Goodwin WD (1987) Pharmacological treatment of alcohol intoxication, withdrawal and dependence: a critical review. J Stud Alcohol 48/4:356–370

Majchrowicz E (1985) Biologic properties of ethanol and the biphasic nature of ethanol withdrawal syndrome. In: Tarter RE, Thiel DM van (eds) Alcohol and the brain. Chronic effects. Plenum Med. Book Company, New York London, pp 315–338

Mendelson JH, La Dou J (1964) Experimentally induced chronic intoxication and withdrawals in alcoholics. Part 2: Psychophysiological findings. Quart J Stud Alcohol [Suppl 2]:14–39

Moskowitz G, Chalmers TC, Sacks HS, Fagerstrom RM, Smith H (1983) Deficiencies of clinical trials of alcohol withdrawal. Alcoholism: Clin Exp Res 7/1:42–46

Naranjo CA, Sellers EM (1986) Clinical assessment and pharmacotherapy of the alcohol withdrawal syndrome. Recent Des Alcohol 4:185–193

Palestine ML (1973) Drug treatment of the alcohol withdrawal syndrome and delirium tremens. Quart J Stud Alcohol 34:185–193

Porjesz B, Begleiter H (1985) Human brain electrophysiology and alcoholism. In: Tarter RE, Thiel DH van (eds) Alcohol and the brain. Chronic effects. Plenum Med. Book Company, New York London, pp 139–182

Rommelspacher H, Schmidt LG, Helmchen H (1991) Pathobiochemie und Pharmakotherapie des Alkoholentzugssyndroms. Nervenarzt 62:649–657

Rosenblatt SM, Gross MM, Malenowski B, Broman M, Lewis E (1972) Factor analysis of the daily clinical course rating scale of the acute alcohol psychoses. J Stud Alcohol 33(4):1060–1064

Schmidt LG, Rommelspacher H (1990) Biologische Marker des Alkoholismus. Nervenarzt 61:140–147

Schröder-Rosenstock K, Busch H, Prüll G (1993) Evozierte Potentiale als brauchbares Diagnostikum beim Alkoholentzugssyndrom. EEG-EMG 24:116

Sellers EM, Sullivan JT, Somer G, Sykora K (1991) Characterization of DSM-III-R criteria for uncomplicated alcohol withdrawal provides an empirical basis for DSM-IV. Arch Gen Psychiatry 48:442–447

Shaw JM, Kolesar GS, Sellers EM, Kaplan HL, Sandor P (1981) Development of optimal treatment tactics for alcohol withdrawal. I. Assessment and effectiveness of supportive care. J Clin Psychopharmacol 1/6:382–387

Sullivan JT, Sykora K, Schneiderman J, Naranjo CA, Sellers EM (1989) Assessment of alcohol withdrawal: the revised clinical institute withdrawal assessment for alcohol scale (CIWA-Ar). Br J Addict 84:1353–1357

Tretter F (1991) Multivariate Analyse eines Beurteilungsbogens zur Psychopathometrie des Delirium tremens. Dissertation, Universität München

Victor M, Adams RD (1953) The effect of alcohol on the nervous system. Res Publ Assoc Nerv Ment Dis 32:526–573

Whitefield CL, Thompson G, Lamb A, Spencer V, Pfeiffer M, Browing-Ferrando M (1978) Detoxification of 1024 alcoholic patients without psychoactive drugs. JAMA 293:1409–1410

Das Alkoholentzugssyndrom – Diagnose und Therapie

W. Feuerlein

Definition und kurzer geschichtlicher Rückblick

Unter dem Alkoholentzugssyndrom (AES) versteht man einen Symptomenkomplex von unterschiedlicher Zusammensetzung und wechselndem Schweregrad, der bei absolutem oder relativem Entzug des Alkohols auftritt, wenn
dieser wiederholt und zumeist über einen längeren Zeitraum in hoher Dosierung konsumiert worden ist. Die Hauptmerkmale bestehen in folgenden Störungen:

- Tremor der Hände, evtl. der Zunge und der Augenlider,
- Übelkeit, Erbrechen,
- Schlafstörungen, „schwere" Träume,
- Kopfschmerzen,
- Unwohlsein oder Schwäche,
- vegetative Ubererregbarkeit (Tachykardie, Schwitzen, Blutdruckerhö
  hung),
- emotionale Störungen: meist Ängstlichkeit, Reizbarkeit, Depressivität,
  manchmal auch euphorische Stimmung,
- Störungen der Wahrnehmung: illusionäre Verkennungen, evtl. Halluzina-
  tionen verschiedener Sinnesgebiete,
- Krampfanfälle vom Grand-mal-Typ, die immer Initialsymptome darstellen.

Diese Störungen dauern 5–7 Tage und verschwinden dann meist spontan,
wenn sich nicht das Vollbild eines Alkoholentzugsdelirs (AD) entwickelt. Sie
können sich durch erneuten Konsum von Alkohol bessern.

Das AES wurde erst 1953 von den amerikanischen Neurologen Victor u.
Adams beschrieben. Ihre Arbeit gründete sich auf Untersuchungen an 266 un-
ausgelesenen Alkoholikern mit verschiedenen Folgezuständen akuter und
chronischer Alkoholintoxikation. Von den Patienten wiesen 35 % den „acute
tremolous state", 2 % eine akustische Halluzinose und 5 % ein typisches Delirium tremens auf. Johnson gab dann 1961 eine mehr systematische Übersicht
über das AES. Er teilte es in 3 Stadien ein, die verschiedenen Schweregraden
entsprechen: Als Basis aller 3 Stadien bezeichnete er die psychomotorische
Unruhe („tremulous state"), dazu kommen als 2. Stadium die „akuten Hallu-

zinationen" und, beim Hinzutreten von Desorientiertheit als 3. Stadium das „Delirium tremens", das er als die seltene oberste Stufe des AES bezeichnete.

Natürlich waren seine typischen Symptome im einzelnen seit Jahrhunderten den Klinikern bekannt. Es gab auch Parallelen zu den Entzugssyndromen bei chronischem Schlafmittel- (meist Barbiturat-) und Opiumgebrauch. Das Neue war, daß diese altbekannten Symptome als eigenes Syndrom zusammengefaßt und mit dem ebenfalls seit langem bekannten Delirium tremens in Beziehung gesetzt wurden. Allerdings wurde schon (oder noch) von Johnson (1961) die Meinung vertreten, daß das AD auch noch durch andere Ursachen als durch Absetzen des Alkohols entstehen könnte.

Über die Entstehung des AD gab es vorher einen jahrzehntelangen wissenschaftlichen Streit, wobei in der Mitte des 19. Jahrhunderts vorwiegend die Meinung vertreten wurde, daß der Alkoholentzug der Auslöser für das AD sei, während später das Auftreten des AD als das Primäre angesehen wurde, dem, sozusagen krankheitsbedingt, der Alkoholentzug nachfolge. Diese Frage ist insofern geklärt, daß dem Alkoholentzug in den meisten Fällen die entscheidende auslösende Bedeutung zukommt. Inzwischen konnte das AES und auch das AD in Alkoholbelastungsversuchen mit Freiwilligen ausgelöst werden (Isbell et al. 1955; Mendelson u. Ladou 1964), z. T. auch ohne „Entzug". Außerdem wurde immer wieder ein allerdings relativ kleiner Prozentsatz von „Kontinuitätsdelir" beschrieben (z. B. Feuerlein 1967; Salum 1972; Rümmele 1968), für deren Erklärung man andere Modelle (z. B. das „Kindling"-Modell) herangezogen hat (Ballenger u. Post 1978).

Klinik und Verlauf

Genauere korrelationsstatistische Angaben über die Klinik und den Verlauf des AES wurden in den folgenden Jahrzehnten von einer Reihe von Autoren gemacht, v. a. von Gross et al., die 1971 auch mit Hilfe einer Faktorenanalyse drei Faktoren beschreiben konnten. Weitere Untersuchungen wurden auch von deutschsprachigen Autoren durchgeführt, zunächst von Kryspin-Exner in Wien, der 1966 über Psychosen und Prozeßverläufe des Alkoholismus berichtete, ferner von Feuerlein (1967), der aufgrund von Untersuchungen an 268 AD-Fällen eine Reihe von Faktoren auffinden konnte, die den Verlauf und die Prognose des AD charakterisierten, z. B. die Zusammenhänge zwischen Lebensalter und Delirdauer sowie Prognose. Beide Untersucher kamen unabhängig voneinander zu bemerkenswert übereinstimmenden Ergebnissen. 1972 konnte Feuerlein 9 Symptomgruppen zusammenstellen, darunter erstmals Krampfneigung und gastrointestinale Störungen. Einige dieser Symptome (vermehrte Reizbarkeit, Gedächtnisstörungen, Schlafstörungen) treten allerdings auch bei Alkoholikern auf, die kein AD entwickelten. Holzbach konnte 1981 in einer faktorenanalytischen Untersuchung die Symptomatologie des AD umfassend darstellen; dabei wurden ebenfalls 3 Faktoren beschrieben. Von Böning u. Holzbach wurde 1987 herausgestellt, daß es Übergänge zwischen AES und AD gibt. 1991 wurden von der Arbeitsgruppe um Rommelspacher und Schmidt die Subsyndrome des AES neu dargestellt, wobei sie von den modernen pathobiochemischen und pharmakologischen Befunden und Modellen ausgingen (Rommelspacher et al. 1991).

Diagnostik

Von Gross et al. wurden 1973 auch 2 Erhebungsbögen zur Dokumentation des AD herausgebracht, die auf den genannten faktorenanalytischen Ergebnissen beruhten: die Total Severity Scale und die Selected Severity Scale (TSA und SSA). 1976 benutzten Athen et al. im Rahmen einer Studie zur Therapie des Alkoholdelirs einen deutschsprachigen Dokumentationsbogen mit 25 Variablen. Sie verwendeten vorwiegend psychopathologische Variablen. Dieser Fragebogen wurde später von Tretter (zum Vergleich von AD-Patienten und Korsakow-Patienten) überarbeitet (1991). Im Vergleich zu Korsakow-Patienten zeigte sich bei 30 AD-Patienten, daß v. a. die folgenden Variablen bei deliranten Patienten häufiger vorkommen:

– Bewußtseinstrübung,
– zeitliche, räumliche und situative Desorientierung,
– visuelle Wahrnehmungsstörungen, Denkinkohärenz,
– Suggestibilität,
– Krankheitsuneinsichtigkeit,
– Unruhe,
– Tremor,
– Schwitzen.

Die Faktorenanalyse ergab 3 Faktoren:

Faktor 1: perzeptiv-kognitive Funktionen,
Faktor 2: mnestische Funktionen,
Faktor 3: vegetative Variablen.

Auf der Grundlage der Befunde von Gross et al. (1973) wurden auch noch weitere Fragebögen entwickelt (z. B. von Knott et al. 1981 und von Kristensen et al. 1986). Der bekannteste von ihnen ist das Clinical Institute Withdrawal Assessment for Alcohol (CIWA-A), das von Shaw et al. 1981 entworfen und 1989 von Sullivan et al. überarbeitet wurde (CIWA-Ar). Es enthält 10 Symptomgruppen. Die deutsche Übersetzung (durch den Verfasser) des CIWA-Ar lautet:

Patient:	Datum:	Uhrzeit:
Herzrate:	Blutdruck:	

1) Brechreiz oder Erbrechen (0–7),
2) Tremor (0–7),
3) Schweißausbrüche (0–7),
4) Angst (0–7),
5) motorische Unruhe (0–7),
6) taktile Störungen (0–7),
7) auditive Störungen (0–7),
8) visuelle Störungen (0–7),
9) Kopfschmerzen (0–7),
10) Orientierung und Bewußtseinstrübung (0–4).

Maximale Punktzahl: 67.

Die neueste Version, der CIWA-AD (Sellers et al. 1991), umfaßt nur 7 Items, darunter Erbrechen. Bei allen CIWA-Fragebögen fehlt aber das Item der Krampfneigung.

Therapie

Das Ziel der Therapie des AES ist in erster Linie die Bekämpfung der Symptome, v.a. aber die Verhütung eines sich anbahnenden voll ausgeprägten AD. Dies ist schon aus humanitären Gründen notwendig, aber auch, um dadurch die Voraussetzung für die weitere, auf Motivierung zur Entwöhnung hinzielende Therapie zu schaffen. Allerdings muß zugegeben werden, daß die Symptomminimierung zu einer Verminderung des Leidensdrucks führen kann, der ja eine wichtige Hilfe für die Motivierung zur Entwöhnungsbehandlung darstellt. Das AES wurde vor seiner Identifizierung 1953 wahrscheinlich höchstens symptomatisch behandelt, sofern nicht am Tag nach dem Alkoholexzeß weitergetrunken wurde. Morgendlicher Alkoholgenuß galt und gilt als probates Mittel, um den „Kater", womit früher meist auch die Entzugserscheinungen gemeint waren, zu bekämpfen. Das morgendliche Trinken wird denn auch im Englischen drastisch, aber treffend als „eye opener" bezeichnet.

Das AD hatte vor der Einführung der modernen Präparate, v.a. des Clomethiazols und der Benzodiazepine, eine schlechte Prognose. Die Letalität lag zwischen 15 und 55%. Dies galt besonders für die durch andere Krankheiten (z.B. Pneumonie) komplizierten Fälle. Ebenso haben Personen höheren Alters, aber auch merkwürdigerweise reine Schnapstrinker eine schlechtere Prognose (Feuerlein 1967). Nach modernen Statistiken liegt die Letalität jetzt etwa bei 1–4% (Dittmar 1991).

Beim einfachen AES, also ohne Zeichen eines „klassischen Delirs", ist in etwa der Hälfte der Fälle eine eigentliche ärztliche, insbesondere medikamentöse Behandlung nicht notwendig. Allerdings liegt hier die Schwierigkeit darin, möglichst frühzeitig herauszufinden, ob sich aus einem zunächst harmlos erscheinenden AES nicht doch ein klassisches AD entwickelt, das dann, zumal wenn sonstige, z.T. schon oben erwähnte Risikofaktoren vorliegen, eine schlechte Prognose hat. Diese ist übrigens um so schlechter, je später dann mit einer spezifischen Therapie begonnen wird. In solchen Fällen kann sicher eine Objektivierung der Symptome mit einem der genannten Beurteilungsinstrumente hilfreich sein. Adinoff et al. haben dies 1988 unter Benutzung des CIWA-A versucht und gefunden, daß bei einem Score unter 20 eine pharmakologische Behandlung nicht notwendig ist. Aber auch neurophysiologische Parameter werden jetzt zur genaueren Differenzierung (Schröder-Rosenstock 1991) eingesetzt.

Eine weitere Frage ist die der Behandlungsinstitution. Zwar ist ein AES und erst recht ein ausgeprägtes AD unter klassifikatorischen Aspekten eine Angelegenheit der Neuropsychiatrie, aber viele Patienten, die daran erkranken oder bei denen erwartet werden muß, daß sie in den nächsten Tagen ein AES oder ein AD entwickeln, werden wegen ihrer Primärkrankheit in Kliniken anderer Fachgebiete behandelt, z.B. in chirurgischen oder internistischen Einrichtungen. Wegen des speziellen Sachverstandes der Ärzte und Pfleger und der entsprechenden apparativen Möglichkeiten ist wahrscheinlich sogar eine Behandlung in einer internistisch oder anästhesiologisch betreuten Intensivstation am günstigsten, es sei denn, es bestehen in den neuropsychiatrischen Abteilungen entsprechende Voraussetzungen. Auf jeden Fall wird man oft den jeweils korrespondierenden Konsiliardienst benötigen. Dies gilt auch und gerade für die psychiatriefernen Abteilungen, weil es sehr darauf ankommt, schon während der akuten Entgiftungsbehandlung die Weichen für die nachfolgende Entwöhnungsbehandlung zu stellen, die sicher notwendig ist, sofern nicht aus anderen Gründen eine kurzfristig infauste Prognose besteht. Ohne eine solche ist eine Entgiftungsbehandlung auf die Dauer gesehen in einem sehr hohen Prozentsatz [nach Bonsels-Götz u. Bess (1984) in 70,5 %] hinsichtlich der zugrundeliegenden Krankheit der Alkoholabhängigkeit „völlig erfolglos". Nur 11 % waren in der Einjahreskatamnese abstinent geblieben. Das Problem ist also die Motivierung der Patienten und ihrer Angehörigen zu einer solchen Entwöhnungsbehandlung. Dabei sollte man sich, soweit irgend möglich, auch die Erfahrungsschilderungen der in der Genesung schon fortgeschrittenen Mitpatienten zunutze machen.

Bei ausgeprägteren Stadien des AES und erst recht beim AD ist sicher eine medikamentöse Behandlung unbedingt angezeigt. Es stehen hier eine Reihe von Stoffgruppen zur Wahl, denen allen mehr oder minder ausgeprägte Nebenwirkungen – einigen ein teilweise starkes Mißbrauchspotential – zu eigen ist. Die meisten (außer Clonidin und dem selten verwendeten Physostigmin) haben eine mehr oder minder sedierende und teilweise auch krampfschwellenerhöhende Wirkung. Nachfolgend eine Übersicht über Zielsymptome und Risiken der wichtigsten und am häufigsten verwendeten Stoffgruppen (Tabellen 1 und 2).

Tabelle 1. Ziele der Behandlung

	Psychomotorische Unruhe	Halluzinationen, Bewußtseinsstörungen	Anfallsneigung	Vegetative Störungen
Clomethiazol	++	(+)	++	++
Benzodiazepine	++	(+)	++	+
Butyrophenone	+ bis ++	++	0	(+)
Carbamazepin	+	(+)	++	+
Clonidin	(+)	0	0	++
Ethanol	+	+	+	+
Barbiturate	++	0	++	0
Meprobamat	++	0	0	+

Tabelle 2. Risiken der Behandlung

Arzneimittel	Suchtpotential	Hämatologische Störungen	Leberstörungen	Kardiovaskuläre Störungen	Atemdepression	Allergie	Sekretvermehrung	Krampfschwellenerniedrigung	Sonstige
Clomethiazol	++	0	0	(+)	+	(+)	++	0	
Benzodiazepine	++	0	0	+	(+)	(+)	0	0	
Butyrophenone	0	+	+	+	0	(+)	0	++	Extrapyramidale Störungen, Glaukom
Carbamazepin	0	+	(+)	+	0	+	0	0	Kopfschmerzen, Übelkeit
Clonidin	0	0	0	+	0	0	0	0	
Ethanol	++	+	+	+	+	0	0	0	Viele Organe geschädigt
Barbiturate	++	0	(+)	+	++	(+)	0	0	

Tabelle 3. Indikationen und Kontraindikationen der wichtigsten Stoffgruppen

Arzneimittel	Indikationen	Kontraindikationen
Clomethiazol	Risikopatienten: – früher schweres AES – sehr große Alkoholmengen – somatische Begleitkrank- heiten (außer Atemwege, Allergien)	– Atemwegserkrankungen – Allergien (?) – Clomethiazolmißbrauch
Benzodiazepine	Risikopatienten: – somatische Begleitkrank- heiten – als Zusatzmedikation bei schwerer motorischer Unruhe	Schweres delirantes Krankheitsbild
Carbemazepin	– Mittelschweres bis leichtes AES – Anfälle (aktuell oder in der Vorgeschichte)	Risikopatienten im o. g. Sinn: – schweres delirantes Krank- heitsbild
Butyrophenone	Als Zusatzmedikation bei schweren psychotischen Störungen	Anfallsneigung Engwinkelglaukom

In Tabelle 3 wurde versucht, die Indikationen und Kontraindikationen der wichtigsten Stoffgruppen darzustellen.

Noch einige Bemerkungen zur Frage der Anwendung von Ethanol als Medikament zur Behandlung des AES: Ethanol wird seit langem v. a. von chirurgischer, neuerdings von anästhesiologischer Seite zur Vorbeugung eines drohenden AD bei Patienten eingesetzt, von denen eine entsprechende Alkoholanamnese bekannt oder zumindest erwartet werden mußte und die zur meist operativen Behandlung aufgenommen worden waren (Heil et al. 1990). Bei i.v.-Infusion reichen geringe Dosen (2–4 g Ethanol/h) aus. Die pharmakologischen Wirkungen des Ethanols werden mit einer Verstärkung der GABAergen Transmittersysteme, mit der inhibitorischen Wirkung auf die glutamatergen Neurofunktionen sowie der Dämpfung der noradrenergen Transmitter beschrieben. Bei ähnlicher Fragestellung hat allerdings Palsson (1986) in Schweden bei Risikopatienten (AD oder langer Alkoholabusus in der Vorgeschichte, Entzugserscheinungen) durch prophylaktische Gabe von Clomethiazol im Vergleich zu anderen Mitteln wie Carbamazepin oder Neuroleptika einen ähnlich guten Erfolg erzielt. Die Häufigkeit des Auftretens von AD sank unter der Clomethiazolmedikation von 174 im Vorjahr auf 62 bzw. 63 in den Jahren mit Clomethiazolbehandlung.

Dennoch stellt sich die Frage, ob nicht doch der AD-Prophylaxe ein gewisser Stellenwert zukommt. Dabei muß man aber die Probleme berücksichtigen, die der therapeutischen Anwendung von Ethanol grundsätzlich anhaften. Ethanol ist eine Substanz mit erheblichen Nebenwirkungen (auch bei kurzfristiger Anwendung) und mit hohem Abhängigkeitspotential, das bei in solchen Fällen immer bestehender schwerer Alkoholabhängigkeit nicht vernachlässigt werden darf. Diese Frage läßt sich nicht dadurch lösen, daß nur solche Patienten ausgewählt werden, die „keine Motivation" für eine nachfolgende Entwöhnungsbehandlung aufweisen. Motivation ist immer ein dynamischer Prozeß. Die Operationsindikation könnte vielmehr zur Argumentationshilfe genommen werden, um die Patienten für eine nachfolgende Entwöhnungsbehandlung zu motivieren.

Schlußbemerkungen

In einem zusammenfassenden Überblick wären folgende Gesichtspunkte herauszustellen:

1) Es gibt eine Vielzahl von Behandlungen des leichten AES, das aber in etwa der Hälfte der Fälle auch ohne jede Behandlung komplikationslos abklingt. In schweren Fällen reduziert sich jedoch die Therapie auf die Anwendung von relativ wenigen Stoffgruppen, v. a. Clomethiazol bzw. Benzodiazepine, beide meist in Kombination mit Butyrophenonen, z. B. Haloperidol, was den Vorteil der Einsparung der Medikamente der jeweils anderen Stoffgruppe mit sich bringt.
2) Die Vielzahl der Medikamente ermöglicht eine Individualisierung der Behandlung, die auch hier versucht werden sollte – statt der starren Anwendung von Medikamentenschemata.
3) Die Verhütung des Vollbildes eines Alkoholdelirs bleibt das Hauptziel der Behandlung. Um die gefährdeten Patienten rechtzeitig, noch im Frühstadium des AES, zu erkennen, sind pathometrische Verfahren wichtig, evtl. unter Einbeziehung von neurophysiologischen Methoden. Auch die Anwendung von Außenseitermethoden, wozu auch die kontrollierte Gabe von Ethanol in strenger Indikationsstellung bei bestimmten, besonders gefährdeten Patientengruppen zu rechnen ist, sollte kein Tabu sein.
4) Auf jeden Fall sollte mit der Entgiftung immer der intensive Versuch verbunden werden, den Patienten und seine Bezugspersonen zu einer Entwöhnungsbehandlung zu motivieren, die in aller Regel erst zu einer Befreiung der Alkoholabhängigkeit führen kann.

Literatur

Adinoff B, Bone GHA, Linnoila M (1988) Acute ethanol poisoning and the ethanol withdrawal syndrome. Med Toxic 3:172–196

Athen D, Bender W, Meyendorf R (1976) Beurteilung der Wirksamkeit therapeutischer Maßnahmen beim Alkoholdelir. Psychiat Clin 9:183–198

Ballenger JC, Post RM (1978) Kindling as a model for alcohol withdrawal syndromes. Br J Psychiat 133:1–14

Böning J, Holzbach E (1987) Klinik und Pathophysiologie des Alkoholismus. In: Kisker KP, Lauter H, Meyer JE, Müller C, Strömgren E (Hrsg) Psychiatrie der Gegenwart, Bd 3. Springer, Berlin Heidelberg New York, S 143–177

Bonsels-Götz C, Bess R (1984) Alkoholismus. Behandlung in der Klinik. Eine empirische Untersuchung. Spitz, Berlin

Dittmar G (1991) Das Alkoholdelir – Pathogenese und Therapie. Med Klin 86: 607–612

Feuerlein W (1967) Klinisch-statistische Untersuchungen über die Entstehungsbedingungen und die Prognose des Alkoholdelirs. Nervenarzt 38:206–212

Feuerlein W (1972) Zur Frage des Alkoholentzugssyndroms. Nervenarzt 43:247–253

Gross MM, Rosenblatt SM, Malenkowski B, Broman M, Lewis ERN (1971) A factor analytic study of the clinical phenomena in the acute alcohol withdrawal syndromes. Addiction Res Found, Toronto

Gross MM, Lewis E, Nararajan M (1974) An improved quantitive system for assessing the acute alcoholic psychoses and related states (TSA and SSA). In: Gross MM (ed) Alcohol intoxication and withdrawal, vol 35. New York Plenum, New York, p 365

Heil T, Martens D, Fyrich K (1990) Das Alkoholentzugssyndrom in der postoperativen Phase – Therapie oder Prophylaxe? Langenbecks Arch Chir Suppl II:1137–1140

Holzbach E (1981) Faktorenanalytische Untersuchung der Symptomatologie des Delirium tremens. Suchtgefahren 27:3340

Isbell H, Fraser HF, Wikler H, Belleville RE, Eisenmann A (1955) An experimental study of the etiology of "rum fits" and delirium tremens. Q J Stud Alc 16:1–34

Johnson RB (1961) The alcohol withdrawal syndromes. Q J Stud Alc (Suppl) 1:66–76

Knott DH, Lerner WD, David-Knott T, Fink R (1981) Decision for alcohol detoxification: a method to standardize patient evaluation. Postgrad Med 69:65–78

Kristensen CB, Rasmussen S, Dahl A, Lauritsen B, Lund K, Stubgaard M, Bech P (1986) The withdrawal syndrome scale for alcohol and related psychoactive drugs: total scores as guidelines for treatment with phenobarbital. N Psychiat Tidsskr 40: 139–146

Kryspin-Exner K (1966) Psychosen und Prozeßverläufe des Alkoholismus. Überreuter, Wien

Mendelson J, Ladou HJ (1964) Experimentally induced chronic intoxication and withdrawal in alcoholics. I-X. Q J Stud Alc (Suppl) 2:1–127

Palsson A (1968) The efficacy of early chlormethiazole medication in the prevention of delirium tremens. A retrospective study of the outcome of different drug treatment strategies at the Helsinborg psychiatric clinics 1975–1980. Acta Psychiat Scand (Suppl) 329, 73:140–146

Rommelspacher H, Schmidt L, Helmchen H (1991) Pathobiochemie und Pharmakotherapie des Alkoholentzugssyndroms. Nervenarzt 62:649–657

Rümmele W (1968) Zeitlicher Zusammenhang zwischen Erkrankungen, Operationen oder Unfällen und dem Ausbruch des Delirium tremens. Schweiz Arch Neurol Psychiat 101:192–200

Salum J (1972) Delirium tremens and certain other acute sequels of alcohol abuse. Acta Psychiat Scand (Suppl) 235:1–145

Schröder-Rosenstock K (1991) Die Entgiftung des Alkoholkranken. In: Fortbild Veranstalt Abt Psychiat Krisenintervent, Univ Giessen, 19. 6. 1991

Sellers EM, Sullivan JT, Somer G, Sykora K (1991) Characterization of DSM-III R criteria for uncomplicated alcohol withdrawal provides an empirical basis for DSM-IV. Arch Gen Psychiat 48:442–447

Shaw JM, Kolesar GS, Sellers EM, Kaplan HL, Sandor P (1981) Development of optimal treatment tactics for alcohol withdrawals. I. Assessment and effectiveness of supportive care. J Clin Psychopharmacol 1, 6:382

Sullivan JT, Sykora K, Schneiderman J, Naranjo CA, Sellers EM (1989) Assessment of alcohol withdrawal: the revised clinical institute withdrawal assessment for alcohol scale (CIWA-Ar). Br J Addict 84:1353–1357

Tretter F (1991) Multivariate Analyse eines Beurteilungsbogens zur Psychopathometrie des Delirium tremens. Inaug Diss, LMU München

Victor M, Adams RD (1953) The effect of alcohol on the nervous system. Res Publ Assoc Nerv Mental Dis 32:526

Die Behandlung des schweren Alkoholdelirs –
Kombinationstherapie mit Clomethiazol

V. Schuchardt

In den westlichen Industrieländern sind 3 % der Bevölkerung vom Alkohol abhängig und körperlich, seelisch oder sozial durch den Alkohol geschädigt. Das zentrale und periphere Nervensystem ist das durch den Alkoholismus in besonderem Maße betroffene Organsystem. Während die akuten Gesundheitsschäden durch Alkohol wie die Alkoholvergiftung durch das Äthanol selbst hervorgerufen werden, sind für die Spätfolgen des Alkoholismus wie die Wernicke-Enzephalopathie, das Korsakow-Syndrom und die alkoholtoxische Polyneuropathie sekundäre Auswirkungen des Alkoholismus pathogenetisch bedeutsam, vornehmlich die Mangelernährung und der Vitamin-B$_1$-Mangel. Komplexer ist die Entstehung des alkoholischen Delirs, denn hier spielen der Entzug der chronisch eingenommenen Droge Alkohol und damit verbundene, nun fehlgeleitete Kompensationsmechanismen die entscheidenden Rollen. Die aus der Pathogenese des Delirs folgende vielschichtige Symptomatik und die Notwendigkeit einer adäquaten medikamentösen Therapie soll Thema des folgenden Beitrags sein.

Pathogenese

Der Genuß von mindestens 80, meist 120 g reinem Alkohol pro Tag (das entspricht einer halben Flasche Schnaps) über Jahre ist die Voraussetzung des Alkoholdelirs (AD). Sein Ausbruch wird in der Regel durch einen abrupten Alkoholentzug, sei er freiwillig oder erzwungen, hervorgerufen. Das Delir kann aber auch einer nur milden Abnahme des Alkoholspiegels (Nachtschlaf) folgen, gelegentlich sogar im Alkoholexzeß ausbrechen.Nur bei 5–15 % der Alkoholiker werden Delirien beobachtet, bei 12–23 % der Kranken wiederholt. Der Spontanverlauf des unbehandelten Delirs ist selbstlimitierend mit einer spontanen Erholung nach 5–7 Tagen, falls der Patient überlebt. Auch wenn der Alkoholentzug nicht der einzige Auslöser des Delirs ist, bietet das Entzugsmodell doch eine geeignete pathogenetische Deutungsmöglichkeit, die hier nach Rommelspacher et al. (1991) vereinfacht wiedergegeben wird. Auf die ausführliche Darstellung der Delirentstehung im Beitrag von Rommelspacher u. Schmidt (s. S. 28) sei verwiesen.

Alkohol führt global zu einer Dämpfung aller ZNS-Funktionen. Bei chronischer Alkoholzufuhr entwickelt der Organismus im Rahmen einer Gegenregulation Kompensationsmechanismen, die bei Unterbrechung der Alkoholzufuhr unerwünscht sind und zur klinischen Symptomatik des AD führen. Die wichtigsten Mechanismen sind die folgenden:

Glutamat ist der wichtigste aktivierende Transmitter im Zentralnervensystem. Da die Aktivität des glutamatergen Systems durch die chronische Alkoholzufuhr vermindert wird, erfolgt eine kompensatorische Vermehrung der Glutamatrezeptoren. Wird die Alkoholzufuhr abrupt unterbrochen, liegt eine (durch Alkohol nicht mehr gebremste) Überaktivität des Glutamatsystems vor mit der Folge symptomatischer hirnorganischer Anfälle. Zur Behandlung sind Antikonvulsiva geeignet.

Das *GABA* (γ-Aminobuttersäure)-System stellt das wichtigste global hemmende Transmittersystem dar. Da Alkohol die GABAerge Hemmung steigert, wird beim chronischen Alkoholismus kompensatorisch die Zahl der GABA-Rezeptoren vermindert. Sistiert die Alkoholversorgung, ist die herunterregulierte GABAerge Hemmung insuffizient, es kommt zur Unruhe, Agitiertheit und hirnorganischen Anfällen. Zur Therapie der GABAergen Insuffizienz eignen sich GABAerge Mittel mit Kreuztoleranz zum Alkohol wie Benzodiazepine oder Clomethiazol.

Beim Alkoholiker ist zudem die Zahl der inhibitorischen α_2-*Rezeptoren* reduziert, was im Alkoholentzug zu einer insuffizienten Hemmung des sympathischen Systems durch α_2-Rezeptoren führt. Folge ist eine sympathische Überaktivität („Noradrenalinsturm") mit Tachykardie, Hypertension, Tremor und Hyperhidrose. Die therapeutische Beeinflussung dieser Symptome gelingt mit β-Blockern oder α_2-Rezeptoragonisten wie Clonidin.

Zusätzlich sind beim Alkoholiker die *Dopaminrezeptoren* kompensatorisch vermindert, da Alkohol dopaminerge Neurone aktiviert. Mit dem Abbruch der Alkoholzufuhr liegt eine klinisch nicht bedeutsame dopaminerge Insuffizienz vor. Im Rahmen eines Reboundphänomens kommt es jedoch innerhalb der nächsten 5 Tage zu einer dramatischen Vermehrung der dopaminergen Rezeptoren weit über das normale Maß hinaus. Dieser Mechanismus erklärt die verzögert auftretende produktiv-psychotische Symptomatik des Delirkranken und ihr spätes Auftreten. Zur Behandlung eignen sich in erster Linie Neuroleptika (die immer mit GABAergen Substanzen zu kombinieren sind).

Weitere bedeutsame pathogenetische Mechanismen, die im Alkoholentzug manifest werden, sind eine *cholinerge Insuffizienz,* die zu kognitiven Defiziten führt, eine vermehrte *ADH-Sekretion* mit der Gefahr der Flüssigkeitsretention und des Hirnödems, außerdem Störungen der *Proteinsynthese* mit Beeinflussung der Neurotransmittersekretion und mit der Bildung falscher Transmitter.

Klinik

Das Alkoholdelir ist eine exogene Psychose mit Zeichen der neurovegetativen Fehlregulation. Das Vollbild ist kaum fehlzudeuten. Meist bieten die Kranken zusätzlich Allgemeinzeichen des Alkoholismus: Fötor, Lebervergrößerung, Hämatome, Ikterus, Gynäkomastie, Muskelverschmächtigung und typische blutchemische Befunde mit oft noch erhöhtem Blutalkohol, hyperchromer Anämie, erhöhter γ-GT, S-GOT, S-GPT, alkalischer Phosphatase; erhöhtem Gesamtstickstoff, Chlorid, Bilirubin, Kreatinin, CO_2-Erniedrigung.

Symptomgruppen

Die klinische Symptomatik des Delirs ist psychotisch, neurologisch und autonom; 3 Symptomkategorien sind zu unterscheiden:

Die *1. Symptomgruppe des exogenen Reaktionstyps* umfaßt Gedächtnisstörungen und Desorientiertheit, Übererregbarkeit, affektive Störungen mit Heiterkeit oder Angst (Selbst- und Fremdgefährdung!), Bewußtseinsstörungen; epileptische Anfälle (gehäuft im beginnenden Delir). Diese Symptome sind vornehmlich durch die verminderte GABAerge Hemmung, die cholinerge Insuffizienz und, was die Anfälle angeht, die Glutamatrezeptorüberaktivität bedingt.

Die *2. Symptomgruppe der halluzinatorischen Psychose* beinhaltet illusionäre Verkennungen, optische und haptische Halluzinationen, Suggestibilität. Diese klinischen Zeichen spiegeln v. a. die dopaminerge Hyperaktivität wider.

Die *3. Symptomgruppe der neurovegetativen Entgleisung* wird von den folgenden Zeichen gebildet: Fieber, Hypertonie, Tachykardie, Hyperhidrose, Tremor und mimisches Beben, gesteigerte Eigenreflexe. Diese Symptome sind durch sympathikotone Überaktivität und parasympathische Insuffizienz bedingt.

Schweregrade des Delirs

Drei Schweregrade des Delirs sind zu unterscheiden:

Das I. Stadium wird als *unvollständiges Delir,* als Alkoholentzugssyndrom oder (nicht ganz korrekt) als Prädelir bezeichnet. Es ist durch flüchtige Halluzinationen oder – alternativ – durch eine leichte vegetative Symptomatik mit Schreckhaftigkeit, Schlafstörungen, Schwitzen und morgendlichem Tremor charakterisiert. Dieses Stadium kann in ein manifestes Delir übergehen, jedoch mit oder ohne medikamentöse Therapie (auch nach Wiederaufnahme der Alkoholzufuhr) abklingen.

Das II. Stadium stellt das *vollständige Delir* dar mit Symptomen aller 3 oben aufgeführten Symptomgruppen: Organische Hirnfunktionsstörungen, psychotische Manifestationen und vegetative Fehlregulation. Das vollständige

Delir markiert den „point of no return", von jetzt an nimmt das Delir seinen eigenen Verlauf und ist durch die Wiederaufnahme der alten Trinkgewohnheiten nicht mehr zu beeinflussen. Ab diesem Stadium ist die Betreuung auf einer Intensivstation sinnvoll.

Das III. Stadium, das *lebensbedrohliche Delir,* umfaßt nach eigenen Erfahrungen 7 % aller Delirien. Dieses Stadium ist geprägt durch eine lebensbedrohliche autonome Entgleisung mit v. a. kardialen und pulmonalen Komplikationen, in einigen Fällen kommen schwere Bewußtseinsstörungen hinzu. Bei Patienten mit Delirien dieses Schweregrades ist die Behandlung auf einer Intensivstation unabdingbar.

Differentialdiagnose

Die Differentialdiagnose des Alkoholdelirs umfaßt Zustände mit „deliranter" Unruhe, produktiv-psychotischen Phänomenen und vegetativer Entgleisung:

Alkoholfolgeerkrankungen:
- Wernicke-Enzephalopathie,
- Alkoholhalluzinose,

Intoxikationen/Entzug:
- Medikamenten- und Drogenentzug,
- pharmakogenes Delir (u. a. Dopapräparate),
- E 605-Intoxikation,

Hirnerkrankungen:
- Meningoenzephalitis,
- Durchgangssyndrome bei Hirnerkrankungen (s. unten),
- arteriosklerotische Verwirrtheit,

Stoffwechselstörungen:
- Hyperthyreose,
- metabolische Enzephalopathien.

Neben dem Medikamentendelir und dem Drogenentzug kommen v. a. Verwirrtheitszustände bei Hirnarteriosklerose, posttraumatische, posthypoxische und posthypoglykämische Durchgangssyndrome in Frage, Entzündung des ZNS und interne Erkrankungen wie die hepatische Enzephalopathie, die Hyperthyreose. Beim geringsten Zweifel an der Diagnose des AD ist eine weitere Diagnostik unumgänglich, insbesondere die Computertomographie oder das MRT und die lumbale Liquorentnahme.

Therapie

Jedes AD ist eine medizinische Notsituation. Neben der exakten klinischen Untersuchung mit ausführlicher (Fremd-)Anamnese ist eine ausreichende Zusatzdiagnostik einschließlich Laboruntersuchungen, CT/MRT und Liquoruntersuchung erforderlich. Patienten mit vollständigem Delir sollten auf der Intensivstation überwacht werden, solche mit lebensbedrohlichem AD *müssen* auf der Intensivstation betreut werden. Die Multimorbidität des Alkoholikers ist zu berücksichtigen, insbesondere im Hinblick auf begleitende Pneumonien, Penkreatitiden, Hepatitiden und Schädel-Hirn-Traumen. Die meist agitierten, desorientierten und häufig verängstigten Delirpatienten sind in einer ruhigen, wohlgeordneten, ausreichend beleuchteten Umgebung zu versorgen. Handfesseln sind nur bei extremer Unruhe vertretbar, da durch sie Angst und Agitiertheit der Kranken noch verstärkt werden können.

Allgemeine Therapie

Bei Delirpatienten besteht häufig eine *Dehydratation,* hervorgerufen durch profuses Schwitzen, Fieber, Erbrechen und unzureichende Flüssigkeitsaufnahme während der vorausgegangenen Tage der Abstinenz. Die Flüssigkeitszufuhr sollte unter Kontrolle des zentralvenösen Drucks bei 3000–4000 ml/24 h, in Ausnahmefällen bei bis zu 6000 ml/24 h liegen. Eine exakte Flüssigkeitsbilanz ist aber auch wegen der gelegentlich auftretenden *inadäquaten ADH-Sekretion* unerläßlich, die zu einer *Hyperhydration* mit der Gefahr des Hirnödems führen kann. Ein *Magnesiummangel* ist unabhängig von der Serumkonzentration bei den meisten Delirpatienten anzunehmen. Die enterale oder parenterale Ernährung sollte ausreichend Magnesium und Spurenelemente enthalten, z. B. in Form von 1 Amp. Inzolen i.v./Tag. Das Ausmaß der *Hypokaliämie* hängt von der Schwere des Delirs ab, sie stellt wahrscheinlich nur ein Epiphänomen dar. Nach schweren Verläufen mit Hypokaliämie wird ein gehäuftes Auftreten von Korsakow-Syndromen beobachtet. Ursache der *Hyponatriämie* ist v. a. profuses Schwitzen. Wegen der Gefahr der Auslösung einer zentralen pontinen Myelinolyse sollte die Natriumsubstitution 0,6 mmol/h nicht überschreiten. Ein *Vitamin-B$_1$-Mangel* aufgrund von Malresorption und -nutrition ist bei über 50 % der Alkoholiker nachzuweisen. Durch hochdosierte orale oder parenterale Kohlenhydratzufuhr kann bei gleichzeitig bestehendem Vitamin-B$_1$-Mangel eine Wernicke-Enzephalopathie ausgelöst oder eine anlaufende verschlimmert werden. Deshalb empfiehlt sich bei jedem Delirkranken in den ersten Tagen die prophylaktische Gabe von 50–100 mg/Tag Vitamin B$_1$ i.m. Mehr als 10 % der Alkoholiker leiden unter einem *Vitamin-B$_6$-Mangel,* deshalb sind bei Delirkranken grundsätzlich Vitamine zu substituieren.

Spezielle Therapie

Die optimale Therapie des Alkoholdelirs sollte sedieren, ohne die vitalen Schutzreflexe zu beeinträchtigen, sollte die Krampfschwelle erhöhen, die autonome Überaktivität dämpfen, außerdem antipsychotisch wirken, aber keine wesentlichen Nebenwirkungen hervorrufen. Mehr als 135 Substanzen oder Substanzkombinationen wurden für die spezifische Behandlung des AD beschrieben. Zur Zeit erfüllt keine Einzelsubstanz diese Anforderungen, deshalb ist eine Kombinationstherapie beim vollständigen Delir unerläßlich. Die spezifische AD-Therapie kann mit einigen wenigen Substanzen durchgeführt werden, wobei verschiedene Individuen höchst unterschiedliche Dosen benötigen:

Clomethiazol (Distraneurin) besitzt Kreuztoleranz mit Alkohol und wirkt GABAerg. Die Substanz ist sedierend, vegetativ stabilisierend, antikonvulsiv und anxiolytisch wirksam, seine antipsychotische Wirksamkeit ist allerdings begrenzt. Als Monotherapie ist Clomethiazol trotzdem allen anderen Einzelsubstanzen überlegen. Die orale Therapie wird mit 3–4 Kaps. à 192 mg begonnen und mit 2 Kaps. alle 4–8 h fortgesetzt. Die Maximaldosis beträgt 16 Kaps. in 24 h. Der Patient sollte unter dieser Medikation einen schlafähnlichen Zustand erreichen, jedoch jederzeit leicht weckbar sein. Die Clomethiazoldosis ist innerhalb von 7–14 Tagen, dem Zustand des Patienten entsprechend, auf 0 zu reduzieren. Eine schnellere Dosisreduktion birgt die Gefahr des Delirrezidivs, eine protahierte Medikation das Risiko der sekundären Clomethiazolabhängigkeit. Distraneurintabletten sind mit einer höheren Nebenwirkungsrate im Vergleich zu den Kapseln belastet. Die intravenöse Clomethiazoltherapie mit einer 0,8%igen Lösung ist auf schwere AD-Verläufe beschränkt und sollte nur auf der Intensivstation unter strenger Überwachung erfolgen. Nach einem initialen intravenösen Bolus, der zur Sedierung des unruhigen Patienten führt, wird eine kontinuierliche Dauerinfusion empfohlen mit einer maximalen Tagesdosis von 2000 ml. Wegen der Suchtgefahr ist die ambulante Clomethiazoltherapie kontraindiziert, das Mittel sollte vor der Entlassung des Patienten abgesetzt sein. Nebenwirkungen von Clomethiazol sind verstärkte Bronchialsekretion, Atemdepression durch die zurückfallende Zunge bei Überdosierung, Tachykardie und Hypertonie. Diese Nebenwirkungen spielen nur bei unzureichend überwachter und hochdosierter parenteraler Medikation klinisch eine Rolle. Bei korrekter Anwendung und Überwachung ist Clomethiazol jedoch eine hochwirksame und sichere Substanz. Bei Patienten mit vorbestehenden pulmonalen Erkrankungen ist Clomethiazol nicht indiziert und sollte durch eine andere GABAerge Substanz ersetzt werden. Da die Sedierung durch Clomethiazol, Alkohol, Benzodiazepine kumulativ ist, ist insbesondere bei noch erhöhtem Blutalkoholspiegel eine vorsichtige Dosierung und exakte Überwachung essentiell.

Benzodiazepine sind in den USA die am meisten gebrauchten Substanzen zur Behandlung des Alkoholdelirs. Sie bieten ebenso wie Clomethiazol eine Kreuztoleranz zum Alkohol, ebenso die Gefahr der sekundären Abhängigkeit, der kumulativen Sedierung und der Atemdepression. Die einzelnen Benzodiazepine sind in ihrer Wirkung äquivalent. Da der sedierende Effekt der Benzodiazepine durch die Sättigung der GABA-Benzodiazepinrezeptoren begrenzt ist, dürften Benzodiazepine sicherer sein als Clomethiazol, jedoch als Monotherapeutika weniger effektiv. Für das Entzugssyndrom (unvollständiges Delir) werden i. allg. langwirksame Benzodiazepine wie Chlordiazepoxid oder Diazepam bevorzugt. Wegen der langen Halbwertszeit wird eine einmalige „loading dose" in 3 Portionen à 300 mg Chlordiazepoxid oder 60 mg Diazepam empfohlen. Alternativ ist die Gabe von 25–50 mg Chlordiazepoxid (Librium) 4- bis 6mal tgl. oder von Diazepam 10 mg 4- bis 6mal tgl. möglich, diese Dosis ist um 20 % pro Tag an den darauffolgenden Tagen zu reduzieren. Starke Raucher benötigen höhere Dosen. Intravenös wird Diazepam mit bis zu 250 mg/24 h dosiert und Midazolam bis zu 20 mg/h.

Carbamazepin ist nur bei der Behandlung des Entzugssyndroms (unvollständiges Delir) vertretbar, hierbei den Benzodiazepinen oder dem Clomethiazol in etwa ebenbürtig. Die empfohlene Dosis liegt bei 4mal 200 mg p.o. für die ersten 2 Tage, 3mal 200 mg für 2 weitere Tage und 2mal 200 mg für die nächsten 2 Tage. Verglichen mit Benzodiazepinen scheint Carbamazepin die psychotische Symptomatik günstiger zu beeinflussen, im Vergleich zu Clomethiazol schneidet Carbamazepin dagegen etwas schlechter ab.

Neuroleptika sind zur Monotherapie des Delirs ungeeignet, da sie die Krampfschwelle senken, die Dauer des Delirs verlängern können oder selbst ein AD auslösen können. Die Neuroleptikamonotherapie des AD ist mit einer signifikant höheren Letalität verbunden im Vergleich zum Clomethiazol. Neuroleptika eignen sich dagegen gut zur Kombinationstherapie mit einer GABAergen Substanz wie Clomethiazol oder Benzodiazepinen. Hierunter kann die Dosis von Clomethiazol oder Benzodiazepinen reduziert werden; das Nebenwirkungsrisiko wird entscheidend vermindert. Die empfohlene Dosis des in der eigenen Klinik meistbenutzten Haloperidol (Haldol) liegt bei 30–60 mg/Tag p.o. oder i.v.

Clonidin ist ein α_2-Rezeptoragonist mit antisympathikotoner Wirkung. Beim milden Entzugssyndrom soll orales Clonidin hinsichtlich Beeinflussung von Hypertension und Tachykardie dem Chlordiazepoxid überlegen sein. Im Vergleich zum Clomethiazol ist es jedoch eindeutig unterlegen aufgrund unzureichender Beeinflussung von Halluzinationen und hirnorganischen Anfällen. Seine Bedeutung liegt vornehmlich in der Ergänzung einer kombinierten Clomethiazol-/Neuroleptika- (oder Benzodiazepin-/Neuroleptika-)Medikation zur gezielten Beeinflussung der vegetativen Entgleisung. Als Initialdosis können 0,025 mg/h empfohlen werden, entsprechend 3 Amp. à 0,15 mg/24 h. Diese Dosis ist nach Bedarf des Patienten ggf. nach oben zu korrigieren.

Eine Monotherapie des Delirs mit *Barbituraten, β-Blockern, Kalziumantagonisten* oder *Antiepileptika* (außer Carbamazepin) ist nicht empfehlenswert, *Paraldehyd* allein ist gefährlich.

Alkohol selbst wird vielerorts zur Delirprohpylaxe und zur Delirbehandlung eingesetzt. Lineaweaver et al. (1988) berichten über eine Prophylaxe mit Rum,

Portwein, Sherry oder Bier mit dem Ziel, 25 % der bisherigen Alkoholdosis zu erreichen. Für die intravenöse Therapie wird die Gabe von 50–100 ml/h 5%iger Alkohollösung beschrieben. Ohne Zweifel ist jedoch Alkohol unwirksam, wenn ein manifestes Delir erst einmal ausgebrochen ist. Außerdem demotiviert eine ärztlich verordnete Alkoholgabe den möglicherweise zum Alkoholentzug bereiten Kranken. Zusätzlich unterhält Alkohol all die Prozesse, die schließlich in ein AD einmünden.

Behandlungsschemata

Die medikamentöse Behandlung des Alkoholdelirs (initiale Dosis, Reduktion über 7–14 Tage) umfaßt

1) beim *unvollständigen Delir:*

        Carbamazepin (z. B. Tegretal) 200 mg p.o., 4mal tgl.,

alternativ:

        Clomethiazol (Distraneurin) 2 Kaps. à 192 mg alle 4–8 h,

oder

        Diazepam (Valium) 20 mg 3mal im Abstand von 2 h als einmalige „loading dose",

2) beim *vollständigen Delir:*

        Clomethiazol 2 Kaps. à 192 mg alle 3–4 h
        und
        Haloperidol (Haldol) 5–10 mg 3- bis 6mal/Tag p.o., i.m. oder i.v.

alternativ:

        Diazepam 10 mg 6mal/Tag p.o.
        und
        Haloperidol 5–10 mg 3- bis 6mal/Tag p.o., i.m. oder i.v.,

3) beim *lebensbedrohlichen Delir:*

        Clomethiazol 0,8%ige Lösung i.v., 20 bis maximal 80 ml/h
        und
        Haloperidol 10 mg 6mal/Tag i.v.,

alternativ:

        Diazepam 120–240 mg i.v./24 h
        und
        Haloperidol 10 mg 6mal/Tag.

Das *unvollständige Delir* (Prädelir, Entzugssyndrom) klingt bei leichter Ausprägung meist spontan ab. Ist eine Medikation erforderlich, empfiehlt sich in erster Linie die orale Gabe von Carbamazepin, alternativ kommen Clomethiazol oder Benzodiazepine in Frage.

Beim *vollständigen Delir* ist eine orale Kombinationstherapie mit Clomethiazol oder einer anderen GABAergen Substanz und einem Neuroleptikum indiziert. Clomethiazol, Chlordiazepoxid, Diazepam sind gegen Agitiertheit, delirante Unruhe und epileptische Anfälle wirksam, sie dämpfen zudem die autonome Fehlregulation. Die in der Kombination verwandten Neuroleptika wie Haloperidol oder Dihydrobenzperidol beeinflussen die produktiv-psychotische Symptomatik günstig, ohne als Begleittherapie bedrohliche Nebenwirkungen zu entwickeln.

Beim *lebensbedrohlichen Delir* ist die intravenöse Kombinationstherapie indiziert. Intravenöses 0,8%iges Clomethiazol (alternativ Diazepam oder Midazolam i.v.) kann mit Haloperidol oder Dihydrobenzperidol kombiniert werden. Diese Therapieform ist obligatorisch auf der Intensivstation durchzuführen. Intravenöses Clomethiazol ist bei Patienten mit pulmonalen Erkrankungen und solchen, die eine exzessive Bronchorrhoe entwickeln, nicht einsetzbar. Supplementär wird Clonidin i.v. eingesetzt, um die sympathikotone Überaktivität zu dämpfen.

Prognose

Unter moderner medikamentöser Therapie und intensivmedizinischer Betreuung liegt die Letalität des AD um 2%. In einer eigenen Serie von 103 Delirkranken mit schwersten, intensivbehandlungsbedürftigen Delirien des Schweregrades III waren nur 2 Todesfälle zu beobachten (Schuchardt u. Schwarzer 1991). Ein Patient wurde im therapieresistenten Kreislaufschock aufgenommen, ein anderer entwickelte eine Pankreatitis und starb an Multiorganversagen. Somit ist die medizinische Prognose des auch heute noch grundsätzlich als lebensbedrohlich zu wertenden Alkoholdelirs relativ günstig. Ungünstig dagegen ist die Langzeitprognose des zugrundeliegenden Alkoholismus. Nur 10–20% aller Delirpatienten bleiben nach durchgemachtem Delir alkoholabstinent. Hierfür dürften die Amnesie für das durchgemachte Delir, die fehlende Motivation zur Langzeitrehabilitation und möglicherweise das noch unzureichende Therapieangebot zur Entwöhnung von Alkoholikern verantwortlich sein.

Literatur

Athen D (1986) Comparative investigation of clomethiazole and neuroleptic agents in the treatment of alcoholic delirium. Acta Psychiat Scand 329 (Suppl): 167–170

Athen D, Beckmann H (1981) Klinik und Therapie des Delirium tremens. Internist 22:43–45

Chick J (1989) Delirium tremens. Br Med J 298:3–4

Engle JP, Leoni JM, Donelly AJ (1988) Management of alcohol withdrawal – treatment controversies. Am Pharm NS 28:51–57

Feuerlein W (1967) Neuere Ergebnisse der Alkoholforschung. Nervenarzt 38:492–500

Finzen C, Kruse G (1980) Kombinationstherapie des Alkoholdelirs mit Haloperidol und Clomethiazol. Psychiat Prax 7:50–56

Guthrie SK (1989) The treatment of alcohol withdrawal. Pharmacotherapy 9:131–143

Hansbrough JF, Zapata-Sirvent RL, Carroll WJ, Johnson R, Saunders CE, Barton CA (1984) Administration of intravenous alcohol for prevention of withdrawal in alcoholic burn patients. Am J Surg 148:266–269

Hemmingsen R, Kramp P (1988) Delirium tremens and related clinical states: psychopathology, cerebral pathophysiology, and psychochemistry: a two-component hypothesis concerning etiology and pathogenesis. Acta Psychiat Scand 345:94–107

Heuzeroth L, Grüneklee D (1988) Clonidin – alternative therapy in the treatment of delirium tremens. Med Klin 83:783–789

Lineaweaver WC, Anderson K, Hing DN (1988) Massive doses of midazolam infusion for delirium tremens without respiratory depression. Crit Care Med 16:294–295

McGrath SD (1975) A controlled trial of clomethiazole and chlordiazepoxide in the treatment of the acute withdrawal phase of alcoholism. In: Conf Alcoholism. Longman, London, p 81–90

Nickel B, Schmickaly R, Kursawe HK et al. (1986) Beitrag zur Therapie des Delirium tremens. Z Klin Med 41:1643–1646

Nordstrom G, Berglund M (1988) Delirium tremens – a prospective long-term follow-up study. J Stud Alc 49:178–185

Pfitzer F, Schuchardt V, Heitmann R (1988) Die Behandlung schwerer Alkoholdelirien. Nervenarzt 59:229–236

Rommelspacher H, Schmidt LG, Helmchen H (1991) Pathobiochemistry and Pharmacotherapy of alcohol withdrawal. Nervenarzt 62:649–657

Salum J (1972) Delirium tremens and certain other acute sequels of alcohol abuse. Acta Psychiat Scand 235 (Suppl): 1–143

Schuchardt V, Schwarzer W (1991) Das lebensbedrohliche Alkoholdelir – Kombinationstherapie mit Clomethiazol. In: Verner LJ, Hartmann M, Seitz W (Hrsg) Delir und Delirprophylaxe in der Intensivmedizin. Steinkopff, Darmstadt, S 23–31

Sellers EM, Naranjo CA (1986) New strategies for the treatment of alcohol withdrawal. Psychopharmacol Bull 22:88–92

Victor M, Adams RD (1959) The affect of alcohol on the nervous system. Res Publ Assoc New Mental Dis 32:526–573

Das Opiatentzugssyndrom – Skalierungen und medikamentöse Strategien

D. Ladewig, R. Stohler

Entzugsbehandlungen standen längere Zeit im Schatten gesundheitspolitischer Überlegungen. Der Schwerpunkt galt dem ambulanten psychosozialen Bereich und, bezüglich der Behandlung im stationären Bereich, den stationären Langzeittherapien.

Drogenabhängige machen i. allg. immer wieder Entzüge durch, teils beabsichtigt, teils unbeabsichtigt. Familiärer Druck, somatische Erkrankungen oder Unfälle, Gefängnisaufenthalte oder auch Lebensereignisse (wie Todesfälle im näheren Umfeld) gehören zum Bedingungsgefüge fremdmotivierter Entzüge. Diese können durchaus drogenfreie Zeiträume nach sich ziehen. Nicht selten münden diese Versuche, den Drogengebrauch zu sistieren, nach erneuten Rückfällen resp. subjektiv wahrgenommenen, negativen Konsequenzen zum Aufsuchen eines qualifizierten Entzugsangebotes; dies insbesondere dann, wenn mit dem Wunsch nach Entzug auch ein Veränderungsziel antizipiert wird.

Aktuell ist ein Mangel an qualifizierten Entzugsplätzen für chronisch Drogenabhängige zu beklagen. Diese Notsituation bedingt ein Dilemma, in dem sich Drogenabhängige als Grenzgänger eines Borderlinegebiets auf der einen Seite konfrontiert sehen mit Abstinenzforderungen von Drogenberatungsstellen und auf der anderen Seite von Ärzten Entzugs- und Überbrückungshilfen, z. B. in Form von Codein- und/oder Benzodiazepinpräparaten, angeboten bekommen. Obwohl nicht von der Hand zu weisen ist, daß einige Drogenabhängige aus diesem Spannungsfeld auch Überlebenshilfe schöpfen können, bedeutet dieses unkoordinierte System resp. dieses Chaos der Verhältnisse für manche eher eine zusätzliche Gefährdung. Die sich nicht selten entwickelnden Mischformen von Abhängigkeiten bedingen leicht eine Chronifizierung der Störung und ziehen Komplikationen mit Notfällen bei Intoxikationen oder schwierige und langwierige Entzüge nach sich.

Opiatentzugssyndrom

Ein Entzugssyndrom tritt nicht auf, wenn ein sporadischer Konsum vorlag und etwa im Zusammenhang mit der Entwicklungskrise eines Adoleszenten der Opiatgebrauch zwar zum „Problem" wurde, aber nicht zur Abhängigkeit führte. Dem Entzugssyndrom vorgeschaltet ist die Abhängigkeit. Die Diagnose *Abhängigkeit* sollte entsprechend der ICD-10 nur gestellt werden, wenn folgende diagnostische Kriterien in mindestens 4 Punkten erfüllt waren:

1) ein starker Wunsch oder eine Art Zwang, Substanzen oder Alkohol zu konsumieren,
2) verminderte Kontrollfähigkeit bezüglich des Beginns, der Beendigung und der Menge des Substanzgebrauchs,
3) Substanzgebrauch mit dem Ziel, Entzugssymptome zu mildern und der entsprechenden positiven Erfahrung,
4) ein körperliches Entzugssyndrom,
5) Nachweis einer Toleranz; um die ursprünglich durch niedrigere Dosen erreichten Wirkungen der Substanz hervorzurufen, sind zunehmend höhere Dosen erforderlich,
6) ein eingeengtes Verhaltensmuster im Umgang mit der Substanz,
7) fortschreitende Vernachlässigung anderer Vergnügungen oder Interessen zu Gunsten des Substanzkonsums,
8) anhaltender Substanzkonsum trotz Nachweises eindeutiger schädlicher Folgen. Die schädlichen Folgen können körperlicher Art sein oder sozial, wie beim Arbeitsplatzverlust durch eine substanzbedingte Leistungseinbuße, oder psychisch, wie bei depressiven Zuständen nach massivem Substanzkonsum.

Als wesentliches Charakteristikum des Abhängigkeitssyndroms gilt das Vorliegen eines aktuellen Konsums oder ein starker Wunsch nach der Substanz. Der Zwang, Substanzen zu konsumieren, wird meist dann bewußt, wenn versucht wird, den Konsum zu beenden oder zu kontrolliern.

Beim Entzugssyndrom handelt es sich um einem Symptomenkomplex von unterschiedlicher Zusammensetzung und wechselndem Schweregrad, bei absolutem oder relativem Entzug der Substanz, die wiederholt oder zumeist über einen langen Zeitraum und/oder in höherer Dosierung konsumiert worden ist. Beginn und Verlauf des Entzugssyndroms sind zeitlich begrenzt und abhängig von der Substanzart und der Dosis, die unmittelbar vor dem Absetzen verwendet worden ist.

Beim Abhängigkeitstyp, der Störungen durch Opioide beinhaltet, sind Entzugssymptome mit Delir (F14) sowie solche mit psychotischen Störungen (F15), amnestische Syndrome (F16) und mittelüberdauernde Restzustände (F17) nicht zu erwarten.

Das *Opiatentzugssyndrom* umfaßt eine Vielfalt von Beschwerden. Viele sind unspezifisch, einige spezifisch; wenige sind objektivierbar wie z.B. die Mydriasis nach Gabe eines Opiatantagonisten. Der subjektive Leidensdruck kann beträchtlich sein, indem z.B. Schmerzen mit Opiathunger assoziiert werden oder vom Betroffenen nicht als Regulationsstörung, sondern als Ausdruck einer narzißtischen Verletzbarkeit, als Wut empfunden und ggf. ausagiert wird. Die Analogie zu einem grippalen Infekt ist prinzipiell geeignet, weil auch dieser sehr unangenehm verlaufen kann, auch wenn er nicht gefährlich ist. Obwohl das Risiko von Krampfanfällen, Delirien oder Entzugspsychosen nicht zum Abhängigkeitstyp der Opioide gehört, läßt sich im Einzelfall nicht ausschließen, daß auch Benzodiazepine – ggf. ärztlich verordnet und deshalb in der Drogenanamnese nicht auftauchend – mitspielen. Daher ist der anamnestische Befund entsprechend weit abzustecken und durch fremdanamnestische Angaben zu ergänzen. Urinanalytische Untersuchungen sind dann sinnvoll, wenn sie ausreichend umfassend neben Opioiden, Cannabis, Amphetamin, Kokain, Barbituraten alle wichtigen Benzodiazepine nachweisen und allfällige Resultate innerhalb von 24 h verfügbar sind.

Methodische Aspekte

Die Benutzung eines Instruments zur systematischen Erhebung von Entzugssymptomen sollte Bestandteil einer allgemeinen Suchtdokumentation sein, da die Interpretation von Daten im Einzelfall sonst Schwierigkeiten bereiten mag. Zur Dokumentation sind die Suchtdokumentationsstandards der DHS (1992) zu empfehlen. Neuerdings liegt die deutsche Übersetzung des Addiction Severity Index (Mc Lellan et al. 1992), eines standardisierten US-amerikanischen Erhebungsinstrumentes, vor (Fahrner et al. 1993).

Die Entwicklung von Entzugsskalen bei Opioidabhängigen geht auf Untersuchungen von Kolb u. Himmelsbach in Lexington/Kentucky und am Clinical Research Center Fort Worth/Texas in den 30er Jahren zurück. In diesen in ihrer Geschichte und in ihrem Umfang einzigartigen Behandlungs- und Forschungszentren wurden opioidabhängige Betäubungsmitteldelinquenten bis in die 70er Jahre stationär behandelt. Diese Institutionen wurden in der Folge der Umstellung auf ambulante Methadonsubstitutionsbehandlungen geschlossen. Mit der Einführung einer Opiatentzugsskala wurde gewährleistet, daß Entzugssymptome „objektivierbar" und behandelbar wurden, und der Patient, der in diesen strikt eingeschlossenen Einrichtungen den Status eines Gefangenen hatte, erhielt damit Anrecht auf eine seriöse Entzugsmedikation.

Die Abstinenzsymptomatik wurde damals in 5 Grade (Grad 0–Grad 4) unterschieden, was zeigte, daß die Symptomatik erheblich unterschiedliche Schweregrade aufwies, und die über die heute i. allg. zu beobachtende Symptomatik hinausging:

Phase + (Grad 0):
1) Verlangen nach Drogen,
2) Ängstlichkeit, Nervosität, Rastlosigkeit,

Phase ++ (Grad 1):
1) Gähnen,
2) Schwitzen, sehr feuchte Haut,
3) Tränenfluß,

4) laufende Nase,
5) Persönlichkeitsveränderung,

Phase +++ (Grad 2):
1) Verstärkung oben genannter Symptome,
2) Mydriasis (Pupillenerweiterung),
3) Gänsehaut,
4) Muskelkrämpfe,
5) Schüttelfrost und Hitzewallungen,
6) Knochen- und Muskelschmerzen,
7) Appetitlosigkeit,

Phase ++++ (Grad 3):
1) Verstärkung oben genannter Symptome,
2) Schlaflosigkeit,
3) Blutdruckanstieg,
4) Temperaturanstieg,
5) beschleunigte und tiefe Atmung,
6) Zunahme der Pulsfrequenz,
7) Rastlosigkeit,
8) Übelkeit,

Phase +++++ (Grad 4):
1) Verstärkung oben genannter Symptome,
2) gerötetes Gesicht,
3) Erbrechen,
4) Durchfall,
5) Gewichtsverlust.

Die Entwicklung von Opiatentzugsskalen wurde in der Folgezeit durch 3 Faktoren mitbestimmt. Zunächst stellte sich – wie bei allen Syndromen, die systematisiert erfaßt werden sollen – das Problem der Selbst- und Fremdwahrnehmung resp. dasjenige von Objektivität und Subjektivität der wahrgenommenen Störungen. Nach dem ersten Versuch, das Opiatentzugssyndrom zu quantifizieren (Kolb u. Himmelsbach, 1938) folgte von Haertzen u. Meketon (1968) eine Selbstbeurteilungsskala, um die subjektive Befindlichkeit während des Opiatentzugs zu messen. Jasinski et al. (1967) verwendeten die ursprüngliche Kolb-Himmelsbach-Skala, indem sie das Auftreten von Entzugssymptomen mit Naloxon provozierten. Ein ähnliches Verfahren beschrieben Wang et al. (1974) und benutzten dabei eine 10 Items umfassende Entzugsskala. Kosten et al. (1985) verglichen klinische Beurteilung und Selbstbeurteilung unter Clonidin als Entzugsmedikation. Philips et al. (1986) benutzten einen 32 Symptome umfassenden Selbstbeurteilungsbogen, um Entzugssymptome zu erfassen. Tennant (1987) benutzte einen 27 Items umfassenden Fragebogen, um Symptome, die aufgrund inadäquater Methadonplasmakonzentrationen auftraten, zu korrigieren. Loimer et al. (1988) entwickelten einen Befindlichkeitsbogen zur Erfassung des Opiatentzugssyndroms sowie eine Skala zur klinischen Objektivierung der Opiatentzugssymptomatik, um den Einfluß von i.v.-Applikationen von Naloxon zu evaluieren.

Diese von der Wiener Autorengruppe Loimer et al. (1991) vorgestellten Untersuchungsbögen wurden auch ins Englische übersetzt. Prinzipiell handelte es sich mit Abweichungen um Wiederholungen der ursprünglich von Kolb u. Himmelsbach beobachteten Beschwerden und Symptome, wobei – methodisch – die Gliederung in einen Selbstbeurteilungs- und Fremdbeurteilungsbogen Vorteile brachte. Andererseits muß in Erinnerung gerufen werden, daß es sich beim Personal der Einrichtungen in Forth Worth und Lexington nur um sehr erfahrene Schwestern und Ärzte handelte.

Die Modifizierung der ursprünglichen Skala ergab sich aus 3 Gründen:

1) um den objektiven und subjektiven Teil klar zu trennen;
2) erforderte die Notwendigkeit klinisch-pharmakologischer Untersuchungen mit Opiatantagonisten resp. Opiatpartialantagonisten die Validierung der benutzten Versuchsinstrumente;
3) entstand das Bedürfnis, Kurzfragebögen einzusetzen.

Handelsman et al. (1987) differenzierten den subjektiven und den objektiven Anteil des Entzugssyndroms und entwickelten eine Subjectiv Opiate Withdrawal Scale (SOWS) mit 16 Symptomen und die Objective Opiate Withdrawal Scale (OOWS) mit 13 beobachtbaren Zeichen, die vorhanden oder nicht vorhanden sind, basierend auf einem Zeitmaß der Beobachtung des Patienten durch den Untersucher. Die OOWS soll eine gute Interreliabilität aufweisen. Bei den Untersuchungsinstrumenten sollen valide und reliable Indikatoren für die Messung der Schwere des Opiatentzugssyndroms vorhanden sein. Gossop (1990) entwickelte aus einer ursprünglich 32 Items umfassenden Opiatentzugsskala eine kurze 10-Items-Version, die Short Opiate Withdrawal Scale (SOWS).

Da Opiatabhängige heute im Entzug ein Mischbild verschiedener Abhängigkeitssyndrome aufweisen (neben opiattypischen Symptomen werden auch Entzugssymptome, die für Alkohol- und Benzodiazepinabhängigkeit charakteristisch sind, beobachtet), verwenden wir einen polyvalenten Entzugsbogen. Dieser Bogen (Tabelle 1) umfaßt einerseits objektivierbare klinische Parameter wie Gewicht, Temperatur, Puls, Blutdruck sowie klinische Zeichen wie Ruhelosigkeit, Gliederschmerzen, Schwächegefühl u.a. In dieser Liste sind alle Symptome der Short Opiate Withdrawal Scale (SOWS; Gossop u. Strang 1988) sowie diejenigen der Opiate Withdrawal Scale (OWS; Gossop et al. 1989) vorhanden.

Tabelle 1. Entzugssymptome bei Drogenabhängigen

Patientencode ________________________

Untersuchercode ________________________

Eintrittsdiagnosen nach ICD-10   F ________________________

                                 F ________________________

                                 F ________________________

0 = nicht vorhanden; 1 = wenig; 2 = mittel; 3 = stark.

Untersuchungsdatum						
Untersuchungstage	2. Tag	5. Tag	10. Tag	15. Tag	20. Tag	25. Tag
Gewicht						
Temperatur						
Puls						
Blutdruck						
Mydriasis						
Epileptischer Anfall						
Wahnideen						
Halluzinationen						
Schwitzen						
Tränen oder Nasenfluß						
Verlangen nach Drogen						
Gänsehaut						
Hitze- und Kältegefühl						
Gliederschmerzen						
Muskelzuckungen						
Durchfall						
Bauchkrämpfe						
Schwindelgefühl						
Erbrechen, Übelkeit						
Tremor						
Muskelverspannung						
Herzklopfen						
Schwächegefühl						
Gähnen						
Ruhelosigkeit						
Dysphorie, Reizbarkeit						
Angst						
Appetitlosigkeit						
Schlafstörung						
Sonstiges						

Behandlung des Opiatentzugssyndroms

Die Entzugsbehandlung ist stets nur zum begrenzten Teil medikamentöse Strategie. Diese ist einzubetten in einen entsprechenden Rahmen neuropsychiatrischer Diagnostik, allgemein-pädagogischer Hilfen und spezieller Therapien. Daher ist kurz auf das eigene Behandlungsmodell einzugehen (Stohler et al. 1993).

Die Entzugsstation für Drogenabhängige unserer Klinik verfügt innerhalb des Suchtbereichs über 8, notfalls 9 Plätze und wird nach außen offen geführt (d. h. der Patient kann die Abteilung verlassen, aber nicht wieder zurückkommen). Es besteht eine Kontaktsperre mit Ausnahme von Therapeuten, Beratern und Schutzaufsichtspersonen. Auf der Abteilung werden stationär Opiatentzüge (meist von Heroin und Methadon) und Entzüge bei Mehrfachabhängigkeit (Opiate und Benzodiazepine und/oder Alkohol und/oder Kokain) durchgeführt. Methadonbezieher, die zusätzlich zum Methadon weitere Substanzen benutzen, können sich – unter Beibehaltung der Methadonsubstitutionsbehandlung – einem Partialentzug unterziehen. Für die Entzugsbehandlungen sind 2 Wochen vorgesehen; längerfristige Entwöhnungsbehandlungen sind möglich.

Die Entzugsstation ist milieutherapeutisch orientiert. Die obligatorischen Aktivitäten umfassen Ergotherapie, Entspannungstherapie und sportliche Aktivitäten. Die Gruppentherapie hat einerseits „Abteilungsprobleme", andererseits eine verhaltenstherapeutisch orientierte Rückfallprophylaxe zum Thema.

Der Entzug kann medikamentös unterstützt werden. Zur Anwendung gelangen bei Opiatabhängigkeit *Baclofen* und *Chlorprothixen* oder *Clonidin* oder *Methadon,* bei zusätzlicher Benzodiazepinabhängigkeit *Carbamazepin* und bei zusätzlicher Alkoholabhängigkeit *Clomethiazol.* Als Schlafmedikation wurden schlafanstoßende Antidepressiva, Imidazopyridine und – bei spezieller Indikation – Benzodiazepine mit langer Halbwertszeit mediziert. Eine Pharmakotherapie von zusätzlichen somatischen oder psychischen Erkrankungen wird weitergeführt bzw. eingeleitet.

Gemeinsam erarbeiten Patient, Behandlungsteam und Ärzte einen individuellen Behandlungsplan. Das Pflegeteam arbeitet nach dem Bezugspersonensystem, d. h. jeder Patient wird von 2 festgelegten Mitarbeitern durch den Entzug begleitet. Eine Kontinuität der Behandlung nach Verlassen der Entzugsstation an einen anderen Ort – ambulant oder stationär – wird angestrebt. In diesem Bestreben wird mit anderen Einrichtungen der Drogenhilfe zusammengearbeitet.

Nach ärztlicher Zuweisung oder auf eigenes Ersuchen erfolgt ein Vorgespräch mit einem Suchtberater, das die Behandlungsbedürftigkeit abklärt, über die Modalitäten des Aufenthaltes informiert, die Kostendeckung regelt und in dem ein Eintrittstermin festgelegt wird. Die durchschnittliche Wartezeit von der Anmeldung bis zur Aufnahme beträgt 2½ Wochen.

Bei Eintritt erfolgen medizinische Abklärungen: gründliche anamnestische Erhebungen mit besonderem Schwergewicht auf die Suchtgeschichte und das

Stellen der Abhängigkeitsdiagnose(n) nach ICD-10, Somatostatus, EEG, EKG, neurologische und blutchemische Untersuchung, Urindrogenscreening, Hepatitis- und – auf Wunsch – HIV-Diagnostik. Im Anschluß unterschreibt der Patient einen Vertrag, in dem er sich bereiterklärt, einen 14tägigen Entzug zu absolvieren.

Patienten und Methoden

Im Jahr 1991 traten 208 Patienten zu einem stationären Drogenentzug auf die Station U2 ein (68 Frauen und 140 Männer). 80% waren das erste Mal auf der Entzugsstation hospitalisiert, 15% das zweite Mal und 5% schon mehr als 2mal. Von den 208 Patienten, die sich einer Entzugsbehandlung unterzogen, waren 45 ausländische Staatsangehörige (22%, was dem Ausländeranteil der Basler Bevölkerung entspricht); alle hatten ihren Wohnsitz in der Schweiz. Das Durchschnittsalter betrug 27,1 ± 5,3 Jahre (16–42 Jahre); dabei waren die Frauen 25,1 ± 4,7, die Männer 28,1 ± 5,4 Jahre alt (Mittelwert ± Standardabweichung).

Die Patienten wurden je nach zu entziehender Substanz in 3 Gruppen eingeteilt: Heroinmonoentzüge (n = 84), Methadonentzüge (n = 13) und Entzüge von Mehrfachabhängigkeiten inklusive Partialentzüge bei Methadonsubstitution (n = 111). Die durchschnittliche Aufenthaltsdauer der 208 Patienten auf der Abteilung U2 betrug 10,8 ± 7,1 Tage (1–47). Frauen blieben im Durchschnitt 10,2 ± 5,5, Männer 11,1 ± 7,8 Tage (p = 0,4, n.s.). Die vertraglich vereinbarte 14tägige Entzugshospitalisation hielten 42% der Patienten durch. 58% brachen somit formal den Entzug vorzeitig ab.

Die jeweiligen Entzugsgruppen unterschieden sich bezüglich der Verweildauer: Die Heroinentzugsgruppe (H) blieb 9,5 ± 6,7, die Methadongruppe (M) 13,6 ± 4,3 und die Mehrfachabhängigen (P) 11,7 ± 6,7 Tage. (H. vs. M: p = 0,03, H vs. P: p = 0,03, M vs. P.: n.s.).

Entzugssymptomatik

Der Verlauf der Entzugssymptomatik in den 3 Entzugsgruppen (s. oben) verhielt sich unterschiedlich. Während die Heroin- und Mehrfachabhängigengruppe am ersten Tag hohe Werte im Summenscore der Entzugssymptomatik erreichten, fühlte sich die Methadongruppe kaum beeinträchtigt. Umgekehrt sah es am 7. und 14. Tag aus: Die Heroingruppe normalisierte sich weitgehend, während die Schwere des Entzugs bei den Methadonpatienten zunahm und auch bis zum 14. Tag anhielt.

Teilt man die Stichprobe in Patienten ein, die die Entzugsbehandlung abbrachen (≤ 12 Tage) und in solche, die den Entzug regulär beendeten (≥ 14 Tage), ergaben sich Unterschiede in der Schwere der folgenden Entzugssymptome (von insgesamt 17 untersuchten): Tränenfluß, Schmerzen, Dysphorie.

Auch die Häufigkeit von Vomitus war zwischen diesen Gruppen tendenziell unterschiedlich, und zwar so, daß die Gruppe der Abbrecher häufiger unter den genannten Symptomen litt.

Häufigste Entzugssymptome in der Heroingruppe

Am ersten Tag des Entzugs wurden in der *Heroingruppe* folgende Entzugssymptome am häufigsten festgestellt: Schwitzen und Gänsehaut beklagten je 85 %; 74 % litten unter Schlafstörungen, 70 % unter Ruhelosigkeit, 66 % gaben Gliederschmerzen an und 59 % dysphorische Verstimmungen. Am 7. Tag schwitzten noch 70 % der Heroingruppe übermäßig, 65 % zeigten Gänsehaut, 55 % litten weiterhin unter Schlafstörungen und 50 % unter Ruhelosigkeit. Am Tag 14 zeigten je 42 % der Patienten noch Schlafstörungen und übermäßiges Schwitzen.

Häufigste Entzugssymptome in der Methadongruppe

In der *Methadongruppe* schwitzten am ersten Tag 83 %, 67 % gaben an, ruhelos zu sein, und 66 % litten unter Schlafstörungen und Gänsehaut. Am 7. Tag zeigten 100 % aus der Methadongruppe Schlafstörungen, 80 % zeigten Ruhelosigkeit und eine Gänsehaut. Am 14. Tag hatten alle Patienten der Methadongruppe Gänsehaut, noch 80 % Schlafstörungen und Dysphorie; Schwitzen und Gliederschmerzen gaben noch je 60 % an.

Häufigste Entzugssymptome bei den Mehrfachabhängigen

Die Gruppe der *Mehrfachabhängigen* litt am 1. Tag am häufigsten unter übermäßigem Schwitzen (94 %), 83 % zeigten Gänsehaut und 66 % gaben Schlafstörungen an. Am 7. Tag standen die gleichen Entzugssymptome im Vordergrund: Schlafstörungen 95 %, Schwitzen 91 % und Gänsehaut 83 %. Auch am 14. Tag hatte sich die Rangliste nicht geändert, wenn auch die Ausprägung etwas milder war. Schwere Entzugssymptome wie Erbrechen, epileptische Anfälle (nur ein einziger Fall), Halluzinationen und Wahnideen traten äußerst selten auf. Dies steht wohl im Zusammenhang damit, daß schwere Entzüge fast immer pharmakologisch abgeschirmt wurden.

Beurteilung von Entzugsmedikationen

Für die Hypothese, daß eine opiatgestützte Entzugsbehandlung die Abbruchrate reduzieren kann, spricht die Arbeit von San et al. (1990), der in einer randomisierten, doppelblinden Studie die Überlegenheit von Methadon in der

Entzugsbehandlung gegenüber Guanfacin und Clonidin belegte. Während in der Methadongruppe nur 25% der Patienten den Entzug abbrachen, waren es in der Clonidingruppe 46% und in der Guanfacingruppe 42%. Auch Craig et al. (1985) fanden, daß die Wahrscheinlichkeit, einen Entzug regulär zu beenden, mit der Verschreibung von Methadon als Entzugsmedikation zunimmt. In den USA lagen schon 1988 Entzugserfahrungen mit Methadon mit über 50000 Patienten vor, und Gossop et al. (1988) kam zum Schluß, daß Opiatentzüge mit Methadon dem internationalen Standard entsprächen und sich jedes neu in die Entzugsbehandlung einzuführende Medikament an diesem Standard zu messen habe.

Clonidin (Catapresan)

Clonidin, ein sog. α-Blocker, ist ursprünglich zur Behandlung des Bluthochdrucks gedacht gewesen. Mit Clonidin kann bei einem kleinen für die Entzugsbehandlung motivierten Teil von Drogenabhängigen ein Bereich des Entzugssyndroms, insbesondere z.B. Muskelkrämpfe und Schmerzen, günstig beeinflußt werden. Weniger beeinflußt werden dagegen Opiathunger, Verstimmungszustände und depressive Syndrome, Schlafstörungen sowie seltene, schwere Symptome wie Erbrechen und Durchfälle. An Clonidinnebenwirkungen wurden Sedierung, Mundtrockenheit, Blutdruckabfall in den ersten 48 h und mittelgradige Verwirrtheitszustände beobachtet. Clondin sollte v.a. bei stationärem Entzug und unter strenger klinischer Überwachung eingesetzt werden. Clonidin sollte nicht abrupt abgesetzt, sondern über einige Tage ausgeglichen werden. Der Vorteil des Clonidins besteht darin, daß es nicht als „Psychopharmakon" taxiert wird und als „primär nichtpsychotrope" Substanz kein übliches Abhängigkeitssyndrom entwickelt (Gossop et al. 1988).

Catapresan soll für die Behandlung des „reinen" Opiatentzugssyndroms reserviert bleiben. Als Richtlinien sind folgende Dosierungen vorgesehen:

Tag 1	0,5 Tbl. à 0,15 mg um 14 h (Testdosis), nach 1–2 h Blutdruck- und Pulsmessung, falls Blutdruck ≤ 120/80 und/oder Puls ≤ 70: Besprechung mit dem Arzt, falls Testdosis gut ertragen wurde:	
Tag 2	2 Tbl. à 0,15 mg	22 h,
	2 Tbl. à 0,15 mg	8 h,
	1 Tbl.	15 h,
	2 Tbl.	22 h,
Tag 3–5	gleiche Dosis wie Tag 2,	
Tag 6	1 Tbl.	8 h,
	0,5 Tbl.	15 h,
	1 Tbl.	22 h,

Tag 7	0,5 Tbl.	8 h,
	0,5 Tbl.	22 h,
Tag 8	0,5 Tbl.	22 h.

Baclofen

Baclofen ist eine GABAerg wirkende Substanz, die antispasmisch wirkt und v. a. bei neurologischen Erkrankungen in breitem Ausmaß Verwendung findet. Sein Einsatz als Medikation bei Opiatentzugssyndromen ist wiederholt publiziert worden. Es gehört seit über 20 Jahren zur Standardmedikation im Suchtbereich der PUK Basel. Baclofen hat keinen Einfluß auf Verstimmungszustände, Angst, Drogenverlangen oder Schlafstörungen, deshalb hat sich die Kombination mit einer sedierend-anxiolytisch-antidepressiven Substanz vom Typ Chlorprotrixen bewährt.

Methadon

Methadon ist ein oral applizierbares Opioid, seine lange Wirkungsdauer erklärt seine breite Verwendung bei Opioidsubstitutionsbehandlungen. Wegen der Kreuztoleranz, der guten Steuerbarkeit und kontrollierbaren Applikation ist ein Einsatz als Entzugsmedikament seit seiner Einführung genutzt worden. Solange der Einsatz von Methadon als Entzugsmedikation sich an der Symptomatik orientiert, sind zeitlich limitierte ausschleichende Strategien wahrscheinlich die einfachste und effizienteste Form, Opioidentzugssymptome zu kupieren(Gossop et al. 1989).

Naloxon

Die von Loimer et al. (1988) unter Narkoseverhältnissen durchgeführte Ultrakurzentzugsbehandlung mit hohen Naloxondosen mit raschem Verschwinden der Entzugssymptome ist elegant und effizient. Die Autoren stellen fest, daß 72 h nach der Behandlung keine Entzugssymptome mehr feststellbar waren und „auch in der Selbstbeurteilung nach 120 h alle Patienten fast beschwerdefrei sind". Der Vorteil dieses Procederes besteht in der unmittelbaren Weiterbehandlung mit dem Langzeitantagonisten Naltrexon.

Schlußbemerkungen

Das wesentliche Prinzip von Opiatentzugsbehandlungen besteht nicht allein in der medikamentösen Korrektur anfälliger Befindlichkeitsstörungen mit der Zielsetzung, Befinden zu verbessern und Abbrüche zu vermeiden. Eine Entzugsbehandlung stellt zunächst Anlaß dar, einen Opiatabhängigen gründlich zu untersuchen, dies in neurologischer und psychiatrischer Hinsicht, sowie eine psychosoziale Standortbestimmung vorzunehmen und die Möglichkeiten einer ambulanten und/oder stationären längerfristigen Behandlung zu prüfen und zu planen. Psychologisch wichtig ist, daß sich der Patient ernstgenommen fühlt. Dabei kann die medikamentöse Hilfe wichtig sein, aber auch eine alternative therapeutische Handhabung kann dieses Ziel erreichen.

Gegenüber Beschwernissen soll der Patient lernen, selbst etwas zu unternehmen, z. B. sich abzulenken, sich zu entspannen, wohingegen gravierende Symptome Linderung durch ein Medikament erfahren sollen. Schwere Schlafstörungen sind zu behandeln. Bei aller Zurückhaltung gegenüber dem Einsatz von Benzodiazepinen bei Drogenabhängigen empfehlen wir Flurazepam – 30 mg für 2–3 Nächte –, als Alternative 10 mg Zolpidem oder 75 mg Trimipramin bei chronifizierten Schlafstörungen (alternativ 100 mg Opipramol).

Die richtige Wahrnehmung und das Management von Symptomen setzt beim Patienten wie beim Personal Schulung voraus. Diese erhöht die Kompetenz des Personals im Umgang mit Opiatabhängigen, wobei eine hohe Kompetenz umgekehrt das Coping des Betroffenen im Umgang mit seiner Symptomatik und der Behandlung erhöht. Opiatentzugsskalen können dabei eine wichtige Hilfe sein. Fehlen Entzugssymptome bei gleichem Leidenszustand des Patienten, muß nach einer anderen Ursache des Zustandes oder der Verhaltensstörung gefahndet werden.

Es ist wünschenswert, Opiatentzugsskalen im Zusammenhang mit einer psychopathologischen und psychologischen Diagnostik einzusetzen. Hierzu dienen eindimensionale Fremdbeurteilungsskalen, etwa zur Abklärung von Depressivität, Angst oder Borderlinestörungen. Bei den eindimensionalen Selbstbeurteilungsskalen sind wiederum die Syndrome Depression, Angst, Zwang und Borderline zu überprüfen. Wir selbst haben in einem über das Pharmakognostische hinausgehenden Abhängigkeitskonzept den Basler Drogen- und Alkoholbogen entwickelt, mit dem das Ausmaß der Abhängigkeit und Therapieverläufe erfaßt werden kann (Ladewig et al. 1984).

Literatur

Craig RJ (1985) Reducing the treatment droop-out rate in drug abuse programs. J Sub Abuse Treat 2:209–219

Fahrner EM (1993) Manuskriptübersetzung Version des ASI. IFT, München

Gossop M (1988) Clonidine and the treatment of the opiate withdrawal syndrome. Drug Alcohol Depend 2:253–259

Gossop M (1990) The development of a short opiate withdrawal scale (SOWS). Addict Behav 15, 5:489–490

Gossop M, Strang J (1988) A comparison of the withdrawal responses of heroin and methadone addicts during detoxification. Br J Psychiat 158:697–699

Gossop M, Griffiths P, Bradles B, Strang J (1989) Opiate withdrawal symptoms in response to 10-day and 21-day methadone withdrawal programmes (see comments). Drug Dependence Clinical Research and Treatment Unit, Univ Cambridge, London. Br J Psychiat 154:360–363

Haertzen CA, Meketon MJ (1968) Opiate withdrawal as measured by the Addiction Research Center Inventory (ARCI). Dis Nerv Syst 29:450–455

Handelsman L, Cochrane KJ, Aronson MJ, Ness R, Rubinstein KJ, Kanof PD (1987) Two new rating scales for opiate withdrawal. Am Drug Alc Abuse 13, 3:293–308

Jasinski DR, Martin WR, Haertzen CA (1967) The human pharmacology and abuse potential of n-allynoroxymorphone (Naloxone). J Pharmacol Exp Ther 157: 420–426

Kolb L, Himmelsbach CK (1938) Clinical studies of drug addiction, III. A critical review of the withdrawal treatments with method of evaluating abstinence syndromes. Am J Psychiat 94:759–799

Kosten TR, Rounsaville BJ, Kleber HD (1985) Comparison of clinical rating to self reports of withdrawal during Clonidine detoxification of opiate addicts. Am J Drug Alc Abuse 11: pp 1–10

Ladewig D, Graw P, Hobi V (1984) Verschiedene Schritte einer Konstruktvalidierung des Basler Drogen- und Alkoholfragebogens (BDA). Pharmakopsychiatry 17: 84–93

Loimer N, Linzmayer L, Grünberger J, Presslich O (1988) Objektivierung des Entzugssyndroms während der Ultrakurzentzugsbehandlung mit hohen Naloxondosen bei Opiatabhängigen. Therapiewoche Österr 12:1125–1130

Loimer N, Linzmayer L, Grunberger J (1991) Comparison between observer assessment and self rating of withdrawal distress during opiate detoxification. Drug Alcohol Depend 28, 3:265–268

McLellan A, Kushner H, Metzger D, Peters R, Smith I, Grissom G, Pettinati H, Argeriou M (1992) Addiction Severity Index. 5th edn. Subst Abuse Treat 9:199–213

Philipps GT, Gossop M, Bradley B (1986) The influence of psychological factors on the opiate withdrawal syndrome. Br J Psychiat 149:235–238

San L, Cami J, Peri J, Mata R, Porta M (1990) Efficacy of clonidine, guanfacine and methadone in the rapid detoxification of heroin addicts – a controlled clinical trial. Br J Addict 85:141–147

Stohler R, Petitjean S, Ladewig D (1993) Evaluation einer Drogenentzugsstation. Ther Umsch 50:160–168

Tennant FS (1987) Inadequate plasma concentrations in some high-dose methadone maintenance patients. Am J Psychiat 11:10

Wang RIH, Wiesen RL, Lamid S, Roh BL (1974) Rating the presence and severity of opiate dependence. Clin Pharmacol Ther 7:653–658

Das Benzodiazepinentzugssyndrom –
Skalierungen und medikamentöse Strategien

D. Ladewig

Benzodiazepine gehören zu den in der Medizin häufig verordneten Medikamenten. Es ist Müller-Oerlinghausen (1992) beizupflichten, der auf den fahrlässigen Gebrauch von Arzneimittelverbrauchsdaten hinweist. Auch wenn Sedativa-/Hypnotikaverordnungen im Vergleich zu anderen Medikamentengruppen an 14. Stelle der verordnungsstärksten Indikationsgruppen gehören (Schwabe u. Paffrath 1990, zit. in Müller-Oerlinghausen 1992), ist gleichzeitig festzuhalten, daß die Anzahl der Verordnungen von Benzodiazepinen, insbesondere bezüglich ihres Einsatzes als Tagessedativa, ständig abgenommen hat.

Benzodiazepine werden prinzipiell bei klarer Indikationsstellung verordnet. Angststörungen werden in der Praxis nicht immer diagnostisch genau erfaßt. Wenn „psychische Störungen" bei akuten oder chronisch verlaufenden körperlichen Krankheiten und Behinderungen auftreten und Benzodiazepine – ex juvantibus verordnet – Linderung der Beschwerden bringen, wird die Indikation zur Behandlung durch das Therapieresultat bestätigt. Ähnliches gilt für den Umgang mit Schlafstörungen. Die Besserung der Symptomatik führt nicht selten zur wiederholten Verordnung; bei einer unbekannt großen Zahl von Patienten resultiert daraus eine längerfristige Behandlung mit Benzodiazepinpräparaten. Bei Unterbrechung dieser Verordnung resp. beim Absetzen des Medikamentes treten Störungen auf, die dann wiederum Anlaß für eine neue Verordnung sind. Dem Auftreten von Absetzreaktionen wäre durch ein Ausschleichen der Benzodiazepinmedikation entgegenzuwirken. Da diese Strategie möglicherweise zwar bekannt ist, aber zu wenig geübt wird, gibt es das – nicht selten auch emotional gefärbte – Thema Benzodiazepinentzug.

Diagnostische Kriterien der Benzodiazepinabhängigkeit

Eine Benzodiazepinabhängigkeit ist nach ICD-10 (Dilling et al. 1991) zu diagnostizieren; so gehören dazu unter anderem ein starker Wunsch oder eine Art Zwang, das Medikament einzunehmen, eine verminderte Kontrollfähigkeit oder der Medikamentengebrauch mit dem Ziel, Entzugssymptome zu lindern. Neben den entsprechenden diagnostischen Leitlinien haben sich einige Verhaltensmerkmale von Benzodiazepinbenutzern als charakteristisch erwiesen und können Hinweise für eine Abhängigkeit bzw. das Auftreten von Entzugs-symptomen liefern. Leitlinien hierfür sind die Fragen:

1) Wie kommt der Patient zu seinem Medikament?
2) Wie kontrolliert der Patient die Einnahme des Medikamentes?
3) Welche Symptome treten bei Absetzen auf?

Zu 1): An eine Abhängigkeit ist zu denken, wenn der Patient vor Ablauf der alten Verordnung eine Verordnungserneuerung verlangt; wenn er Symptome „erzeugt", um an Benzodiazepine zu kommen; wenn er gleichzeitig von min-destens 2 Ärzten Rezepte einholt; wenn er den Arzt wechselt bzw. damit droht wegen einer ihm ungenügend erscheinenden Dosis; wenn er von Verwandten oder Freunden versucht, Benzodiazepine zu erhalten; wenn er illegal an Ben-zodiazepine zu gelangen versucht (z. B. Rezeptfälschung, Schwarzmarkt).

Zu 2): Ein *unkontrollierter Gebrauch* läßt an eine Abhängigkeit denken, wenn der Patient über längere Zeit höhere als üblicherweise verordnete Dosen be-nutzt; wenn der Patient den Wunsch äußert, die Dosis zu reduzieren, ohne hiermit Erfolg zu haben; wenn der Patient Extratabletten benutzt, um mit Streßsituationen fertig zu werden, dies z. B. mindestens einmal in der Woche; wenn der Patient immer Benzodiazepinpräparate bei sich hat mit der Begrün-dung, er würde sonst nervös; wenn der Patient entgegen besserem Wissen oder Rat Benzodiazepine auch in Risikosituationen einnimmt (Autofahren oder in Kombination mit Alkohol oder Drogen); wenn der Patient eine deut-lich höhere Dosis benutzt, um die gewünschte Wirkung zu erreichen, resp. wenn er mit der üblichen Dosis einen deutlich geringeren Effekt erreicht; wenn der Patient Gefühle der Euphorie anstrebt.

Zu 3): Wenn der Patient Benzodiazepine einnimmt, um *Absetzsymptome* zu verhindern oder zu lindern, muß beurteilt werden, ob sie Ausdruck einer Ab-hängigkeit sind oder ob es sich im Rahmen der kontrollierten Behandlung ei-ner Angsterkrankung beim Absetzen eines Benzodiazepins um das Wiederauf-treten von Angst handelt.

Es gibt verschiedene Formen von Benzodiazepinabhängigkeiten (Ladewig 1992). Eine *primäre Hochdosisabhängigkeit* ist selten. *Sekundäre* Abhängig-keiten, bei kombinierten Abhängigkeiten (Alkohol, Drogen) oder bei Umstei-gen von primär Barbituratsedativa- oder auch Opioidabhängigen, machen den größten Teil der klinisch zu behandelnden Patienten mit Benzodiazepinab-hängigkeiten aus. *Primäre Niedrigdosisabhängigkeiten* im Gefolge einer Langzeittherapie, insbesondere bei alten Menschen, sind in der Praxis ein häufiges Phänomen. Da bei dieser Abhängigkeitsform die üblichen Abhängig-keitskriterien nur teilweise erfüllt sind, bestehen hier fließende Übergänge von Abusus und Abhängigkeit (s. Poser u. Rüther 1991).

Methodische Probleme

Jede längerfristige Behandlung mit einer Substanz, die – den gewünschten Medikamenteneffekt begleitend – Veränderungen im Organismus induziert, wirft die Frage auf, wie Symptome, die nach Absetzen der Substanz auftreten, zu interpretieren sind. Es ist naheliegend, Absetzsymptome und Symptome einer vorbestehenden Grundstörung zu unterscheiden. Dies ist im Falle der Angst schwierig, da Angst sowohl das wichtigste Symptom der Grundstörung wie auch ein wichtiges Symptom beim Absetzen einer Benzodiazepinmedikation darstellt. Deshalb sind *neuartige,* bisher nicht beim Patienten beobachtete Symptome zu suchen, die als Entzugssymptome interpretiert werden können. Ist die nach Absetzen der Medikation auftretende Angst meßbar stärker ausgeprägt als vorher, hat dieser Anteil als Entzugsreaktion zu gelten.

Das Entzugsgeschehen beinhaltet einen objektivierbaren und einen eher subjektiven Anteil. Das Auftreten epileptischer Anfälle ist objektivierbar. Durch schlafpolygraphische Untersuchungen ließe sich der Verlauf einer Schlafstörung während des Medikamentenentzugs demonstrieren. Wegen der mangelhaften Verfügbarkeit von Schlaflaboratorien konzentriert sich die Erhebung der Entzugssymptomatik wesentlich auf klinische Beobachtungen und Angaben.

Die subjektive Wahrnehmung und Äußerung von Entzugsbeschwerden ist u. U. persönlichkeitsbedingt gefärbt. Der Schizoide wird Wahrnehmungen und Empfindungen für sich behalten, der Dissoziale aus seiner Neigung, andere zu beschuldigen oder vordergründige Rationalisierungen für Verhaltensdefizite zu suchen, wird Beschwerden aggravieren. Bei einer Borderlinestörung werden unangenehme Beschwerden u. U. sogar zu emotionalen Krisen Anlaß geben. Suggestibilität und Dramatisierung bei einer infantil-hysterischen Persönlichkeit, übermäßig genaues, pedantisches Registrieren bei Zwanghaften, das Betonen potentieller Gefahren bei Ängstlichen oder umgekehrt das Relativieren oder sogar das Ungeschehenmachen von Beschwerden bei Asthenikern, sind Beispiele dafür.

Abzugrenzen von Entzugssymptomen sind Symptome, die auf eine *Toleranzentwicklung* gegenüber der Medikamentenwirkung zurückzuführen sind. Wenn ein Benzodiazepinpräparat aufgrund einer Toleranzentwicklung die Schlafstörung nicht mehr behebt und vom Patienten erneut Früherwachen beklagt wird, liegen hier Symptome einer Toleranzentwicklung vor.

Ebenfalls von Entzugssymptomen abzugrenzen sind Symptome, die als *Folgestörungen* der Medikamenteneinnahme zu interpretieren sind. Solche Folgestörungen werden u. U. zum erstenmal während eines klinischen Entzugs entdeckt. Gedächtnisstörungen gelten auch beim Alkoholabhängigen nicht als Entzugssymptom, sondern sind Ausdruck einer neuropathologischen toxischen Veränderung des entsprechenden Zellsubstrates. Entsprechend sind bei Benzodiazepinabhängigen unter Entzugsbedingungen Gedächtnisstörungen feststellbar, die aber nicht als Entzugssymptome zu bezeichnen sind.

Als Entzugssymptome sind solche Symptome anzusehen, die nach einer Abhängigkeitsentwicklung unter Entzugsbedingungen auftreten und die nach erneuter Medikation mit dem Benzodiazepinpräparat das bestehende Symptom unmittelbar zum Verschwinden bringen bzw. ohne erneute Medikation i. allg. nach 2 Wochen abgeklungen sind.

Entzugssymptome wurden an unterschiedlichen Populationen untersucht und metrisch mit entsprechenden *Entzugsskalen* dokumentiert. Es entspricht einem alten Grundsatz der psychometrischen Forschung, daß sich Fragestellung und Resultat gegenseitig beeinflussen. Klinisch Gesunde, kurzfristig mit einer normalen therapeutischen Dosis behandelt, sollten keine Absetzsymptome aufweisen. Klinisch Gesunde, mittelfristig oder langfristig mit einer normaltherapeutischen Dosis oder mit einer überdurchschnittlich hohen Dosis behandelt, werden nach Absetzen substanzspezifische Entzugssymptome aufweisen. Bei einer Untersuchungsanordnung an klinisch Gesunden ist der Einfluß einer vorbestehenden Grundstörung auf das Entzugssymptom ausgeschlossen. Da auch bei einem derartigen Untersuchungsdesign unterschiedliche Bilder von Zeichen bzw. Symptomen auftreten, bezeichnet dies die interindividuelle, durch die Persönlichkeitsvariabilität vorgegebene Reaktionsnorm.

In der täglichen Praxis weist nur ein Teil der behandelten Patienten Entzugssymptome auf. Das gleiche gilt für die Absetzstudien. Es stellt sich die Frage, warum nur einige der untersuchten Patienten Symptome entwickeln. Als Erklärung kommen 3 Gründe in Betracht:

1) Patienten nahmen weniger Medikamente als verordnet. Das tatsächliche Einnahmeverhalten von Benzodiazepinlangzeitpatienten ist zu wenig bekannt, um hieraus Schlußfolgerungen zu ziehen.

2) Ein vorbestehender Medikamenten- (Sedativa-), Alkohol- oder Opiatgebrauch bestimmt die Symptomatik mit. Spezielle Risikopopulationen stellen Alkoholiker (Ciraulo et al. 1988 a) und Opiatabhängige bzw. Patienten in Methadonbehandlungsprogrammen dar (Stitzer et al. 1981). Die Bedeutung des Alkoholismus als disponierender Faktor für eine drohende Abhängigkeitsentwicklung ist bekannt. Dies zeigt z.B. auch folgende Untersuchung: Alprazolam wurde an abstinente Alkoholiker und Kontrollpersonen abgegeben und verursachte einen stimmungsverändernden Effekt, der u.U. zu einer Abhängigkeitsentwicklung Anlaß geben kann (Ciraulo et al. 1988 b).

3) Das Auftreten der Entzugssymptome ist neben der Abhängigkeitsentwicklung auch Ausdruck einer Disposition. Die Frage der Disposition stellt sich auch für die Interpretation von Ereignissen von Wahlexperimenten (Funderburk et al. 1988). Bei psychotropen Wirkungen scheint nicht nur eine eigene Suchtanamnese, sondern sogar eine Disposition bezüglich eines familiären Alkoholismus zu bestehen (Ciraulo et al. 1989). Die Bedeutung von Persönlichkeitsfaktoren im Sinne einer Disposition ist ebenso bekannt (Rickels et al. 1988) wie diejenige einer psychiatrischen Symptomatik (Tennant u. Pumphrey 1984; de Wit et al. 1986; Hartog u. Tusel 1987;

Crouch et al. 1988; Brenner et al. 1988). Ein wesentlicher Faktor, der die Disposition im Sinne eines Risikobündels ergänzt, liegt in der jahrelangen Behandlung mit Benzodiazepinen selbst, was durch zahlreiche Studien belegt ist (Carranza 1980; Ashton 1991).

Benzodiazepinentzugssyndrom, klinisches Zustandsbild und Beurteilung

Substanzentzugssyndrome stellen im Prinzip das Spiegelbild des ursprünglichen Effektes dar. Nach Absetzen von β-adrenergen Antagonisten tritt die Tachykardie auf; das Absetzen des Antihypertensivums Clonidin führt zum Auftreten einer Hypertension. Der plötzliche Entzug eines Antikonvulsivums äußert sich im Auftreten epileptischer Anfälle. Der sedierende, muskelrelaxierende, hypnotische und anxiolytische Effekt der Benzodiazepine bedingt nach Absetzen derselben ein akzentuiertes Wiederauftreten des ursprünglichen Symptoms.

Die pharmakokinetischen Eigenschaften eines Benzodiazepinpräparates, seine Dosierung, die Dauer des Gebrauchs, das Ausmaß vorbestehender Störungen, Folgestörungen des Gebrauchs, Persönlichkeitseigenschaften u. a. bestimmen Auftreten und Verlauf der Symptomatik (Ladewig 1992).

Entzugssymptome bei Benzodiazepinentzug

1) Neurovegetative Symptome (bei ca. 80%, mild):

- Inappetenz, Nausea, Brechreiz, abdominale Krämpfe, Diarrhö, Gewichtsabnahme,
- Palpitationen, Herzklopfen, orthostatische Pulssteigerung,
- Schwitzen, Schweißausbrüche,
- Tremor, Muskelzuckungen, Muskelkrämpfe,
- Schwindel, intermittierender Tinnitus, Druck auf das Ohr, Gangunsicherheit, Dysarthrie, Hyperkinesen,
- Kopfschmerzen, retroorbitale Schmerzen,
- Schlafstörungen (teilweise schwer), rasche Ermüdbarkeit.

2) Neuropsychopathologische Symptome (ca. 80%, mild bis schwerwiegend):

- Angst, innere Unruhe, Irritierbarkeit, Spannung,
- depressive Verstimmung, Dysphorie,
- emotionale Labilität, Reizbarkeit, Feindseligkeit,
- Unruhe, Agitiertheit, Erregung,
- Angstträume,
- Schuldgefühle,
- epileptische Anfälle vom Grand-mal-Typ (selten).

3) Veränderungen der sensorischen Perzeption (ca. 30%, individuell
unterschiedlich):

– Verschwommensehen, Augenflimmern,
– Verzerrungen, Mikropsie/Makropsie,
– Verminderung des Geruchs- und Geschmackssinns,
– Überempfindlichkeit auf Licht, Lärm, Berührung,
– Leibgefühlsstörungen, Taubheitsgefühl, Parästhesien,
– Körperschemastörungen.

4) Psychotische Symptome (< 1%):

– Verfolgungsideen,
– illusionäre Verkennungen,
– Halluzinationen.

5) Delirante Zustandsbilder (< 1%):

– Störungen der Auffassung, Aufmerksamkeit, Konzentration,
– mnestische Störungen,
– Inkohärenz des Gedankengangs,
– Desorientierung (örtlich, zeitlich, autopsychisch).

Die oben aufgeführten Entzugssymptome zeigen ein recht buntes Bild ge
störter neurovegetativer Regulationen. Häufige Symptome sind Schlafstörun
gen, Unruhe, Angst, Tremor, Schwitzen, Schwindel; delirante Zustandsbilder
sind selten. Symptome, die eine gewisse Spezifizität für das Benzodiazepinentzugssyndrom aufweisen und i. allg. nicht zum Formenkreis des Angstsyn-
droms gehören, betreffen Veränderungen der sensorischen Perzeption. Die
meisten Symptome finden sich auch beim Absetzen von barbiturathaltigen
oder barbituratfreien Hypnotika und Alkohol mit dem entsprechenden Bar-
biturat-Alkohol-Typ der Abhängigkeiten. Die Fluktuation von Symptomen
über einen Tag oder auch im Verlauf mehrerer Tage oder Wochen findet sich
ebenfalls bei anderen Abhängigkeitsentzugssyndromen und ist durch das ver-
spätete Wirksamwerden kumulierter Metaboliten und körpereigener Gegenre-
gulationen zu erklären. In diesem Zusammenhang ist auch das protrahierte
Entzugssymptom zu nennen, dessen Ätiologie – wie auch bei anderen Abhängigkeitsformen – unklar ist.

Im Hinblick auf die vorbestehende Symptom und den Einfluß von Persönlichkeitsmerkmalen ist es schwierig, bezüglich der Dauer der Entzugssymptomatik genaue Angaben zu machen. Die klinische Erfahrung lehrt, daß das
Benzodiazepinentzugssyndrom im Prinzip einen dem Alkohol-Barbiturat-Typ
vergleichbaren Verlauf zeigt, der aufgrund der Pharmakokinetik einzelner
Substanzen eine zeitliche Verschiebung des Symptoms aufweisen kann. Die
Dauer der Entzugssymptomatik wird recht unterschiedlich beziffert und be-

trägt nach Ashton (1991) 5–28 Tage. Zweifellos gibt es einzelne Patienten, die über Wochen Schlafstörungen und/oder ängstlich-depressive oder dysphorische Verstimmungen aufweisen. Diese Symptomatik kann nach beschwerdefreien Intervallen erneut auftreten und dann zur Wiederaufnahme der Medikamenteneinnahme bzw. zu Rückfällen führen. Es ist naheliegend, daß Symptome wie Angst oder Depressivität, die einen besonderen Stellenwert sowohl in der Biographie wie in der Psychopathologie und schließlich auch im Entzugssyndrom haben, sogar über Monate nachweisbar bleiben. Tinnitus, ein in der Bevölkerung generell verbreitetes Symptom, soll vereinzelt über Monate nach Absetzen beobachtet worden sein, es verschwand in einer kontrollierten Untersuchung unter Diazepam (Busto et al. 1988).

Benzodiazepinentzugsskalen

Wenige Autoren haben sich mit der systematischen Erfassung von Benzodiazepinentzugssymptomen mit Hilfe von standardisierten Meßinstrumenten befaßt. Eine visuelle Analogskala stammt von Petursson u. Lader (1986), nachdem Pecknold et al. (1982) eine Selbstbeurteilungsskala aufgestellt hatten (Ashton 1984).

Ashton (1984) entwickelte auch einen Fremdbeurteilungsbogen, der Gradeinteilungen vorsieht. Die erwähnten Untersuchungsinstrumente wurden ungeachtet der Erfassung der Sensitivität und Validität entwickelt. Tyrer et al. (1988) entwickelten deshalb ein standardisiertes Kurzmeßinstrument, den 20 Fragen umfassenden Benzodiazepin Withdrawal Symptom Questionnaire (BWSQ): als BWSQ1 bezüglich je aufgetretener Symptome und den BWSQ2 bezüglich der Symptome, die die unmittelbare Vergangenheit (2 Wochen) betreffen. Von den 20 Items umfassen 10 Veränderungen der Wahrnehmung und Empfindung, 7 somatische Symptome und 3 weitere Symptome wie Depressivität, Kontrollverlust bezüglich willkürlicher Bewegungen und Gedächtnisstörungen.

Da etliche Patienten heute Mischformen von Abhängigkeitserkrankungen aufweisen, sollte vom klinisch dominierenden Substanztyp ausgegangen werden. Gegebenenfalls müssen verschiedene Skalen eingesetzt werden. In Analogie zu unserer Drogenentzugsskala haben wir eine gradierte, über 14 Tage konzipierte Benzodiazepinentzugsskala zusammengestellt (Tabelle 1).

Merz hat in sehr systematischen Untersuchungen eine Fremd- und eine Selbstbeurteilungsskala für Barbiturat-Benzodiazepin-Entzugssymptome entwickelt (Merz 1982, 1993; Merz u. Bullmer 1983). Für wissenschaftliche Untersuchungen, die z. B. der Evaluierung des Abhängigkeitspotentials verschiedener Benzodiazepinpräparate dienen können, sind diese Instrumente sinnvoll. Dazu gehören die Selbst- und Fremdratingcheckliste der Benzodiazepinentzugssymptome (CBW und WSS; Merz 1993).

Tabelle 1. Benzodiazepinentzugsskala

Patientencode ________________________

Untersuchercode ________________________

Eintrittsdiagnosen nach ICD-10   F ________________

F ________________

F ________________

0 = nicht vorhanden; 1 = wenig; 2 = mittel; 3 = stark.

Untersuchungsdatum						
Untersuchungstage	2. Tag	5. Tag	10. Tag	15. Tag	20. Tag	25. Tag
Gewicht						
Temperatur						
Puls						
Blutdruck						
Tinnitus						
Appetitlosigkeit						
Nausea						
Irritierbarkeit						
Schwitzen						
Tremor						
Muskelzuckungen						
Schmerzen						
Ermüdbarkeit						
Schlafstörungen						
Verlangen						
Angst						
Unruhe						
Depressive Verstimmung						
Schwächegefühl						
Schwindel						
Sensorische Überempfindlichkeit						
Epileptischer Anfall						
Geruchs-, Geschmacksverminderung						
Doppelbilder						
Parästhesien						
Störungen der motorischen Koordination						
Wahnideen						
Entfremdungsgefühle						
Konzentrationsstörungen						
Halluzinationen						

Die Behandlung von Entzugssymptomen

Unser Entzugsschema bei Benzodiazepinabhängigkeit sieht folgendermaßen aus:

1) Klinischer Kurzentzug:
  - jeden 2. Tag um 20% der Dosis des ursprünglichen Benzodiazepinpräparates reduzieren,
  - Umstellen bzw. Substitution durch ein anderes Benzodiazepinpräparat, z.B. Diazepam 20–40 mg/Tag und nachfolgend Reduktion wie unter 1),
  - Einstellen auf Carbamazepin 600–800 mg, zunächst zur Anfallsprophylaxe, evtl. längerfristig als anxiolytisch-antidepressive Medikation.

2) Ambulanter Langzeitentzug:
  - jede Woche um 20% der Dosis des ursprünglichen Benzodiazepinpräparates reduzieren.

Die einfachste Strategie, Entzugssymptome zu lindern bzw. sogar zu verhüten, besteht in der Strategie, das benutzte Benzodiazepinpräparat über Wochen auszuschleichen. Grundsätzlich ist zu unterscheiden, ob eine Behandlung stationär oder ambulant durchgeführt wird. Die stationäre Behandlung ist unter Einbeziehung der Möglichkeiten eines aktiveren pharmakotherapeutischen Procederes zeitsparend, während das ambulante Setting ein ausgesprochen langsames Vorgehen notwendig macht. Damit kann der Patient aktiver in eine Entzugs- und Entwöhnungsstrategie einbezogen werden. Die stationäre Behandlung umfaßt Abhängigkeitsformen im Sinne der Hochdosisbenzodiazepinabhängigkeit oder erheblicher Abhängigkeit im Rahmen von Mischformen bei Alkohol- oder/und Drogenabhängigkeiten. Derartige Abhängigkeitsformen manifestieren sich i. allg. mit schweren Entzugssymptomen und einer erheblicheren Rückfallgefährdung. Die Niedrigdosisabhängigkeit, die vornehmlich bei psychosomatischen Patienten oder bei älteren Menschen mit Schlafstörungen zu beobachten ist, wirft die Frage auf, ob und in welchem Ausmaß die Abhängigkeit zu behandeln ist. Sie ist dann aktiv zu behandeln, wenn die behandelte Grundstörung, wie z.B. eine Depression oder Angsterkrankung, überlappend zum Ausschleichen der Benzodiazepinmedikation zu therapieren ist. Bei der Behandlung von Schlafstörungen alter Menschen ist das Beibehalten einer Medikation realistischerweise das kleinere Übel gegenüber dem frustrierenden Ausprobieren neuer Medikamente.

Im klinischen Rahmen stellen wir – i. allg. über nicht weniger als 10 Tage – in standardisierter Weise auf ein Benzodiazepinpräparat mit längerer Halbwertseliminationszeit, z.B. Diazepam, um und reduzieren dieses. Gleichzeitig findet eine Medikation mit Carbamazepin in einer Dosierung von 200–800 mg über 2–3 Wochen, gelegentlich über 6–8 Wochen statt. Zeigt sich im Anschluß an die Entzugsbehandlung, daß depressive Symptome weiterhin vorhanden sind, wird der zusätzliche Einsatz eines Antidepressivums vorgeschlagen.

Eine heute unübliche Variante zur Benzodiazepin-Carbamazepin-Behandlung stellt das Umstellen auf ein Barbiturat wie z.B. Phenobarbiton (Smith u. Wesson 1985) dar. Zusätzliche oder alternative Entzugshilfen können β-Blocker wie Propanolol (Hallström et al. 1988) oder Baclofen (Renfordt u. Wirtz 1984) sein. Auch bezüglich psychotherapeutischer Ansätze liegen Erfahrungen vor (Higgit et al. 1987; Robson et al. 1986).

Die Chancen, benzodiazepinfrei zu bleiben, betrugen in einer Nachuntersuchung über 1–5 Jahre 54% (Golombok et al. 1987). Die Langzeitprognose ist vergleichsweise günstig (Dickmann et al. 1988).

Literatur

Ashton H (1984) Benzodiazepine withdrawal: a unfinished story. Br Med J 288: 1135–1140
Ashton H (1991) Protracted withdrawal syndromes for benzodiazepines
Brenner PM, Wolf B, Grohmann R, Rüther E (1988) Benzodiazepine dependence: aetiological factors, time course, consequences and withdrawal symptomatology: a stody of five cases. Drug Alc Depend 22:253–261
Busto U, Fornazzari L, Naranjo CA (1988) Protracted tinnitus after discontinuation of long-term therapeutic use of benzodiazepines. J Clin Psychopharmacol 8:359–362
Carranza J (1980) Long-term use and abuse of benzodiapezines. Pharmacopsychiat Neuropsychopharmakol 13:254–258
Ciraulo DA, Sands BF, Shader RI (1988 a) Critical review of liability for benzodiazepine among alcoholics. Am J Psychiat 145:1501–1506
Ciraulo DA, Barnhill JG, Greenblatt DJ, Shader RI, Ciraulo Tamrey MF, Molly MA, Foti ME (1988 b) Abuse liability and clinical pharmacokinetics of alprazolam in alcoholics. Med J Clin Psychiat 49:333–337
Ciraulo DA, Barnhill JG, Ciraulo AM, Greenblatt DJ, Shader RI (1989) Parental alcoholism as a risk factor in benzodiazepine abuse: a pilot study. Am J Psychiat 146:1333–1335
Crouch G, Robson M, Hallstrom C (1988) Benzodiazepine dependent patients and their psychological treatment. Prog Neuropsychopharmacol Biol Psychiat 12: 503–510
De Wit H, Uhlenhuth EH, Hedeker D, Mc Cracken SC, Johanson CE (1986) Lack of preference for diazepam in anxious volunteers. Arch Gen Psychiat 43:533–541
Dickmann U, Poser W, Poser S (1988) Long term outcome of benzodiazepine dependence. Psychopharmacology [Suppl] 96:307–312
Dilling H, Mombom W, Schmidt MH (1991) ICD-10. Huber, Bern
Funderburk FR, Griffiths RR, Mc Leod DR, Bigelow GE, Mackenzie A, Liebson IA, Nemeth Cosleit R (1988) Relative abuse liability of lorazepam and diazepam: an evaluation in "recreational" drug users. Drug Depend 22:215–222
Golombok S, Higgitt A, Fonagy P, Dodds S, Saper J, Lader M (1987) A follow-up study of patients treated for benzodiazepine dependence. Br J Med Psychol 60:141–149
Hallstroem C, Crough G, Robson M, Shine P (1988) The treatment of tranquillizer dependence propanolol. Postgrad Med J [Suppl] 64:40–44

Hartog J, Tusel DJ (1987) Valium use and abuse by methadone maintenance clients. Int J Addict 22:1147–1154

Higgitt AC, Golombok S, Fonagy P, Lader MH (1987) Group treatment of benzodiazepine dependence. Br J Addict 82:517–532

Ladewig D (1992) Abusus und Abhängigkeit. In: Riederer P, Laux G, Plödinger W (Hrsg) Neuropsychopharmaka, Bd. 1. Springer, Wien New York, S 411–419

Ladewig D. Grossenbacher H (1988) Benzodiazepine abuse in patients of doctors in domiciliary practice in the Basel area. Pharmacopsychiatry 21:104–108

Merz WA (1982) Standardized assessment of the symptoms of the benzodiazepine withdrawal syndrome prior to during and after treatment of anxiety with a benzodiazepine by means of a novel selfrating scale. In: Abstr 13th Collegium Int Neuropsychopharmacol Congr, Jerusalem

Merz WA (1933) Modular data base and program system for the automatic generation of CRFs for clinical trials: psychiatric indications. Beltz, Weinheim

Merz WA, Bullmer V (1983) Symptoms of the barbiturate/benzodiapenine withdrawal syndrome in healthy volunteers: standardized assessment by a newly developed self-rating scale. J Psychoactive Drugs 15:71–84

Müller-Oerlinghausen B (1992) Pharmakoepidemiologie psychotroper Substanzen. In: Riederer P, Laux G, Pöldinger W (Hrsg) Neuropsychopharmaka, Bd 1. Springer, Wien New York, S 323–325

Pecknold JC, McClure DJ, Fleuri D, Chang H (1982) Benzodiazepine withdrawal effects. Prog Neuropsychopharmacol Biol Psychiat 6:517–522

Petursson H, Lader MH (1986) Dependence on tranquilizers. Oxford Univ Press, London

Poser W, Rüther E (1991) Benzodiazepine, eine Standortbestimmung. MMV-Medizin-Verlag, München

Renfordt E, Wirtz W (1984) Withdrawal syndromes. Treatment of benzodiazepine dependence with baclofen. MMW 126:1214–1215

Rickels K, Schweizer E, Case GW (1988) Risk factors in benzodiazepine misuse and dependence, benzodiazepine dependence, withdrawal severity and clinical outcome: effects of personality. Psychopharmacol Bull 24:415–420

Robson M, Crouch G, Hallstrom C (1986) Psychological treatment for benzodiazepine dependence. J R Coll Gen Practitioners 36:1–9

Smith DE, Wesson DR (1985) The benzodiazepines. In: Current standards for medical practice. MTP Press, Lancaster

Stitzer ML, Griffiths RR, McLellan AT, Grabowski J, Hawthrone JW (1981) Diazepam use among methadone maintenance patients: patterns and dosages. Drug Alc Depend 8:189–199

Tennant FS Jr, Pumphrey EA (1984) Benzodiazepine dependence of several years duration: clinical profile and therapeutic benefits. Natl Inst Drug Abuse Res Monogr Set 55:211–216

Tyrer P, Murphy S, Riley P (1988) The benzodiazepine withdrawal symptom questionnaire. J Affect Disorders 19:53–61

Klinische Pharmakologie von Entzugsmedikamenten

Clomethiazol

F. Tretter

Chemie

Clomethiazol ist ein Derivat des Thiazolanteils des Thiamins (Vitamin B_1). Es ist leicht basisch und lipophil.

Verabreichungsformen

Distraneurin:Kapseln mit je 192 mg Clomethiazol, Filmtabletten mit 500 mg Clomethiazoledisilat (entspricht 314,8 mg Clomethiazol), Mixtur mit 1 ml (entspricht 31,5 mg Clomethiazol), Lösung pro infusione 500 ml, wobei 100 ml 503,7 mg Clomethiazol entsprechen.

Indikationen

Schlafstörungen, Alkoholentzugssyndrom, Delirium tremens, Eklampsie, Status epilepticus, Kombinationsnarkotikum.

Dosierung

Oral in Kapseln, z. B. initial beim Alkoholentzugssyndrom 3- bis 5mal 2 Kaps. per die kurzzeitig. Bei besonders gelagerten Fällen (oral behandelbares Volldelir) bis maximal 24 Kaps./24 h. Die Mixtur mit etwa 3- bis 5mal 10 ml (1 Meßlöffel) ist beim Erfordernis eines raschen Wirkungseintritts angezeigt.

Cave: möglichst erst ab 0,0 ‰ Atemluftalkoholkonzentration verabreichen, evtl. ab 1,0 ‰ bei gravierender Entzugssymptomatik oder zwingender Delirprophylaxe.

Die Applikationsintervalle sollen möglichst nicht kürzer als 2–3 h sein. Zu Beginn, bei sehr starkem Dämpfungsbedarf, kann einige Male der Abstand 1 h betragen.

Für die Dosierungsstrategien bei der Infusion s. Abschn. „Optimale Dosierung", S. 175.

Wirkungen

Clomethiazol wirkt sedierend, antikonvulsiv, hypnotisch und vegetativ stabilisierend.

Nebenwirkungen

Bei höheren Dosierungen ist Hypotonie, Bradykardie und Atemdepression möglich. Eine allergische Reaktion tritt selten als Gesichtsbrennen, Augenbrennen oder Nasenbrennen auf. Über Magenreizungen, Sodbrennen, erhöhtes Asthmaauslöserisiko wurde berichtet. Die Anwendung der Mixtur begünstigt hypersekretorische Reaktionen der oberen Atemwege bei höheren Dosierungen. Bei den Filmtabletten wurden Ösophagusulzera beobachtet.

Wechselwirkungen

Bei sedierenden Substanzen und vor allem bei Alkohol ist größte Vorsicht geboten.

Risikokonstellationen

Atemwegserkrankungen, chronische Bronchitis, Asthma bronchiale, Begleiterkrankungen mit stark reduziertem Allgemeinzustand, erhöhte γ-GT-Werte (Halbwertszeit!), Hypotonie, Hypokaliämie.

Cave: Bei einem γ-GT-Wert größer als 200 U/ml tritt erfahrungsgemäß eine deutliche Halbwertszeitverlängerung auf; daher sind am 2.–3. Tag die Dosierungen zu überprüfen, insbesondere bei i.v.-Applikation.

Es besteht ein deutliches Abhängigkeitsrisiko bei süchtig disponierten Personen.

Kontraindikationen

Es sind keine absoluten Kontraindikationen bekannt (vgl. Benkert u. Hippius 1992, S. 366).

Die Vorsichtsmaßregeln betreffen die unter den Nebenwirkungen und den Risikokonstellationen genannten Verhältnisse.

Biochemie

Die Erforschung der Wirkweise des Clomethiazols ist wegen der guten Marktposition des Präparats nur mehr von akademischem Interesse, das seinerseits wieder an Forschungsparadigmen orientiert ist. Es ist daher relativ wenig zur aktuellen Forschung über die Clomethiazolwirkung zu sagen:

Es ist bekannt, daß Clomethiazol mit dem *GABA-System* interagiert. Allerdings sind direkte, starke Interaktionen nicht nachgewiesen. Weder eine starke Rezeptorbindung noch eine deutliche Veränderung des GABA- oder Glutamatspiegels im Gehirn sind beobachtet worden. Einflüsse auf den Chloridstrom und auch auf Kalzium sind nachgewiesen. Nervenzellen werden durch Clomethiazol hyperpolarisiert und zeigen so eine geringe Entladungsbereitschaft. Es werden also durch Clomethiazol inhibitorische Prozesse verstärkt (vgl. Ögren 1986). Auch das *Dopaminsystem* wird gehemmt, möglicherweise durch die Verstärkung der GABAergen Hemmung dieses Systems.

Metabolismus

Clomethiazol wird rasch in der Leber metabolisiert (Allgen et al. 1963).

Resorption

Oral, bei Gabe von Kapseln, wird nach 30 min die maximale Serumkonzentration erreicht, bei der Mixtur ist dies schon nach 15 min der Fall. Bei Plasmakonzentrationen von 1 µg/ml tritt der hypnotische Effekt ein. Etwa 50 min später ist der Plasmawert auf 50% gesunken. Nach etwa 3½ h ist bei Lebergesunden, nach etwa 8 h bei Leberkranken die Ausscheidung beendet. Eine Leberschädigung durch Clomethiazol ist nicht bekannt. Der Blutammoniakspiegel wird positiv beeinflußt.

Elimination

Die Elimination erfolgt durch die Niere.

Klinische Betrachtungen

Clomethiazol ist eine Substanz, die als das Mittel der ersten Wahl in der Therapie des Alkoholentzugssyndroms gilt. In der Gruppe der sedierend wirkenden Substanzen ist die Wirksamkeit bei deliranten Symptomen v.a. im Vergleich mit Neuroleptika besser im Hinblick auf die Delirdauer und auf die Letalität (vgl. Athen 1986). Methodisch zuverlässige Studien (vgl. Beitrag Busch u. Schröder-Rosenstock, S. 112), die eine bessere Wirksamkeit von neueren Medikamenten wie etwa von Clonidin aufweisen, fehlen noch.

Auch bei Medikamentenentzugsdeliren empfiehlt sich die Therapie mit Clomethiazol.

Die Gesamtkomplikationsrate, die beispielsweise im psychiatrisch-stationären Setting bei der typischen Alkoholikerpopulation zu erwarten ist, dürfte bei etwa 1% liegen, bei der die Übernahme in eine internistische Station wegen Komplikationen durch Clomethiazol, wegen schwerster deliranter Entgleisung des Alkoholentzugssyndroms oder wegen schwerer internistischer Begleiterkrankungen erforderlich ist (Naber 1993, persönliche Mitteilung).

Die Vorteile von Clomethiazol für die Entzugsbehandlung sind:
- sehr guter sedierender Effekt,
- sehr guter antideliranter Effekt,
- sehr guter antikonvulsiver Effekt,
- sehr gute vegetative Stabilisierung (HF und RR),
- gute Steuerbarkeit wegen kurzer Halbwertszeit,
- mehrere Verabreichungsformen, geringe Nebenwirkungsrate.

Nachteile des Mittels sind:
- Mißbrauchspotential,
- Abhängigkeitspotential,
- hypersekretorische Effekte in den Atemwegen,
- Hypotonie bei hohen Dosen,
- Bradykardie bei hohen Dosen.

Trotz der hohen therapeutischen Effektivität ist Clomethiazol in letzter Zeit stark kritisiert worden (vgl. Keup 1993). Folgende Nebeneffekte werden hauptsächlich kritisiert:

1) das Abhängigkeitspotential,
2) die Verschleimung der Atemwege bei der intravenösen Delirbehandlung.

Diese Kritik ist ohne Beachtung der Kontextbedingungen der Durchführung der Therapie nicht adäquat:

Abhängigkeit

Keup (1993, S. 298–302) findet im Frühwarnsystem des Substanzmißbrauchs seit 1976 658 Meldungen zu Clomethiazol ohne Zuwachs, aber auch ohne Abklingen der Fallzahlen. 75,5 % der Fälle waren Alkoholkranke, 13,5 % Medikamentabhängige und 10,9 % Drogenabhängige. Bei 73,8 % der Patienten erfolgte eine ärztliche Rezeptierung. 54,8 % nahmen das Mittel kürzer als 6 Monate, 3,6 % konsumierten Clomethiazol länger als 10 Jahre! Das Tagesmaximum lag bei 25,2 g Clomethiazol, was höchste toxische Risiken bedeutet.

Keup drängt auf eine Verschärfung der gesetzlichen Kontrolle für dieses Präparat. Bedauerlicherweise hat ein unkritisches Rezeptierverhalten ein klinisch äußerst hilfreiches Präparat in ein schlechtes Licht gebracht.

Aus klinischer Sicht ist folgendes zu sagen: Die hausärztliche Vergabe von Clomethiazol an Alkoholiker, die angeben, einen Alkoholentzug zu Hause machen zu wollen, ist unter ambulanten Bedingungen relativ kontraindiziert, da hierbei meist problematische Mischintoxikationen entstehen – der Patient nimmt Clomethiazol und trinkt dazu. Die Mischabhängigkeit von Alkohol und Clomethiazol sehen wir in unserer Klinik seltener, als die Zahlen des Frühwarnsystems erwarten lassen. Allerdings besteht in der Entzugssituation bei entzugserfahrenen Alkoholikern und bei solchen mit einer ausgeprägten hysterischen oder ängstlichen Persönlichkeitsstruktur häufig ein klinisch nicht indiziertes Verlangen nach Clomethiazol. Auch gibt es nach der Entzugsphase gelegentlich einen Handel mit Clomethiazol. Interessanterweise mißbrauchen Patienten mit der Diagnose „Polytoxikomanie inklusive Heroinabhängigkeit" selten Clomethiazol, selbst wenn sie zum Entzug dieses Medikament verabreicht bekommen (vgl. Beitrag Behrendt u. Trüg, S. 229). Auch die WHO sieht bei Clomethiazol nur ein mäßiges Abhängigkeitspotential und kann kein relevantes Problem für die öffentliche Gesundheit erkennen (WHO 1988).

Hypersekretorische Reaktion der Bronchien

Bei der Delirtherapie kann die Clomethiazolmixtur in Einzelfällen bei Standarddosierungen, häufiger bei hohen Dosierungen und v. a. bei längerandauernden intravenösen Clomethiazolapplikationen eine hypersekretorische Reaktion der Bronchien hervorrufen. Wenn aber die Patienten optimal sediert sind, so daß sie noch spontan beweglich sind, dann ist keine große Gefahr gegeben. Es darf allerdings nicht vergessen werden, eine der wichtigsten Komplikationen bei Suchtkranken, nämlich die Pneumonie, schon zu Behandlungsbeginn gezielt klinisch und laborchemisch und gegebenenfalls röntgenologisch auszuschließen. Bettlägrige Patienten mit verschleimten Atemwegen müssen konsequent abhusten und ggf. abgesaugt werden. Darüber hinaus sollte bei diesen Patienten, bei stark sedierten Patienten und bei Risikopatienten eine frühzeitige und konsequente Pneumonieprophylaxe durchgeführt werden. Unter diesen Bedingungen besteht wenig Gefahr für das Auftreten einer Pneumonie. Die Behauptung, unter Clomethiazol würden Pneumonien provoziert werden, können wir aus unseren klinischen Erfahrungen (ca. 1500 Alkoholentzüge/Jahr) unter einem solchen Behandlungsregime nicht nachvollziehen. Auch bei intravenöser Therapie ist bei konsequenter Pneumonieprophylaxe keine Pneumonie zu erwarten, wenn diese Delirphase nicht länger als einige Tage dauert. Bei spezifischen Risikopatienten (pulmonale Erkrankungen) sollte bei der intravenösen Intensivtherapie eines Delirium tremens die Indikation sehr sorgfältig gestellt und möglichst eine kombinierte medikamentöse Strategie angestrebt (vgl. Beitrag Schuchardt, S. 135) oder gar die Indikation zu anderen Medikamenten erwogen werden (vgl. Beitrag Funke, S. 179, und Beitrag Schinzel, S. 207).

„Optimale Dosierung"

Orale Dosierung

Beim *Alkoholentzugssyndrom* im Stadium der vegetativen Störungen und bei Formen, bei denen die Störungen vegetativ akzentuiert sind, sind folgende Dosierungen zweckmäßig: 3- bis 5mal 2 Kaps. Blutdruckspitzen von

220/130 mm Hg und Tachykardien von 160/min können so häufig auf Werte von 150/100 mm Hg und 90/min reduziert werden. Bei niedrigem Blutdruck (z. B. 90/60 mm Hg) empfiehlt es sich, zunächst nur eine Kapsel zu geben und einige Male in 15minütigem Abstand den Blutdruck zu messen. Eine Tagesdosis von 8 Kaps. läßt sich in diesem Fall auch in etwa 2stündigem Abstand mit engmaschiger Blutdruckkontrolle von 7 Uhr früh bis 21 Uhr abends verabreichen.

Die optimale Dosierungshöhe bei *Delirium tremens* muß auf einen Sedierungszustand der Bettlägrigkeit und auf das Niveau der Somnolenz ausgerichtet sein: Der Patient soll ruhig, schläfrig oder schlafend, aber jederzeit leicht weckbar sein. Bei Sedierungsstadien, bei denen Aufwachreaktionen nur mehr auf Schmerzreize erfolgen, ist äußerst vorsichtig weiter zu dosieren. Eine Beatmungsmöglichkeit soll griffbereit sein (Ambu-Beutel, O_2-Anschluß, Guedel-Tubus, Intubationsbesteck). Häufiges Absaugen ist erforderlich. Eine maschinelle Beatmungsmöglichkeit sollte rasch erreichbar sein.

Clomethiazolinfusion

Grundsätzlich sollte die Infusion nur unter intensivmedizinischen Bedingungen erfolgen. Das bedeutet, daß eine Dauerbeaufsichtigung des Patienten durch Pflegepersonal gegeben sein muß und daß die Herzaktion (Bradykardiealarm) und die Atemkurve simultan aufgezeichnet und über einen Monitor dargestellt wird (vgl. auch Einhäupl 1988). Das gesamte Treatment muß wie bei anderen somatischen Intensivpatienten abgewickelt werden (Pneumonieprophylaxe, Heparininsierung usw.). Für die Clomethiazolinfusion im besonderen sind noch folgende Aspekte wichtig:

1) Der Patient sollte möglichst einen zentralen Zugang über die V. basilica oder die V. jugularis oder die V. subclavia aufweisen.
2) Bei perakuten Delirien gibt es wenigstens 2 Strategien:
   - Die rasche Sedierung mit etwa 50–100 ml in etwa 5 min oder etwa 150 ml Clomethiazol in etwa 10 min (ca. 900 ml/h am Infusomat für 10 min). Dabei muß man den Patienten beobachten, dann warten und evtl. in 50-ml-Schritten weiter infundieren, bis die Sedierung gegeben ist. Dabei ist Intubationsbereitschaft zweckmäßig.
   - Die mittelrasche Strategie, bei der mit ca. 150 ml/h per Infusomat die Sedierung erfolgt.
3) Behandlungsziel ist immer eine Beruhigung des Patienten, der schläfrig, aber jederzeit weckbar sein soll.
4) Die Maximaldosis beträgt regulär 2500 ml/Tag, manchmal ist allerdings mehr Clomethiazol nötig.
5) Es kann bei schwersten Deliren, oder wenn schwere Deliren länger als eine Woche anhalten, Haloperidol beigegeben werden (vgl. Beitrag Schuchardt, S. 135): z. B. 3mal 5–10 mg Haloperidol i.v.(oder oral) zusätzlich. Dies

kann bei schweren und schwersten Entzugssyndromen sogar als Standard-
methode empfohlen werden.

6) Das Umsetzen von der Clomethiazolinfusion auf die orale Medikation erfolgt am besten derart, daß, wenn in den letzten 24 h 500 ml gebraucht
wurden, auf 4- bis 5mal 2 Kaps. umgesetzt wird.

Bei der Behandlung schwerster Delirien ist Clomethiazol bei sorgfältiger
Beachtung möglicher Risikokonstellationen weiterhin zu empfehlen (vgl. Einhäupl 1988).

Zusammenfassung

Im Hinblick auf die klinische Praxis ist ausdrücklich darauf hinzuweisen, daß
die Entscheidung, welche Medikamente bei den verschiedenen Entzugssyndromen angewendet werden, zunächst von einer umfassenden Diagnostik abhängig ist (vgl. Beitrag Tretter et al., S. 87). Außerdem sind vom Behandler
die Kontrollmöglichkeiten des Mißbrauchs und der vitalen Komplikation
genau zu bedenken. Es ist daher unter diesen Bedingungen im klinischen Einsatz beim Alkoholentzug durchweg die Vergabe von Clomethiazol als Mittel
der ersten Wahl zu empfehlen.

Literatur

Allgen LG, Linberg UH, Ullberg S (1963) Tissue distribution, excretion and metabo-
lism of Heminervrin. Nord Psykiat tidsrk 17:13
Athen D (1986) Vergleichende Untersuchung von Clomethiazol und Neuroleptika bei
der Behandlung des Alkoholdelirs. In: Evans JG, Feuerlein W, Glatt MM, Kano-
wski S, Scott DB (Hrsg) Clomethiazol Verlag für angewandte Wissenschaften,
München, S 157–140
Benkert O, Hippius H (1992) Psychiatrische Pharmakatherapie, 5. Aufl. Springer,
Berlin Heidelberg New York
Einhäupl KM (1988) Neurologische Intensivmedizin. In: Brandt T, Dichgans J, Diener
HC (Hrsg) Therapie und Verlauf neurologischer Erkrankungen. Kohlhammer,
Stuttgart, S 415–434
Evans JG, Feuerlein W, Glatt MM, Kanowski S, Scott DB (Hrsg) (1986) Clomethia-
zol. Verlag für angewandte Wissenschaften, München
Jostell KG, Fagan D, Björk M, Broberg F, Mitchell RM, Scott DB, Ulff B (in Vorbe-
reitung) Die Bioverfügbarkeit und Pharmakodynamik von Clomethiazol bei gesun-
den, jüngeren und älteren Probanden: Vorläufige Untersuchungsergebnisse
Keup W (1993) Mißbrauchsmuster bei Abhängigkeit von Alkohol, Medikamenten und
Drogen. Lambertus, Freiburg i. Br.
Ögren S (1986) Wirkungsweise des Clomethiazol. In: Evans JG, Feuerlein W, Glatt
MM, Kanowski S, Scott DB (Hrsg) Clomethiazol. Verlag für angewandte Wissen-
schaften, München, S 3–19

Palsson A (1986) Die Wirksamkeit frühzeitiger Clomethiazol-Medikation zur Prävention des Delirium tremens. In. Evans JG, Feuerlein W, Glatt MM, Kanowski S, Scott DB (Hrsg) Clomethiazol. Verlag für angewandte Wissenschaften, München, S 114–119

Scott DB (1986) Wirkungen von Clomethiazol auf Herz-Kreislauf und Atemwege. In: Evans JG, Feuerlein W, Glatt MM, Kanowski S, Scott DB (Hrsg) Clomethiazol. Verlag für angewandte Wissenschaften, München, S 20–23

Shaw GK (1986) Clomethiazol in der Durchführung des Alkohol-Entzugs. In: Evans JG, Feuerlein W, Glatt MM, Kanowski S, Scott DB (Hrsg) Clomethiazol. Verlag für angewandte Wissenschaften, München, S 132–136

Verner L, Hartmann M, Seitz W (Hrsg) (1991) Delir und Delirprophylaxe in der Intensivmedizin. Steinkopff, Darmstadt

WHO (1988) WHO expert committee on drug dependence – Twenty-fourth Report. WHO, Genf

Neuroleptika

S. Funke

Einführung in die Substanzgruppe

Neuroleptika haben in unterschiedlicher Ausprägung die nachfolgend aufgeführten Wirkungen:

Therapeutisch nutzbare Wirkungen

- Antipsychotischer Efffekt,
- Sedierung,
- antiemetischer Effekt.

Unerwünschte Wirkungen

- *Extrapyramidalmotorische Effekte:* akute Dystonie („Zungen-Schlund-Krämpfe"), Akathisie („Sitz- bzw. Stehunruhe"), Parkinsonismus (typischer kleinschrittiger Gang mit verminderten Mitbewegungen der Arme), perioraler Tremor, tardive Dyskinesie (besonders im Bereich von Mund und Gesicht lokalisierte langsame, dystone Bewegungen).
- *Endokrine Effekte:* Hyperprolaktinämie, Erhöhung des Spiegels von Gonadotropinen, Östrogen und Progestin, Senkung des Spiegels von Adrenokortikosteroiden, orthostatische Hypotension durch zentralen Effekt und α-adrenerge Blockade, wobei besonders der systolische Blutdruck betroffen ist.
- *Anticholinerger Effekt:* Störung der Temperaturregulation.
- *Gefährliche Effekte:*
  - vereinzelt Cholestase,
  - unter Phenothiazinen Hypersensitivitätsdermatitis,
  - Senkung der Krampfschwelle,
  - unter Phenothiazinen gelegentlich leichte Leukozytose, Leukopenie oder Eosinophilie. Unter niederpotenten Neuroleptika (selten!) Agranulozytose (1/10000 in den ersten 8 bis 12 Wochen; Du Comb u. Balessarini 1977).
- *Kardiale Effekte* (besonders bei Chlorpromazin): direkt negativ-inotroper, chinidinähnlicher antiarrhythmischer Effekt, Verlängerung des Q-T- und des P-R-Intervalls im EKG, gelegentlich Auslösung von ventrikulären Ar-

rhythmien. Bei hochpotenten Neuroleptika ungewöhnlich mit Ausnahme von Dehydrobenzperidol.
– Malignes Neuroleptikasyndrom (MNS).

Pharmakologische Besonderheiten (Baldessarini 1990)

Die Absorption ist bei oraler Gabe nicht immer sicher vorhersagbar. Eine parenterale Gabe kann die Bioverfügbarkeit um den Faktor 4–10 verbessern.

Starke Lipophilie: Die Plasmahalbwertszeiten betragen zwischen 20 und 40 h, der biologische Effekt hält meistens ca. 24 h an. Bei einigen Präparaten sind Metaboliten noch Monate nach dem Absetzen nachweisbar, was durch die Lipophilie erklärbar ist. Depotpräparate halten entsprechend länger vor.

Hepatischer Abbau: Es besteht eine Toleranzentwicklung gegenüber dem sedierenden und dem extrapyramidalen Effekt, letzteres erkennbar an der (selten) auftretenden Choreoathose bei plötzlichem Absetzen. Dabei besteht eine Kreuztoleranz zwischen verschiedenen Substanzen.

Gute Plazentagängigkeit. Sichere Hinweise für eine Teratogenität existieren derzeit nicht.

Nach dem Wirkspektrum kann zwischen niederpotenten und hochpotenten Neuroleptika unterschieden werden (Rafaelsen et al. 1983). Die unterstellte Potenz bezieht sich dabei auf den antipsychotischen, nicht auf den sedierenden Effekt (Tabelle 1).

Tabelle 1. Wirkspektrum bei niederpotenten und hochpotenten Neuroleptika

	Niederpotent	Hochpotent
Antipsychotisch	++	+++
Sedierend	+++	+
Blutdrucksenkend	++	(+)
Extrapyramidal wirksam	+	+++
Miktionsstörungen	++	+
Senkung der Anfallsschwelle	++	+
Ikterus	+	(+)
Agranulozytoserisiko	(+)	(+)

Klinik

Im Alkoholentzug sind inzwischen tierexperimentell Veränderungen des GABAergen, des glutaminergen, des noradrenergen, des dopaminergen und des cholinergen Transmittersystems nachgewiesen worden (Rommelspacher et al.

1991). Inwieweit diese Befunde auf den Menschen übertragbar sind und welche klinische Relevanz sie haben, ist derzeit noch ungeklärt.

In jedem Falle ist aber angesichts der Mannigfaltigkeit der nachweisbaren neurobiologischen Veränderung einsichtig, daß kein Medikament in qualitativ und quantitativ exakter Weise den Effekt der längerfristigen Verabreichung von Äthanol beziehungsweise seines Entzuges ausgleichen kann. Es ist daher eine Kombinationstherapie zu fordern, die sich, da die Bedeutung der einzelnen Transmittersysteme für bestimmte Symptomkomplexe im Alkoholentzug noch keineswegs gesichert ist, nur an klinisch besonders bedeutsamen Zielsymptomen orientieren kann.

Es sind dies:

1) die vegetativen Symptome;
2) die psychomotorische Unruhe, oft vergesellschaftet mit einer hirnorganisch begründbaren psychotischen Symptomatik, bei der optische Trugwahrnehmungen im Vordergrund stehen;
3) die erhöhte Anfallsbereitschaft im Alkoholentzug.

Entsprechend ihrem oben aufgeführten Wirkungsspektrum sind Neuroleptika primär zur Behandlung der unter 2) genannten Symptome geeignet.

Die Gabe von niederpotenten Neuroleptika ermöglicht eine Dämpfung der psychomotorischen Unruhe, es läßt sich aber nur ein beschränkter antipsychotischer Effekt erzielen. Wenn eine parenterale Applikation erforderlich wird, beinhaltet die intramuskuläre Gabe beim motorisch unruhigen Patienten die Gefahr der Fehlinjektion mit Nerven- oder Gefäßschaden; die intravenöse Gabe wird durch die oft erhebliche lokale Reizung der zur Injektion benutzten Vene, bis hin zur Thrombophlebitis, erschwert, so daß eine Verdünnung des Präparates oder besser noch eine Verabreichung durch einen zentralen Zugang nötig wird. Schließlich kommt es bei zur Sedierung hinreichenden Dosen häufig bereits zu einer bedrohlichen Blutdrucksenkung, die die Dosis nach oben limitiert. Da eine Sedierung auch mit einer zugleich antikonvulsiv wirksamen Substanz erzielt werden kann, sind niederpotente Neuroleptika in der Behandlung des Alkoholentzuges lediglich als Adjuvanzien verwendbar, während die hochpotenten Präparate in der Delirbehandlung ihren festen Platz haben.

In erster Linie wird der antipsychotische Effekt der Neuroleptika genutzt, während die Sedierung durch eine geeignete Komedikation erreicht werden kann.

Nützlich ist gelegentlich bei einer alkoholtoxischen Gastritis auch der antiemetische Effekt.

Extrapyramidalmotorische Nebenwirkungen treten während des akuten Delirs kaum auf; wenn doch, dann in Form der akuten Dystonie, die durch parenterale Gabe von Biperiden rasch beherrschbar ist. Nach einem durchlaufenen Delir kann man gelegentlich noch für einige Tage ein leicht parkinsonistisches Gangbild beobachten, das sich von selbst wieder normalisiert. Eine Akathisie nach dem Delir als Restsymptom der Neuroleptikagabe ist noch seltener und klingt ebenfalls spontan ab. Sonstige extrapyramidale Nebenwirkungen, wie oben aufgeführt, treten nicht auf, was durch die kurze Dauer der Neuroleptikamedikation bedingt ist. Insgesamt zeichnen sich delirante Patienten gegenüber denen, die wegen einer endogenen Psychose neuroleptisch behandelt werden, durch eine erheblich geringere Anfälligkeit für extrapyramidale Nebenwirkungen aus.

Die endokrinen Effekte haben wegen der kurzen Dauer der Behandlung, die ja meist nur in Tagen bemessen ist, keine praktische Bedeutung. Blutdruckabfall und anticholinerge Effekte (Miktionsstörungen, Obstipation) sind bei Verwendung von hochpotenten Neuroleptika kaum ein Problem. Auch die Störungen der Thermoregulation bereiten in der Praxis kaum Schwierigkeiten. Wenn während des Delirs Fieber auftritt, muß die Ursache geklärt werden. Üblicherweise kommt es im Delir oft zu einer leichten Anhebung der Körpertemperatur, deutlich febrile Temperaturen sind aber oft durch eine Pneumonie oder Begleitinfekte bedingt.

Eine Cholestase tritt unter hochpotenten Neuroleptika selten auf und ist nur mäßig ausgeprägt. In der Regel wird ein Ikterus Folge der alkoholtoxischen Schädigung sein, wobei oft auch laborchemische Zeichen der Lebersynthesestörung nachzuweisen sind. Eine Hypersensitivitätsdermatitis, die zeitgleich mit einem Delir auftritt, ist sicher sehr selten. Die Senkung der Krampfschwelle ist am deutlichsten unter niederpotenten Phenothiazinen, die in der Delirbehandlung ohnehin zurückhaltend benutzt werden sollten. Höherpotente Phenothiazine und Thioxanthene sind weniger bedenklich. Bei den Butyrophenen ist die Senkung der Anfallsschwelle sehr variabel (Itil 1978). Bei einer antikonvulsiv wirksamen Komedikation mit Clomethiazol oder Benzodiazepinen kann diese aber leicht ausgeglichen werden, so daß sie in der Praxis nicht die Bedeutung hat, die man aufgrund der pharmakologischen Eigenschaften erwarten würde.

Eine leichte Leukozytose tritt im Delir häufig auf, so daß man schwer entscheiden kann, ob sie Folge der Medikation ist. Eine ausgeprägte Leukozytose ist dagegen immer Folge eines Infekts.

Da während des Delirs engmaschige Laborkontrollen schon zum frühzeitigen Nachweis von Elektrolytentgleisungen notwendig sind, kann eine Leukopenie im Rahmen der dabei routinemäßig erfolgenden Blutbildkontrolle rasch erkannt werden.

Kardiale Effekte sind bei hochpotenten Neuroleptika ungewöhnlich. Bei den mehrheitlich intensivmedizinisch behandelten Delirpatienten ist eine Monitorüberwachung ohnehin obligat.

Das maligne Neuroleptikasyndrom (MNS; Caroff et al. 1983) tritt bei Patienten, die bereits wegen einer endogenen Psychose mit Neuroleptika behandelt wurden, selten auf. Da ein Zusammenhang zwischen dem Auftreten des MNS und des Delirs nicht anzunehmen ist, dürfte ein gemeinsames Vorkommen ausgesprochen selten sein, ist aber natürlich möglich. Die Bestimmung der CK ist bei der Diagnosestellung nur dann hilfreich, wenn ausgeschlossen werden kann, daß der Patient nicht hinreichend sediert gewesen ist und beim

Ankämpfen gegen eine Fixierung größere muskuläre Anstrengungen unternommen hat. Weiterhin ist zu beachten, daß auch bei der im Delir gelegentlich auftretenden Rhabdomyolyse exzessiv hohe CK-Werte erreicht werden können. Am ehesten läßt sich die Körpertemperatur als Indikator verwenden. Wenn ohne Nachweis eines Infekts hohes Fieber auftritt, das regelmäßig mit einer Rigidität der Muskulatur verbunden ist, sollte das hochpotente Neuroleptikum abgesetzt werden und statt dessen mit Benzodiazepinen oder Clomethiazol parenteral behandelt werden. Wenn Fieber und eine ausgeprägte Rigidität der Muskulatur fortbestehen, kommt eine Behandlung mit Dantamacrin in Betracht, die angesichts der Hepatotoxizität dieses Präparats bei der oft vorbestehenden alkoholbedingten Hepatopathie aber nicht ganz unbedenklich ist.

Auch wenn die Absorption bei oraler Gabe nicht immer ganz sicher vorhersagbar ist, sind die pflegerischen und organisatorischen Vorteile einer oralen Behandlung so groß, daß diese durchgeführt werden sollte, wenn es ohne Gefährdung des Patienten möglich ist. Viele leichtere Delirien sind so in der Tat hinreichend beherrschbar. Bei schweren Delirien ist eine intensivmedizinische Behandlung ohnehin unumgänglich, bei der ein zentralvenöser Zugang schon zur Steuerung des Infusionsprogramms nötig ist; die parenterale Medikation bietet sich dann an, zumal die Patienten auch oft zu einer oralen Medikamenteneinnahme nicht mehr imstande sind.

Die Applikation des Neuroleptikums erfolgt bei der oralen Behandlung aus naheliegenden Gründen in wiederholten Einzelgaben, bei der parenteralen Behandlung in der Regel kontinuierlich.

Die starke Lipophilie findet ihren Ausdruck in dem gelegentlich noch Tage nach dem Absetzen des Neuroleptikums nachweisbaren leicht parkinsonistischen Gangbild, das als Hinweis auf eine vermehrte Bindung im Zentralnervensystem gesehen werden könnte. Dabei spielen aber darüber hinaus auch Veränderungen im Bereich der Rezeptoren des dopaminergen Systems eine Rolle.

Angesichts der extrem hohen therapeutischen Breite der hochpotenten Neuroleptika spielen Störungen des hepatischen Abbaus eine geringe praktische Rolle. Das gilt auch für die Toleranzentwicklung. Ein im Verlauf des Delirs steigender Neuroleptikabedarf ist meist dadurch bedingt, daß die Dosis der sedierenden Komedikation zu rasch reduziert wurde, oder dadurch, daß das anfänglich leichte Delir im Rahmen seiner Eigendynamik noch an Schwere zugenommen hat.

Aus dem gleichen Grunde sind absolute Dosisempfehlungen problematisch, da es durchaus möglich ist, daß der Patient eine höhere Dosis erhält, als eigentlich zur optimalen Behandlung des Delirs notwendig ist. Die Überdosierung bleibt also unbemerkt.

Es ist zu beachten, daß einige hochpotente Neuroleptika in extrem hohen Dosen selbst einen gewissen deliriogenen Effekt besitzen, so daß sich gelegentlich eine Überdosierung auf diese Weise verrät. Aus diesem Grunde sollte bei einer protrahierten deliranten Symptomatik, die anderweitig nicht erklärbar ist, probeweise der Anteil des hochpotenten Neuroleptikums zugunsten des Anteils des im Rahmen der Kombinationstherapie verabreichten Clomethiazols oder Benzodiazepinpräparats reduziert werden.

Differentialdiagnostisch ist dabei auch an ein mehrzeitiges Delir bei Mißbrauch mehrerer zentral dämpfend wirkender Substanzen mit unterschiedlicher Abbaugeschwindigkeit zu denken.

Es ist weitaus einfacher, die untere Dosisgrenze zu bestimmen, wobei aber wiederum beachtet werden muß, daß mit höherer Dosis einer sedierenden Komedikation der Neuroleptikabedarf fällt und umgekehrt. Weiterhin ist die individuelle Toleranz der Patienten sehr variabel. Die klinische Erfahrung zeigt aber, daß bei einer suffizienten Komedikation mit Clomethiazol oder Benzodiazepinen, bei der der Patient noch erweckbar ist, in der Regel von Haloperidol mindestens 15 mg/24 h verordnet werden müssen.

Klare Empfehlungen für die Verwendung von hochpotenten Neuroleptika im Delir während einer Schwangerschaft können nur eingeschränkt gegeben werden. Das Delir stellt für Mutter und Kind gleichermaßen eine erhebliche Bedrohung dar und muß in jedem Fall suffizient behandelt werden.

Die Substanzgruppe, der das hochpotente Neuroleptikum entstammt, ist für den Therapieeffekt sekundär. Angesichts der infolge des langjährigen Alkoholmißbrauchs in der Regel bestehenden Leberschädigung, die bei deliranten Patienten nicht selten schon ein bedrohliches Ausmaß erreicht hat, sind wegen der geringeren Hepatotoxizität die Butyrophenone den Phenotiazinpräparaten vorzuziehen.

Im klinischen Alltag ist die Bedeutung von hirnorganisch begründbaren produktiv-psychotischen Symptomen für die Unruhe des deliranten Patienten häufig nur schwer abzuschätzen, da eine Kommunikation zu diesem Zeitpunkt nur eingeschränkt oder gar nicht möglich ist. Nach dem Ende des Delirs wiederum bestehen oft nur inselhafte Erinnerungen oder eine gänzliche Amnesie. Wenn es aber gelingt, den Patienten zum Sprechen zu bringen, wird oft erkennbar, daß die auf den ersten Blick unsinnig wirkende Unruhe und insbesondere der Wunsch, das Bett zu verlassen, Ausdruck der angstvollen Reaktion auf die als bedrohlich erlebten Trugwahrnehmungen oder von Verkennungen der Umwelt ist. Insbesondere bei den häufigen optischen Halluzinationen kleiner bewegter Lebewesen tritt gelegentlich noch eine taktile Komponente hinzu, die für den Kranken die vermeintlichen Aktivitäten dieser Lebewesen noch eindrücklicher macht. Die anfänglich gelegentlich noch mit einer gewissen Skepsis bezüglich ihrer Realität registrierten Trugwahrnehmungen werden durch ihre Plastizität und die Empfindung des unmittelbaren körperlichen Betroffenseins überwältigend und versetzen den deliranten Patienten in eine bis zu einem gewissen Grade durchaus nachvollziehbare Angst und Unruhe, die von dem Bemühen gekennzeichnet ist, sich der vermeintlichen Unannehmlichkeit oder Gefahr zu entziehen. Die Unruhe wird durch die von einer ängstlich-paranoiden Haltung geprägten illusionären Verkennungen der Umgebung, insbesondere des medizinischen Gerätes, noch unterhalten, wobei die hirnorganische Beeinträchtigung eine Reorientierung in der insbesondere bei Dunkelheit oftmals reizarmen und für den Kranken fremdartigen Umgebung noch erschwert. Versuche, durch entsprechende verbale Hilfen die aktive Orientierung zu fördern, führen charakteristischerweise jeweils nur für maximal einige Minuten zum Erfolg, wenn sie überhaupt gelingen.

Hochpotente Neuroleptika sind mithin zwar zur reinen Sedierung nur sehr eingeschränkt verwendbar, aber zur Unterdrückung der hirnorganisch begründbaren psychotischen Symptome geeignet, was indirekt häufig auch die Unruhe sehr günstig beeinflußt.

Eine effektive medikamentöse Therapie der halluzinatorischen Symptomatik ermöglicht also auch eine Einsparung von Sedativa.

Es besteht dabei eine inverse Beziehung zwischen der Dosis der verabreichten Sedativa und der Neuroleptika (Nickel et al. 1986).

Man könnte diesen Sachverhalt durch eine Gleichung veranschaulichen:

$$S \cdot N = K.$$

Dabei steht S für die Dosis der rein sedierenden Medikation, N für die Dosis des hochpotenten Neuroleptikums und K für eine Konstante, die sehr variabel ist und unter anderem von der Medikamententoleranz eines gegebenen Patienten und der Schwere des Delirs abhängt. Angesichts der Vielzahl der dabei bedeutsamen Faktoren ist eine einfache lineare Beziehung der absoluten Dosen, die die Gleichung suggeriert, aber sicher nicht anzunehmen.

Eine Einsparung an Sedativa ist dann von Vorteil, wenn keine Möglichkeit einer intensivmedizinischen Behandlung zur Verfügung steht oder eine engmaschige Kontrolle der Bewußtseinslage erforderlich ist. Dies ist insbesondere der Fall, wenn der Patient vor Beginn des Delirs gestürzt ist, etwa im Rahmen eines Entzugsanfalls. Aber auch eine diesbezüglich unverdächtige Anamnese schließt selbstverständlich nicht aus, daß sich gerade ein Subduralhämatom entwickelt, besonders bei Gerinnungsstörungen infolge der Hepatopathie. Angesichts der Tatsache, daß man letztlich selten sicher ausschließen kann, daß ein Patient in den letzten Tagen vor seinem Delir im Rahmen eines Sturzes ein klinisch bedeutsames Schädel-Hirn-Trauma eritten hat, sollte immer angestrebt werden, den Kranken gerade so weit zu sedieren, daß die erforderlichen medizinischen und pflegerischen Maßnahmen durchgeführt werden können, er aber noch erweckbar ist.

Eine Behandlung mit möglichst geringer Sedierung kann in der Delirbehandlung prinzipiell durch Einsatz von Clonidin oder von hochpotenten Neuroleptika erreicht werden, wobei letztere in Kombination mit einer ohnehin erforderlichen antikonvulsiven Substanz insbesondere bei schweren Verläufen mit starker psychomotorischer Unruhe von Vorteil sind.

Literatur

Balessandrini RJ (1990) Drugs and the treatment of psychiatric disorders. In: Gilman AG, Rall W, Niess A et al. (eds.) The pharmacological basis of therapeutics. Pergamon Press, New York, pp 383–424

Braun U (1989) Sedierung beim deliranten Intensivpatienten. Intensivmedizin aktuell, Janssen 10/89

Caroff S, Rosenberg H, Gerber JC (1983) Neuroleptic malignant syndrome and malignant hyperthermia. Lancet I:244

DuComb L, Baldessarini RJ (1977) Timing and risk of bone marrow depression by psychotropic drugs. Am J Psychiatr 134:1294–1295

Itil TM (1978) Effect of psychotropic drugs on qualitatively and quantitatively analysed human ECG. In: Clark WG, Guidice J del (eds) Principles of psychopharmacology, 2. edn. Academic Press, New York, pp 261–277

Nickel B, Krüger H, Schirmer S (1986) Beitrag zur Therapie des Delirium Tremens. Z Klin Med 20:1643–1646

Rafaelsen OJ, Müller-Oerlinghausen B, Hollister LE (1983) Psychopharmaka. Springer, Berlin Heidelberg New York Tokyo

Rommelspacher H, Schmidt LG, Helmchen H (1991) Pathobiochemie und Pharmakotherapie des Alkoholentzuges. Nervenarzt 62:649–657

Benzodiazepine

R. Steinkirchner, D. Naber

Seit der Einführung von Chlordiazepoxid 1960 und von Diazepam 1963 sind mittlerweile mehr als 30 Substanzen auf dem Markt verfügbar. Sie werden nach verschiedenen Kriterien in Gruppen unterteilt. Am ehesten bewährt sich in der Klinik die Einteilung nach der Eliminationshalbwertszeit (im folgenden HWZ) bzw. der Wirkdauer. Es werden unterschieden:

- Substanzen mit langer HWZ und lang wirksamen Metaboliten, z. B. Diazepam (HWZ 30–100 h für alle Metaboliten), Chlordiazepoxid (5–100 h), Dikaliumchlorazepat (Prodrug, 30–100 h);
- Substanzen mit mittellanger bis kurzer HWZ und aktiven Metaboliten, z. B. Alprazolam (6–20 h für alle Metaboliten), Bromazepam (10–20 h);
- Substanzen mit mittellanger bis kurzer HWZ ohne aktive Metaboliten, z. B. Oxazepam (4–15 h), Lorazepam (8–24 h).

Als Medikamente zur Entzugsbehandlung weisen Benzodiazepine zahlreiche Vorteile auf:

1) starke und vom Wirkungsprofil günstige Wirksamkeit gegen zahlreiche Entzugssymptome;
2) große therapeutische Breite und geringe Toxizität;
3) ausgeprägte antikonvulsive Wirkung;
4) bei Überdosierung steht ein Antagonist (Flumazenil) zur Verfügung, mit dem sich die Benzodiazepinwirkung prompt aufheben läßt;
5) günstige pharmakologische Eigenschaften: hohe Bioverfügbarkeit, rasche Resorption und rascher Wirkungseintritt, in allen Darreichungsformen verfügbar;
6) preisgünstig.

Daneben bestehen auch Nachteile v. a. bei längerfristiger Benzodiazepinanwendung, die jedoch bei sachgemäßer Anwendung nicht in den Vordergrund treten:

1) Benzodiazepine haben ein Abhängigkeitspotential mit z. T. gravierenden Absetzsymptomen bis hin zu psychotischen Zuständen; das Risiko steigt mit zunehmender Aufnahmedauer und Dosis (Gefahr der Abhängigkeitsverschiebung);
2) Aufrechterhaltung der generellen Abhängigkeitstendenz;

3) hohe interindividuelle Unterschiede in der Wirksamkeit;
4) unvorhersehbare Potenzierung der Wirkung anderer sedierender und atem-
depressiver Substanzen;
5) keine rezeptorspezifische Wirkung beim Opiatentzug, somit nur partielle
Symptomunterdrückung;
6) seltene adverse Reaktionen;
7) anmestische Wirkung, kognitive und mnestische Leistungsbeeinträchti-
gung.

Wirkungsweise

Benzodiazepine binden an spezifischen Benzodiazepinrezeptoren auf GA-
BAergen Synapsen. Sie führen zu einer Verstärkung der GABA-Wirkung auf
die Öffnung von Chloridionenkanälen in der Nervenzellmembran. Es kommt
über den Einstrom von Chloridionen zu einer Hyperpolarisation der Nervenzellen. Damit verstärken Benzodiazepine die hemmende Funktion GABAerger Neuronen und bewirken eine Minderung der Erregbarkeit der Nervenzellen. Die höchste Dichte von Benzodiazepinrezeptoren findet sich im Kortex,
im limbischen System und im Kleinhirn (Benkert u. Hippius 1992).

Nach Kryspin-Exner (1983) zeigt in der Behandlung von Entzugssymptomen keines der Benzodiazepine eine eindeutige Überlegenheit gegenüber den
anderen Substanzen. In der klinischen Praxis haben sich jedoch Substanzen
mit längerer Halbwertszeit als besser geeignet erwiesen. Diese ergeben einen
gleichmäßigeren Serumspiegelverlauf und damit eine zuverlässigere stetige
Unterdrückung der Entzugssymptome und des Risikos von Entzugskrampfanfällen.

Beschreibung von Einzelsubstanzen

Zur Entzugsbehandlung eignen sich grundsätzlich alle Benzodiazepine (Thier
1993). Es haben sich in der Hauptsache jedoch 2 Substanzen durchgesetzt:
Diazepam und Dikaliumchlorazepat. Auf die Eigenschaften dieser Medikamente soll hier kurz eingegangen werden.

Diazepam (Handelsnamen z. B. Valium, Roche; Diazepam Desitin rectal tube
5 mg/10 mg)

Wirkungen: angstlösend, sedierend, muskelrelaxierend, antikonvulsiv, unterstützt Analgetika.
Nebenwirkungen: Mündigkeit, Schläfrigkeit, Benommenheit, hypotone Kreis-
laufreaktionen, Libidoverlust, Ataxie, Schwindel, Übelkeit, Atemdepression,
Gefahr der Induktion einer Abhängigkeit.

Kontraindikationen: akute Intoxikationen mit Alkohol, Hypnotika, Analgetika oder Psychopharmaka; Myasthenia gravis, akutes Engwinkelglaukom, Überempfindlichkeit gegen Benzodiazepine.

Formen: oral: Tropfen und Tabletten; rektal: Suppositorien und Rektiole; parenteral: i.m.- und i.v.-Injektionslösungen.

Pharmakokinetik

Diazepam wird in allen Formen rasch und vollständig resorbiert. Maximale Plasmaspiegel werden oral nach 30–120 min (Hafely et al. in Langer u. Heimann 1983), mittels Rektiole binnen weniger Minuten erreicht (Thier 1993). Die HWZ der Ausgangssubstanz beträgt ca. 20–40 h. Die Substanz wird in der Leber metabolisiert. Es erfolgt eine Umwandlung in Nordiazepam (HWZ 36–200 h) und schließlich in Oxazepam (4–15 h). Die Metaboliten werden als Glucuronide überwiegend renal climiniert (Benkert u. Hippius 1992). Die kumulative HWZ aller Metaboliten wird mit 30–100 h (Roy-Byrne u. Cowley 1991) bzw. 200 h (Benkert u. Hippius 1992) angegeben. Die Substanz zeigt eine ausgeprägte Kumulationsneigung. Im Alter kann die HWZ deutlich verlängert sein, bei Leberzirrhose um das 2- bis 3fache (Hafely et al. in Langer u. Heimann 1983, S. 301–346).

Dikaliumchlorazepat (Handelsname Tranxilium)

Wirkungen: vorwiegend angstlösend und beruhigend.

Nebenwirkungen: Müdigkeit, Mattigkeit, Schläfrigkeit, Erinnerungslücken, Übelkeit, Schwindelgefühle, Ataxie, Atemdepression.

Kontraindikationen: akute Intoxikationen mit Alkohol, Hypnotika, Analgetika oder Psychopharmaka; Myasthenia gravis, akute respiratorische Insuffizienz, Überempfindlichkeit gegen Benzodiazepine.

Verfügbare Formen: oral: Tabletten und Kapseln; parenteral: i.m.- und i.v.-Injektionslösung.

Pharmakoniketik

Dikaliumchlorazepat ist ein „precursor" („pro-drug") von Nordiazepam und wird im Magen zu diesem Metaboliten hydrolysiert. Bei enteraler Applikation werden maximale Serumspiegel nach ca. 120 min erreicht. Die HWZ der Umwandlung in Nordiazepam beträgt etwa 1–2 h (Hafely et al. in Langer u. Heimann 1983, S. 301–346). Nordiazepam wird schließlich zu Oxazepam hydroxyliert und dieses als Glucuronid überwiegend renal ausgeschieden (Benkert u. Hippius 1992). Die Resorption hängt von der Magensäurekonzentration ab und ist bei niedriger Magensäurekonzentration oder bei gleichzeitiger Einnahme von Antazida verzögert (Hafely et al. in Langer u. Heimann 1983, S. 301–346).

Handhabung zur Entzugsbehandlung

Richtlinien zur Anwendung von Benzodiazepinen:

- nur kurzfristige Gabe,
- strenge Indikationsstellung,
- intensive Aufsicht über den Patienten.

Alkoholentzug

Entzugssymptome treten in der Regel bereits bald, d. h. nur wenige Stunden nach dem Absetzen des Alkohols, auf. Sie erreichen ihren Höhepunkt nach ca. 12 h und klingen meist innerhalb weniger Tage ab.

Bei leichten Alkoholentzugssyndromen kann auf eine medikamentöse Behandlung verzichtet werden.

Bei mittelgradigen bis schweren Symptomen können Benzodiazepine zunächst oral gegeben werden. Mit der Behandlung sollte erst begonnen werden, wenn der Blutalkoholspiegel unter 1 ‰ abgefallen ist. Die Dosierung sollte sich immer an der Klinik ausrichten und nicht starr schematisch erfolgen. Bewährt hat sich folgendes Dosierungsschema:

Diazepam: initial 10 mg, Diazepam/h, Erhaltungsdosis ca. 30–80 mg/Tag, verteilt auf 2–3 Einzelgaben.

Dikaliumchlorazepat: initial 20 mg/h, Erhaltungsdosis ca. 60–160 mg/Tag, verteilt auf 2–3 Einzelgaben.

Ab dem 2. Tag kann die Dosis jeden Tag um $^1/_3$ reduziert werden; nur selten ist eine Behandlung über mehr als 5 Tage erforderlich. Zu beachten ist die Kumulationsneigung bei wiederholter Gabe.

Benzodiazepine sind gegen Alkoholentzugssymptome gut wirksam. Sie eignen sich auch zur Behandlung des Delirium tremens, der schwersten Form des Alkoholentzugs, wenn sie hier auch nicht das Mittel der ersten Wahl sind.

Zur Behandlung des Alkoholentzugsdelirs sind in der Regel höhere Dosen, bis zu 1000 mg Diazepam pro Tag, erforderlich. Dies erfordert aber in jedem Fall die Behandlung auf einer Intensivstation.

In diesem Fall ist auch eine Kombination mit Butyrophenon, z. B. Haloperidol, möglich, wenn auch eine bessere Wirkung der Kombination nicht eindeutig belegt ist (Thier 1993). Nicht sinnvoll ist die Kombination von Benzodiazepinen mit anderen sedierenden Substanzen oder gar Clomethiazol. Aufgrund der ausreichenden antikonvulsiven Wirkung der Benzodiazepine ist eine zusätzliche Therapie mit Antiepileptika meist nicht erforderlich.

Bei Übelkeit und Erbrechen sollte auf die rektale oder parenterale Darreichung zurückgegriffen werden.

Neben der Behandlung der Entzugssymptome ist die Überwachung und ggf. Korrektur der Elektrolyte und der Vitalfunktionen erforderlich.

Opiatentzug

Beim Entzug von Opiaten setzt die akute Entzugssymptomatik ca. 6–12 h nach Absetzen der Opiate ein, erreicht ihren Höhepunkt nach etwa 48–72 h und hält insgesamt zumeist ca. 10–14 Tage lang an. Zur Behandlung der Symptome sind Benzodiazepine nicht das Mittel der Wahl. Sie erweisen sich jedoch zur Unterstützung der Therapie, z. B. zur Behandlung der oftmals hartnäckigen Schlafstörungen, als hilfreich, wenn auch die Unterdrückung der Entzugssymptome oft nicht vollständig erfolgt (Kryspin-Exner 1983).

Bei leichten Entzugssymptomen ist ebenfalls keine Therapie erforderlich. Bei mittelschweren bis schweren Entzugssymptomen können Benzodiazepine zusätzlich eingesetzt werden, z. B. Diazepam bis zu 30 mg/Tag oder Dikaliumchlorazepat bis zu 60 mg/Tag.

Zu beachten ist hier, daß Benzodiazepine oft von Drogenabhängigen selbst in hohen Dosen zur Bekämpfung von Entzugserscheinungen verwendet werden und oft bereits eine Toleranz vorliegt (Kryspin-Exner 1983).

Benzodiazepinentzug

Aufgrund des hohen Risikos von Entzugskrampfanfällen beim Entzug von Benzodiazepinen und der hohen Inzidenz von Entzugserscheinungen körperlicher und psychischer Art ist zu empfehlen, diese Stoffe nicht schlagartig abzusetzen, sondern stufenweise zu reduzieren. Zum Ausgleich von Serumspiegelschwankungen hat sich hier das Umsetzen von kurz bzw. mittellang wirkenden Benzodiazepinen auf langwirksame Benzodiazepine bewährt. Entsprechend Tabelle 1 wird eine adäquate Dosis eines Ersatzmittels gewählt.

Zur Dosisreduktion hat sich in unserer Klinik bewährt, unter stationären Bedingungen alle 3 Tage die Dosis zu halbieren.

Tabelle 1. Äquivalenzdosen (mg) der Benzodiazepine bezogen auf 10 mg Diazepam. (Nach Poser u. Poser 1986)

Alprazolam	1	Flurazepam	30
Bromazepam	6	Ketazolam	30
Brotizolam	0,5	Lorazepam	2
Camazepam	10	Lormetazepam	2
Clobazam	20	Medazepam	20
Clonazepam	2	Nitrazepam	5
Clotiazepam	5	Oxazepam	50
Chlordiazepoxid	30	Prazepam	20
Diazepam	10	Temazepam	20
Dikaliumchlorazepat	20	Tetrazepam	50
Flunitrazepam	1	Triazolam	0,5

Benzodiazepamantagonist Flumazenil (Handelsname Anexate)

Wirkung: selektiver Benzodiazepinantagonist, keine pharmakologische Eigenwirkung bekannt.
Indikation: sofortige Aufhebung der zentral dämpfenden Wirkung von Benzodiazepinen nach Narkose oder Sedierung bei stationärer Behandlung.
Kontraindikationen: Flumazenilüberempfindlichkeit, Benzodiazepinbehandlung von Anfallsleiden, Angstzustände, Suizidgefährdung, gestörte Leberfunktion, Kinder unter 15 Jahren; nicht anwenden bei Patienten, die eine geringe Dosis eines kurzwirksamen Benzodiazepins erhielten.
Nebenwirkungen: Übelkeit, Erbrechen, Blutdruckschwankungen; bei Benzodiazepinabhängigkeit ist mit Entzugserscheinungen zu rechnen: z.B. Schlafstörungen, vermehrtes Träumen, Angst- und Spannungszustände, innere Unruhe, Erregung, Zittern, Schwitzen, Krampfanfälle, ggf. schwere psychische Störungen bis hin zum Entzugsdelir oder symptomatischen Psychosen (Therapie: z.B. Diazepam iv.).
Verfügbare Form: i.v.-Ampullen.

Pharmakokinetik

Nach i.v.-Applikation wirkt Flumazenil sehr rasch; innerhalb von 30–60 s kommt es zur Aufhebung der sedierenden Benzodiazepinwirkung. Die Substanz wird mit einer HWZ von 53 min inaktiviert. Aufgrund der sehr kurzen Wirkdauer muß Flumazenil gegebenenfalls mehrmals verabreicht werden, um ein Wiedereintreten einer Sedierung nach Abklingen seiner Wirkung zu vermeiden (Faust u. Baumhauer 1992).

Dosierung

Anfangs 0,2–0,3 mg i.v., dann in einminütigen Abständen 0,1 mg nachgeben, bis der gewünschte Wachheitsgrad erreicht ist.
Warnhinweis: Durch die rasche Antagonisierung der Benzodiazepinwirkung können epileptische Krampfanfälle ausgelöst und bestehende psychische Symptome, insbesondere Angstzustände und depressive Symptome, verschlimmert werden. Es kann zum Auftreten von schweren Entzugserscheinungen kommen. Daher soll die Substanz nur von erfahrenen Ärzten verwendet werden.

Zusammenfassung

Mit den Benzodiazepinen stehen wirksame und sichere Medikamente zur Behandlung von Entzugssymptomen zur Verfügung. Sie erweisen sich als zuverlässig und hilfreich, v. a. im Alkoholentzug. Beim Opiatentzug können sie unterstützend herangezogen werden. Beim Entzug bei Benzodiazepinabhängigkeit stellen sie das Mittel der Wahl dar.

Literatur

Benkert O, Hippius H (1992) Psychiatrische Pharmakotherapie, 5. Aufl. Springer, Berlin

Faust V, Baumhauer H (1992) Psychopharmaka, kurzgefaßter Leitfaden. ecomed, Landsberg am Lech

Krypsin-Exner K (1983) Psychopharmakologische Therapie bei Abhängigkeitsprozessen von Alkohol, Medikamenten und Drogen. In: Langer G, Heimann H (Hrsg) Psychopharmaka. Springer, Wien, S 492–514

Laux G (1989) Tranquilizer. Hippokrates, Stuttgart

Marks J (1985) Die Benzodiazepine – Gebrauch und Mißbrauch. Hoffmann-LaRoche AG, Basel (Editiones Roche)

Poser W, Poser S (1986) Abusus und Abhängigkeit von Benzodiazepinen. Internist 27: 738

Schütz H (1982) Benzodiazepines. Springer, Berlin Heidelberg New York Tokyo

Roy-Byrne P, Cowley D (1991) Benzodiazepines in clinical practice – rises and benefits. In: Clinical Practice, No 17. American Psychiatric Press, S 131–154

Thier P (1993) Alkoholfolgekrankheiten. In: Brand T, Dichgans J, Diener HC (Hrsg) Therapie und Verlauf neurologischer Erkrankungen, 2. Aufl. Kohlhammer, Stuttgart, S 841–849

Carbamazepin

C. Mattern

Pharmakologie

Ende der 50er Jahre wurde Carbamazepin als Antikonvulsivum entwickelt. Früh fiel die psychoaktive Potenz des Stoffes auf, die auf die Strukturverwandtheit mit Chlorpromazin und einigen trizyklischen Antidepressiva zurückgeführt wird. Die chemische Bezeichnung des Carbamazepins ist 5H-Dibenz(b,f)azepin-5-carboxamid.

Obwohl im einzelnen noch ungeklärt, vermuten Butler u. Messiha (1986) Ansatzpunkte für den Wirkungsmechanismus von Carbamazepin im Alkoholentzugssyndrom an den folgenden Stoffwechselkomponenten: GABAergen, noradrenergen, serotonergen, cholinergen und dopaminergen Systemen sowie den zyklischen Nukleotiden, dem Somatostatin und Vasopressin. Einflüsse auf die zerebrale Krampfbereitschaft und den Kindling-Mechanismus werden ebenfalls beschrieben.

Eine Besonderheit im Metabolismus von Carbamazepin ist die *Enzyminduktion*. Carbamazepin beschleunigt seine eigene Elimination (Theisohn et al. 1987).

Die Halbwertszeit liegt bei der Einmalgabe bei 36 h, sie sinkt nach mehreren Wochen Therapie auf 19 h ab und beträgt bei Dauertherapie 12 h.

Carbamazepin wird in der Leber metabolisiert. Als wichtigster *aktiver Metabolit* entsteht das *Carbamazepinepoxid*.

Nur 1–2 % der Dosis werden unverändert über die Niere ausgeschieden. Die Elimination erfolgt zu 72 % im Urin und zu 28 % in den Fäzes.

Wegen der weitgehenden Konstanz der Eiweißbindung von Carbamazepin (72–83 %) kann bei normalen Plasmaeiweißverhältnissen die Gesamtkonzentration im Plasma als zuverlässiges Maß für den freien Anteil des Carbamazepins gelten. Dieser freie Anteil ist der therapeutisch relevante Anteil. Er entspricht dem Carbamazepinspiegel im Liquor.

Nebenwirkungen

Carbamazepin gilt als gut verträgliches Medikament, doch ist bei Therapiebeginn bei bis zu 30 % der Patienten mit Nebenwirkungen in mehreren Körpersystemen zu rechnen. Unerwünschte Wirkungen des Carbamazepins zwingen in 5 % der Behandlungsfälle zum Absetzen der Substanz (Krämer et al. 1989). Unerwünschte Wirkungen sind besonders ab Plasmaspiegeln von mehr als 10 µg/ml zu erwarten.

Neurotoxische Nebenwirkungen

Am häufigsten sind Schwindel mit Nystagmus, Sehstörungen (Doppelbilder, Verschwommensehen), Müdigkeit, Kopfschmerz, Übelkeit, Ataxie und extrapyramidale Bewegungsstörungen (besonders bei älteren Menschen). Alle diese Nebenwirkungen sind voll reversibel.

Die Inzidenz wird in der Literatur zwischen 18 und 56 % angegeben (Krämer et al. 1989).

Hämatologische Nebenwirkungen

Hämatologische Nebenwirkungen treten als dosisunabhängige, idiosynkratische Phänomene auf. Beschrieben wurden *aplastische Anämien* (bisher 30 Fälle, davon die Hälfte mit letalem Ausgang) nach einer Therapiedauer zwischen 3 Wochen und 2 Jahren (Krämer et al. 1989). Das Risiko wird mit 1 auf 20 000–50 000 Behandlungsfällen angegeben.

Dagegen ist der fast regelmäßige *Leukozytenabfall* unter Carbamazepin harmlos. Bei ca. 10 % der behandelten Patienten kommt es zu einer vorübergehenden Leukopenie, bei 2 % persistiert sie. Eine erniedrigte Leukozytenzahl vor Behandlungsbeginn begünstigt diese Entwicklung (Krämer et al. 1989).

Eine *Agranulozytose* wurde in 16 Fällen (davon 1 letal) beschrieben (Krämer et al. 1989).

Bekannt unter Carbamazepinhtherapie sind ein *Abfall des Hämoglobins und der Erythrozytenzahl* und eine *Zunahme des MCV*. So berichtet eine prospektive Studie, daß sich bei 8 von 46 Patienten die genannten Veränderungen des „roten Blutbildes" ohne klinische Symptomatik ergaben (Krämer et al. 1989).

Thrombozytopenien unter chronischer Carbamazepingabe sind selten, aber dokumentiert.

Hepatologische Nebenwirkungen

Sie bestehen in Hepatitiden mit oder ohne Cholestase sowie Leberzellnekrosen. Auch hier wird eine dosisunabhängige, idiosynkratische Reaktion angenommen. Symptome waren in den seltenen Fällen zwischen wenigen Wochen und 4 Jahren Therapiedauer aufgetreten.

Bei 40 % der Anwendungen steigt die γ-GT an, seltener (7 %) die alkalische Phosphatase.

Ein Absinken des Gesamteiweißes und ein Anstieg des Ammoniaks können beobachtet werden, gelten aber als harmlose Laborveränderungen.

Dermatologische Nebenwirkungen

Makulöse und makulopapulöse Exantheme finden sich als unerwünschte Wirkungen in retrospektiven Studien bei 3,7–15 % der Patienten. Ca. 1 % der behandelten Patienten reagieren mit einer Urtikaria.

Schwere Komplikationen sind die *exfoliative Dermatitis* (klinische Ähnlichkeit mit der Mononukleose) bzw. die Erythrodermie (50 Fälle bisher beschrieben), das *Stevens-Johnson-Syndrom* als schwere Verlaufsform des *Erythema exsudativum multiforme* (tödliche Verläufe möglich) und das *Lyell-Syndrom* (Letalität 20–30 %). Sie zwingen zum sofortigen Absetzen des Carbamazepins und zur Einleitung spezifischer dermatologischer Therapiemaßnahmen (Krämer u. Bork 1987).

Endokrinologische Nebenwirkungen

Ein Absinken der Schilddrüsenhormone T_3 und T_4 bei kaum verändertem TSH führt nicht zu dem klinischen Bild der Hypothyreose.

Die klinisch bekannte Wasserretention mit Hyponatriämie ist auf die Beeinflussung des ADH durch Carbamazepin zurückzuführen und bedeutet keine Notwendigkeit zur Therapieänderung.

Überwachung unerwünschter Wirkungen

Krämer (1987) schlägt folgendes Vorgehen bei klinischen und laborchemischen Auffälligkeiten unter Carbamazepin vor:

1) Keine Therapieänderung erforderlich bei:
– isolierter Erhöhung der γ-GT,
– Abfall der Leukozyten bis zu 4 000/mm³ (dann stets Differentialblutbild und Bestimmung der Thrombozyten).

2) Veränderungen, die zu kurzfristigen Kontrollen (innerhalb 1 Woche) veranlassen sollten:
– Fieber, Infekt,
– Hautausschlag,
– allgemeines Schwächegefühl,
– Mundulzera,
– rasche Ausbildung blauer Flecken,
– Anstieg der Transaminasen,
– Abfall der Leukozyten unter 3 000/mm³ bzw. der Granulozyten unter 1 500/mm³,
– Abfall der Thrombozyten unter 125 000/mm³,
– Abfall der Retikulozyten unter 0,3 % (= 20 000/mm³),
– Anstieg des Serumeisens über 150 µg %.

3) Veränderungen, die zu einem Absetzen des Carbamazepin mit kurzfristigen
   Kontrollen (1–2 Tage) der entsprechenden Parameter veranlassen sollten:
- petechiale oder Purpurablutungen,
- Abfall der Erythrozyten unter 4 Mio./mm³,
- Abfall des Hämatokrits unter 32 %,
- Abfall des Hämoglobins unter 11 g %,
- Abfall der Leukozyten unter 2 000/mm³ bzw. der Granulozyten unter
  1 000/mm³,
- Abfall der Thrombozyten unter 80 000/mm³.

Die in der Fachliteratur (Krämer 1987) empfohlenen Kontrollen von Blutbild und Leberfunktion vor der Behandlung und im 1. Monat wöchentlich sind
bei der kurzfristigen Anwendung von Carbamazepin als Entzugsmedikament
die übliche klinische Routinemaßnahme.

Kontraindikationen für die Anwendung von Carbamazepin

Als Kontraindikationen gelten:

- höhergradiger AV-Block (Einfluß von Carbamazepin auf die kardiale Reiz-
  leitung),
- schwere Leberfunktionsstörungen,
- frühere allergische Reaktionen auf trizyklische Antidepressiva (struktur-
  chemische Verwandtschaft des Carbamazepins zu Imipramin),
- Knochenmarkschädigung und
- akute intermittierende Porphyrie.

Interaktion des Carbamazepins mit anderen Medikamenten

Bei der Interaktion von Carbamazepin mit anderen Medikamenten kann es zu
toxischen Effekten durch das Carbamazepin bzw. zu einer Wirkungsabschwä-
chung oder -verstärkung der kombinierten Substanzen kommen.
Einen Überblick gibt Tabelle 1.

Tabelle 1. Interaktionen von Carbamazepin mit verschiedenen Medikamenten

Substanz	Veränderung des Carbamazepinspiegels	Effekt auf kombinierte Substanz
Phenytoin	↓	↓
Phenobarbital	↓	
Ethosuximid	↓	
Valproat	±0,↓,↑	↓
Clonazepam		↓
MAO-Hemmer	↑	Kardiale Störungen
Lithium		Zentralnervöse Störungen
Neuroleptika		Bis zum Wirkungsverlust
Methadon		↓
Clobazam		↓, Metaboliten
Cimetidin	↑	
Erythromycin	↑↑	
Doxycyclin		↓
Orale Kontrazeptiva		Risiko der Gravidität
Verapamil	↑↑	
Isoniazid	↑	
Warfarin		↓
Phenprocoumon		↓
Azetazolamid	↑↑	
Diltiazem	↑↑	
Miconazol	↑	
Propoxyphen	↑↑	
Digoxin		Bis zum Wirkungsverlust
Theophyllin		↓

Alkoholentzugssyndrom

Das Alkoholentzugssyndrom tritt nach Reduktion der Alkoholzufuhr innerhalb von einigen Stunden bei Alkoholabhängigen auf.

Obwohl die Diagnose in der Klinik leichtfällt, fehlen operationalisierbare Parameter für die Verlaufsvorhersage und die Beurteilung des klinischen Schweregrades. Bewährt hat sich die klinische Unterteilung in

- unkompliziertes Alkoholentzugssyndrom,
- Prädelir und
- Delirium tremens.

Das unkomplizierte Alkoholentzugssyndrom zeigt sich in Appetitlosigkeit, Erbrechen, Blutdruckanstieg, Tachykardie, Schwitzen, Tremor, erweiterten Pupillen, Hyperreflexie, Schlafstörung, psychomotorischer Unruhe und ängstlich-dysphorischer Verstimmung.

Das Prädelir weist folgende Symptome auf: generalisierte Krampfanfälle, Schreckhaftigkeit, Schlaflosigkeit, deutliche Unruhe, Angst und optische illusionäre Verkennungen.

Das Delirium tremens oder Alkoholdelir ist gekennzeichnet durch generalisierte Reflexenthemmung, Entgleisung des Wasser- und Elektrolythaushalts, profuses Schwitzen, Bewußtseinseinengung, Desorientierung, optische und taktile Halluzinationen, massive Unruhe, Suggestibilität und ein amnestisches Syndrom.

Carbamazepin beim Alkoholentzugssyndrom

Überlegungen, daß das Alkoholentzugssyndrom als ein Übermaß exzitatorischer Symptome zu verstehen sei, führten Brune u. Busch (1971) dazu, als therapeutisches Prinzip eine „Anhebung der Krampfschwelle" bei der Behandlung von Alkoholdeliren mit Carbamazepin zu versuchen.

Die Therapie des Alkoholentzugssyndroms ist nicht kausal, sondern symptomatisch. Deswegen sollten folgende Anforderunen an ein Medikament zur Behandlung desselben gestellt werden:

1) Sedierung des Patienten,
2) Anhebung der Krampfschwelle,
3) Dämpfung der vegetativen Übererregbarkeit,
4) Verhinderung der Delirentstehung
   und wenn schon das Bild des Alkoholdelirs vorliegt:
5) Minderung halluzinatorischer Symptome,
6) Unterdrückung tödlicher Delirverläufe und
7) eine Verkürzung der Delirdauer.

Carbamazepin hat einen geringen sedierenden Effekt, dämpft die vegetative Symptomatik und unterdrückt zerebrale Krampfanfälle mit hoher Wahrscheinlichkeit. Die meisten Autoren (Poutanen 1979; Klepel et al. 1982; Hillbohm et al. 1989; Sillanpää 1981; Burkhardt 1989; Herzmann 1989) untersuchten v. a. den Einfluß des Carbamazepins auf die zerebralen Krampfanfälle beim Alkoholentzugssyndrom.

Die Literaturangaben zur Häufigkeit von Krampfanfällen beim Alkoholentzugssyndrom schwanken zwischen 5 und 40 % (Herzmann 1989).

Herzmann (1989) konnte nachweisen, daß Carbamazepin beim Alkoholentzugssyndrom die Anfallshäufigkeit von 15 auf 4 % drückt.

In vorliegenden Evaluationsstudien zur Wirksamkeit von Carbamazepin beim Alkoholentzugssyndrom von Björkqvist et al. (1976), Ritola (1975) und Flygenring et al. (1984) wird die zusätzliche initiale Gabe eines Sedativums empfohlen.

Gerade die skandinavischen Arbeiten von Sillanpää (1981) und Björkqvist et al. (1976) beschreiben die Anwendung von Carbamazepin bei der *ambulanten Behandlung* des Alkoholentzugs. Ritola (1975) und Poutanen (1979) hatten nur leichte Verlaufsformen des Alkoholentzugs in ihren Studien berücksichtigt. Übereinstimmung herrscht dahingehend, daß als Monotherapeutikum Carbamazepin beim Alkoholdelir nicht in Frage kommt, da es keinen Effekt auf die halluzinatorischen Symptome und zuwenig Einfluß auf die psychomotorische Unruhe und die vegetative Übererregbarkeit hat.

Klepel et al. (1982, 1986) stellten dar, daß die Carbamazepingabe selbst bei frühen Stadien des Alkoholentzugssyndroms nicht immer den Übergang in das Delir verhindern könne; ein genauer Prozentsatz dafür könne nicht angegeben werden.

Schied u. Mann (1989) zitierten Palsson (1979), der gezeigt habe, daß unter einer Monotherapie mit Carbamazepin oder Carbamazepin *und* Neuroleptika die Entwicklung von Alkoholentzugsdeliren im Vergleich zur Monotherapie mit Clomethiazol „sprunghaft" angestiegen sei.

Da aber die Mehrzahl der Alkoholkranken nur mit einem leichten Alkoholentzugssyndrom reagiert, hat Carbamazepin einen Anwendungsbereich für eine große Anzahl von Patienten in unseren Kliniken. Die zeitlich beschränkte Anwendungsdauer des Carbamazepins führt zu einer eher geringen Anzahl von unerwünschten Wirkungen. Die häufigsten sind Übelkeit, Juckreiz, Schwindel und Hauteffloreszenzen bei etwa 5 % der Behandlungen (Krämer et al. 1989).

Keine einheitlichen Erfahrungen liegen dazu vor, wie lange und in welcher Dosis Carbamazepin verabreicht werden soll. Burkhardt (1989) gibt an, beim Alkoholentzugssyndrom 3mal 200 mg Carbamazepin zu verabreichen, beim Prädelir 3mal 200 mg in Tablettenform und zusätzlich 3mal 200 mg als Sirup zu geben.

Sternebring et al. (1983) wiesen darauf hin, daß die galenische Zubereitung des Carbamazepinsirups deutlich schnellere Aufsättigungsergebnisse zeigt als die Verabreichung von Tabletten oder Retardtabletten. Um möglichst schnell einen wirksamen Medikamentenspiegel beim Patienten zu erreichen, sollte heute dieser Zubereitungsform des Sirups der Vorzug gegeben werden (**Cave:** Timonilsuspension enthält 0,6 % Alkohol!).

Nach klinischen Erfahrungen stellt Carbamazepin bei leichten bis mäßiggradigen Alkoholentzugssyndromen eine Alternative zu Clomethiazol dar. Bei der Gegenüberstellung zu Clomethiazol ist die zuverlässige Unterdrückung zerebraler Krampfanfälle, die weniger starke Vigilanzminderung, das fehlende Suchtpotential und die Förderung der Schlafqualität hervorzuheben.

Eine geringe Beeinträchtigung der Vigilanz ist in der Klinik günstig, da die Patienten dann frühzeitig in die motivierenden Gruppenveranstaltungen integriert werden können.

Bei allen diesen Überlegungen darf nicht vergessen werden, daß seit 1966 für die Anwendung von Carbamazepin beim Alkoholentzugssyndrom wirklich überzeugende kontrollierte Studien kaum erarbeitet worden sind. Die vorhandenen Arbeiten kranken daran, das Alkoholentzugssyndrom mit kaum reproduzierbaren Einschätzungen und die therapeutische Wirkung des Carbamazepins darauf zu erfassen.

Carbamezin beim Benzodiazepinentzug

Das Benzodiazepinentzugssyndrom ist durch folgende Symptome gekennzeichnet:

Vegetativ/somatisch	Psychisch
– Schlafstörungen,	– Konzentrationsstörungen,
– Schwitzen,	– Agitiertheit,
– Tremor,	– depressive Verstimmung,
– Appetitlosigkeit,	– Dysphorie,
– Schwindel,	– Angst,
– Faszikulationen,	– Alpträume,
– abdominelle Krämpfe,	– *Perzeptionsstörungen* (Überempfindlichkeit
– zerebrale Krampfanfälle.	für Geräusche, Verschwommensehen u. a.).

Bei dieser Symptomatik sollte von Carbamazepin erwartet werden, daß es
folgende Symptome bessert:

1) vegetative Symptome,
2) zerebrale Krampfanfälle,
3) psychische Störungen.

Der Wirkungsmechanismus für die positiven Effekte des Carbamazepins
beim Benzodiazepinentzug wird in der Beeinflussung von Benzodiazepinrezeptoren vermutet (Schweizer et al. 1991). Letztlich ist aber der Wirkungszu-
sammenhang noch ungenügend geklärt.

Für die Anwendung von Carbamazepin beim Benzodiazepinentzug liegen
weniger Studien vor als für die Indikation des Alkoholentzugssyndroms.

Unklar ist aber weiter, wie groß überhaupt das Risiko ist, beim Benzodiazepinentzug einen zerebralen Krampfanfall zu erleiden. Diese Gefahr ist wohl
niedriger als beim Alkoholentzug, besonders dann, wenn die Benzodiazepine
ausschleichend abgesetzt werden.

Aber selbst beim abrupten Absetzen ist das Krampfrisiko gering. Laux u.
König (1986) geben die Häufigkeit mit 1,6 % an. Schöpf (1981) berichtet dagegen, daß 2 von 11 Patienten beim Benzodiazepinentzug beim abrupten Absetzen der Medikamente zerebrale Krampfanfälle erlitten hätten.

Rickels et al. (1990) schilderten eine Erfolgsrate von 91 % bei Carbamazepin gegenüber 58 % unter Placebo bezüglich der erfolgreich durchgeführten
Entzugsbehandlung. Der hohe Placeboeffekt bestätigt den Einfluß der Umgebung, des therapeutischen Klimas und anderer psychischer Faktoren auf den
Ausprägungsgrad der Entzugssymptomatik und ihrer Bewältigung.

Ries et al. (1989) führten den Entzug in wenigen Tagen unter Carbama-
zepinschutz bei 9 Patienten durch. Sie weisen darauf hin, daß nicht klar sei,

wie lange Carbamazepin weitergegeben werden müsse, wenn die Benzodiazepine abgesetzt seien.

Schweizer et al. (1991) beschreiben ausführlich ebenfalls, daß die Entzugssymptome milder seien als bei den Patienten, die mit einem Placebo behandelt worden wären. Noch nicht definiert sei, welche Carbamazepindosis für diese Indikation erforderlich wäre. Sie hatten eine Höchstdosis von 432 ± 188 mg/Tag angewandt.

Täschner u. Wiesbeck (1988) teilen mit, daß eine Carbamazepindosis von initial 1200 mg, die in wenigen Tagen auf 600 mg reduziert und bald ganz abgesetzt werden könne, in der Lage sei, das „Entzugsbild einschließlich Schlafstörungen und Entzugskrämpfe weitgehend zu verhindern".

In einer kasuistischen Arbeit von Neppe u. Sindorf (1991) werden 2 Methadonabhängige beschrieben, die bis zu 300 mg Diazepam pro Tag zusätzlich konsumierten. Unter durchschnittlichen Carbamazepindosen von 920 mg/Tag waren sie nach 14 Tagen diazepamfrei. „Unruhe und extreme Angst" waren als Entzugserscheinungen durch Carbamazepin bei 1 Patienten nicht zu unterdrücken gewesen.

Wir kennen also aus dem angloamerikanischen Sprachraum doppelt-blind gesicherte Arbeiten, die einen günstigen therapeutischen Effekt von Carbamazepin gegenüber einem Placebo auf die Ausprägung der Entzugserscheinungen beim Benzodiazepinentzug nachweisen. Zu bemängeln ist, daß es in diesen Studien keine operationalisierte Erfassung des Benzodiazepinentzugs gibt, so daß die Einschätzungen der Therapieeffekte nicht vergleichbar sind.

Mit Carbamazepin erreicht man beim Entzugssymptom Benzodiazepinabhängiger sicher einen antikonvulsiven Schutz. Die psychische Begleitsymptomatik wird gemildert. Antidepressiva oder niederpotente Neuroleptika, zusätzlich verabreicht, erleichtern dem Patienten das Durchstehen der subjektiv unangenehmen Symptome eines Medikamentenentzugs.

Die Dosis der Carbamazepingabe ist analog der beim Alkoholentzug. Die Dauer der Carbamazepinbehandlung hängt individuell vom klinischen Bild des Benzodiazepinentzugssyndroms und vom zeitlichen Verlauf des Ausschleichens der Benzodiazepine ab.

Carbamazepin beim Drogenentzug

Über die Anwendung von Carbamazepin bei der Entzugsbehandlung Drogenabhängiger, etwa beim niederschwelligen Entzug, wurde bisher noch nicht berichtet.

Mitgeteilt wurde der Effekt des Carbamazepins beim isolierten Kokainentzug (Halikas 1989, 1991). Nach diesen Beschreibungen würden Entzugserscheinungen gemildert oder blieben ganz aus.

Unter therapeutisch wirksamen Carbamazepinspiegeln soll der Kokainkonsum bei Abhängigen abnehmen, da das Suchtverlangen („craving") gemindert sei.

Der Wirkungsmechanismus des Carbamazepins wird bei dieser Indikation in der Beeinflussung des Kindling-Mechanismus vermutet.

Erfahrungen zur Anwendung beim Drogenentzug von Polytoxikomanen liegen für Carbamazepin noch nicht vor. Fast immer sind wir heute in der Klinik mit Drogenkonsumenten konfrontiert, die ein breites Konsummuster psychotroper Substanzen zeigen. Neben illegalen Drogen werden Medikamente (Codein und codeinartige Pharmaka, Barbiturate und Benzodiazepine) als Ersatzstoffe, aber auch in regelmäßiger Ergänzung zu den primär bevorzugten Drogen konsumiert.

Entsprechend vielgestaltig in Ausprägung, zeitlichem Verlauf und individueller Beeinträchtigung sind die Bilder des Drogenentzugssyndroms.

Der Drogenentzug wird durch Antidepressiva oder mittelpotente Neuroleptika, physikalische Maßnahmen (Bäder, Massagen und Einreibungen) und eine tolerante therapeutische Atmosphäre für die Belange des Drogenabhängigen unterstützt.

Carbamazepin findet in einer Tagesdosis von 600–900 mg dann Anwendung, wenn sich anamnestisch oder laborchemisch (Screeninguntersuchung des Urins auf Drogen- und Medikamentenmetabolite) Hinweise auf einen Beigebrauch von Benzodiazepinen oder Barbituraten in der letzten Zeit vor der Klinikaufnahme ergeben. Ziel der Carbamazepinanwendung ist es, v.a. dem Auftreten zerebraler Krampfanfälle vorzubeugen.

Die zeitliche Anwendung des Carbamazepins ist bei diesen Patienten eher kurz, deswegen sind Nebenwirkungen kaum zu erwarten.

Zusammenfassung

Carbamazepin ist geeignet, die Symptome leichter und mäßiggradiger Alkoholentzugssymptome zu beherrschen. Überzeugend ist das Ausbleiben zerebraler Krampfanfälle. Da die Ausprägung der Entzugssyndrome in den wissenschaftlichen Arbeiten bisher selten nachvollziehbar erfaßt wurde, ist die Bewertung der publizierten Therapieeffekte schwierig.

Für die Anwendung des Carbamazepins beim Benzodiazepinentzug liegen wenig Veröffentlichungen vor. Tendenziell wird ein positiver Effekt geschildert.

Für den Einsatz des Carbamazepins beim Drogenentzug von Polytoxikomanen gibt es keine Berichte, eine Indikation für Carbamazepin ist in der Unterdrückung zerebraler Krampfanfälle zu sehen.

Literatur

Björkqvist SE, Isohanni M, Mäkelä R, Malinen L (1976) Ambulant treatment of alcohol withdrawal symptoms with carbamazepine: a formal multicentre double-blind comparison with placebo. Acta Psychiatr Scand 53:333–342

Brune F, Busch H (1971) Anticonvulsive-sedative treatment of delirium alcoholicum. Q J Stud Alc 38:334–343

Burkhardt E (1989) Behandlung des Alkoholentzugssyndroms mit Carbamazepin: Erfahrungen an einem psychiatrischen Krankenhaus. In: Müller-Oerlinghausen B, Haas S, Stoll K-D (Hrsg) Carbamazepin in der Psychiatrie. Thieme, Stuttgart New York, S 69–75

Busch H (1989) Klinische Studien mit Carbamazepin beim Alkoholentzugssyndrom: Methodische Aspekte des Wirksamkeitsnachweises. In: Müller-Oerlinghausen B, Haas S, Stoll K-D (Hrsg) Carbamazepin in der Psychiatrie. Thieme, Stuttgart New York, S 58–62

Busch H, Frings A (1987) Die Wirkung von Carbamazepin beim Alkoholentzugssyndrom. In: Burchard JM (Hrsg) Behandlung mit Carbamazepin in der Psychiatrie und Neurologie. Münchner wissenschaftliche Publikationen, Sinzheim, S 50–64

Butler D, Messiha FS (1986) Alcohol withdrawal and carbamazepine. Alcohol 3:113–129

Clarenbach P, Wachner R, Lucius G, Kanno O, Cramer H (1981) EEG-Befunde, neuroendokrinologische und psychometrische Untersuchungen zur Carbamazepin-Wirkung. Arch Psychiatr Nervenkr 230:197–207

Fischer PA (1977) Intensivbehandlung des Alkoholentzugssyndroms. Diagnostik und Intensivtherapie 2:9–11

Flygenring J, Hansen J, Holst B, Petersen E, Sorensen A (1984) Treatment of alcohol withdrawal symptoms in hospitalized patients. Acta Psychiatr Scand 69:398–408

Gawin FH, Allen D, Humblestone B (1989) Outpatient treatment of crack cocaine smoking with flupenthixol decanoate. Arch Gen Psychiatry 46:322–325

Halikas J, Kemp K, Kuhn K, Carlson G, Crea F (1989) Carbamazepine for cocaine addiction? Lancet I:623

Halikas JA, Crosby RD, Carlson GA, Crea F, Graves NM, Bowers LD (1991) Cocain reduction in unmotivated crack users using carbamazepine versus placebo in a short-term, double-blind crossover design. Clin Pharmacol Ther 50:81–95

Herzmann CE (1989) Zum Stellenwert des Carbamazepins bei stationärer Entzugsbehandlung von Alkoholabhängigen. In: Müller-Oerlinghausen B, Haas S, Stoll K-D (Hrsg) Carbamazepin in der Psychiatrie. Thieme, Stuttgart New York, S 63–68

Hillbom M, Tokola R, Kuusela V, Kärkkainen P, Källi-Lemma L, Pilke A, Kaste M (1989) Prevention of alcohol withdrawal seizures with carbamazepine and valproic acid. Alcohol 6:223–226

Kanzow WT (1983) Das alkoholische Delirium tremens. Dtsch Ärztebl 80:57–62

Klein E, Uhde TW, Post RM (1986) Preliminary evidence for the utility of carbamazepine in alprazolam withdrawal. Am J Psychiatry 143:235–236

Klepel H, Kühne GE, Knorr W (1982) Finlepsin bei der Behandlung des alkoholischen Entzugssyndroms. medicamentum 23:133–136

Klepel H, Kühne GE, Knorr W (1986) Zur Beeinflussung exogener Psychosyndrome durch Carbamazepin. medicamentum 72:16–17

Krämer G, Besser R, Theisohn M (1987) Interaktion von Carbamazepin mit anderen Medikamenten. In: Krämer G, Hopf HC (Hrsg) Carbamazepin in der Neurologie. Thieme, Stuttgart New York, S 70–91

Krämer G (1987) Carbamazepin-induzierte Veränderungen von Laborparametern und ihre klinische Relevanz. In: Krämer G, Hopf HC (Hrsg) Carbamazepin in der Neurologie. Thieme, Stuttgart New York, S 107–129

Krämer G, Bork K (1987) Dermatologische Nebenwirkungen von Carbamazepin. In: Krämer G, Hopf HC (Hrsg) Carbamazepin in der Neurologie. Thieme, Stuttgart New York, S 130–141

Krämer G, Besser R, Schlander M (1989) Carbamazepin: Nebenwirkungen und Toxizität. In: Müller-Oerlinghausen B, Haas S, Stoll K-D (Hrsg) Carbamazepin in der Psychiatrie. Thieme, Stuttgart New York, S 233–243

Laux G, König W (1986) Langzeiteinnahme und Abhängigkeit von Benzodiazepinen. In: Hippius H, Engel RR, Laakmann G (Hrsg) Benzodiazepine. Springer, Berlin Heidelberg New York, S 226–233

Neppe VM, Sindorf J (1991) Carbamazepine for high-dose diazepam withdrawal in opiate users. J Nerv Ment Dis 179:234–235

Palsson A (1979) Delirium tremens. Nord Psyk Tidskr 33:569–576

Palsson A (1986) Die Wirksamkeit frühzeitiger Carbamazepin-Medikation zur Prävention des Delirium tremens. In. Evans JG (Hrsg) Clomethiazol. Verlag für angewandte Wissenschaften, München, S 114–119

Poutanen P (1979) Experience with carbamazepine in the treatment of withdrawal syndroms in alcohol abusers. Br J Addict 74:201–204

Rickels K, Case WG, Schweizer E, Garcia-Espagna F, Fridman R (1990) Benzodiazepine dependence: management of discontinuation. Psychopharmacol Bull 26: 63–68

Ries RK, Roy-Byrne PP, Ward NG, Neppe V, Cullison S (1989) Carbamazepine treatment for benzodiazepine withdrawal. Am J Psychiatry 146:536–537

Ritola E (1975) Klometiasolin ja karbamatsepiinin kaksoissokkovertailu katkaisuhoidossa. Symposium: Alkoholistien katkasisuhoito – alkoholin akuutit vieroittusoireet ja niiden lääkchoito. Geigy, Helsinki

Rommelspacher H, Schmidt LG, Helmchen H (1991) Pathobiochemie und Pharmakotherapie des Alkoholentzugssyndroms. Nervenarzt 62:649–567

Schied HW, Mann K (1989) Die Behandlung des Delirium tremens und des Alkoholentzugssyndroms. In: Schied HW, Heimann M, Mayer K (Hrsg) Der chronische Alkoholismus. Fischer, Stuttgart, S 285–300

Schöpf J (1981) Ungewöhnliche Entzugssymptome nach Benzodiazepin-Langzeitbehandlungen. Nervenarzt 52:288–292

Schöpf J (1985) Physische Abhängigkeit bei Benzodiazepin-Langzeitbehandlung. Nervenarzt 56:585–592

Schweizer E, Rickels K, Case WG, Greenblatt DJ (1991) Carbamazepine treatment in patients discontinuing long-term benzodiazepine therapy. Arch Gen Psychiatry 48:448–452

Sillanpää M (1981) Carbamazepine. Acta Neurol Scand 64 [Suppl 88]:1–202

Sternebring B, Holm R, Wadstein J (1983) Reduction in early abstinence fits by administration of carbamazepine syrup instead of tablets. Eur J Clin Pharmacol 24: 611–613

Stuppaeck CH, Barnas C, Hackenberg K, Miller CH, Fleischhacker WW (1990) Carbamazepine monotherapy in the treatment of alcohol withdrawal. Int Clin Psychopharmacol 5:273–278

Soyka M (1990) Benzodiazepine: Abhängigkeit und Entzugssymptome – Klassifikation, Klinik und Therapie. In: Herz A, Hippius H, Spann W (Hrsg) Psychopharmaka heute. Springer, Berlin Heidelberg New York, S 150–160

Täschner KL, Wiesbeck GA (1988) Neue Aspekte der Behandlung endogener Psychosen und von Suchtkrankheiten. Therapiewoche 38:2905–2908

Theisohn M, Sigmund M, Demant L et al. (1987) Metabolisierung von Carbamazepin bei einmaliger und wiederholter Gabe. In: Krämer G, Hopf HC (Hrsg) Carbamazepin in der Neurologie. Thieme, Stuttgart New York, S 28–43

Wittchen HU, Saß H, Zaudig M, Koehler K (1991) Diatnostisches und Statistisches Manual psychischer Störungen DSM-III-R. Beltz, Weinheim

Clonidin

H. Schinzel

Seit vielen Jahren sucht man nach adäquaten, praxisrelevanten Konzepten, um einerseits präventiv den Problemen des Alkoholentzugssyndroms begegnen zu können, andererseits alkoholkranken Patienten eine medikamentöse und psychotherapeutische Hilfe zu bieten mit dem Ziel, die Sucht zu überwinden. Aus medikamentöser Sicht werden hierzu weltweit ca. 150 Substanzen mit unterschiedlichen pharmakologischen Angriffspunkten und unterschiedlichen Erfolgen eingesetzt. Wünschenswert wäre es, zur Prävention bzw. zur Behandlung des Alkoholentzugssyndroms ein kausal anwendbares Therapieschema zu finden. Dies ist bis heute noch nicht gelungen.

Die nachfolgenden Aussagen zur Behandlung des Prädelirs und Delirs beim Alkoholentzug mittels intravenöser Clonidintherapie stützen sich auf eigene Erfahrungen, die bei internistischen Intensivpatienten von 1984 bis heute gesammelt werden konnen.

Pharmakodynamik und Pharmakokinetik

Clonidin ist eine Substanz, die ihren Indikationsbereich im Laufe der Jahre zunehmend erweitert hat. Ursprünglich wurde Clonidin mit dem Ziel synthetisiert, ein Sympathomimetikum herzustellen, das zur lokalen Schleimhautabschwellung geeignet ist. Bei den Untersuchungen zum Wirkungsprofil dieser Substanz fiel eine anhaltende blutdrucksenkende Wirkung auf, die bereits in niedriger Dosierung auftrat. Die zunächst als Nebenwirkung registrierte Eigenschaft wurde später zur eigentlichen Indikation, d. h. dem Einsatz von Clonidin als Antihypertensivum. Mitte der 70er Jahre wurde über den peroralen Einsatz von Clonidin zur Delirprophylaxe berichtet (Björkvist 1975). Die ersten Untersuchungen zur hochdosierten intravenösen Applikation von Clonidin zur Behandlung des Delirium tremens gehen auf das Jahr 1983 zurück (Metz u. Nebel 1983). Clonidin wird auch bei der Behandlung des Opiatentzugs eingesetzt (Gold et al. 1978, Täscher 1985; Charney et al. 1986; Gold u. Roehrich 1987) und ist hierfür vom Bundesgesundheitsamt zugelassen. Es gibt ferner Mitteilungen über die Anwendung von Clonidin beim Methadonentzug, zur Migränetherapie und beim Nikotinabusus (Rosenfeld 1984; Kleber et al. 1985).

Clonidin ist von seiner chemischen Konstitutionsformel her ein Phenylimi-
noimidazolderivat, das als Hydrochlorid (HCl-Salz) im Handel ist:

Aufgrund seines Salzcharakters ist es gut wasser- und alkohollöslich. Mit
steigendem pH-Wert des Mediums liegt Clonidin zunehmend in unprotonierter
Form vor. Das freie unprotonierte Clonidin ist im Gegensatz zum Salz lipophil
und kann sehr leicht die Blut-Hirn-Schranke passieren und sich im ZNS
verteilen. Clonidin wird nach peroraler Applikation rasch und gut resorbiert.
Die Bioverfügbarkeit liegt bei nahezu 100 %. Nach peroraler Applikation wird
der maximals Plasmaspiegel nach 1–4 h erreicht. Die Plasmaeiweißbindung
wird mit 30–40 % angegeben. Die Plasmahalbwertszeit beträgt 10–20 h und ist
bei niereninsuffizienten Patienten verlängert. Clonidin wird zu 60 % unverändert renal eliminiert.

Aus pharmakodynamischer Sicht ist Clonidin ein zentral angreifender α_2-
Rezeptoragonist und stimuliert zentrale inhibitorische α_2-Rezeptoren. Die
präsynaptischen α_2-Rezeptoren gehören zu inhibitorischen Regelkreisen. Ihre
Erregung führt zu einer verminderten zentralen Noradrenalinfreisetzung aus
postganglionären sympathischen Neuronen. Die Stimulierung postsynaptischer
α_2-Rezeptoren führt zu einer Senkung des peripheren Sympathikotusnus. Dadurch wird, über eine Reduktion des peripheren arteriellen Gefäßwiderstan-
des, die Senkung des arteriellen Blutdrucks erreicht.

Es stellt sich die Frage: Was hat der diskutierte Mechanismus mit der Wirkung des Clonidin beim Alkoholentzugssyndrom zu tun?

Sowohl tierexperimentelle als auch Untersuchungen beim Menschen haben
gezeigt, daß es bei Alkoholabhängigkeit durch plötzliche Reduktion bzw.
durch Unterbrechung der Alkoholzufuhr zum Anstieg noradrenerger Transmitter im zentralen Nervensystem kommt. Der Anstieg der zentralen Neurotransmitter korreliert mit den peripheren Zeichen einer gesteigerten Sympa-
thikusaktivität, die sich beim Alkoholentzugssyndrom in Form von Tachykardie, Tachypnoe, Tremor, Mydriasis, Hyperthermie, Hypertonie, Faszikulationen bis Krämpfe äußert (s. Übersicht).

Vegetativer Symptomkomplex des Alkoholentzugssyndroms

– Tachykardie,
– Tachypnoe mit deutlicher Hyperventilation,
– grobschlägiger Tremor,

- Mydriasis,
- Faszikulationen einzelner Muskelgruppen bis hin zum generalisierten zere-
  bralen Krampfanfall,
- Hyperhidrosis,
- Hyperthermie,
- Hypertonie,
- Kreislaufversagen.

Erhöhte Plasma- und Urinkonzentrationen noradrenerger Substanzen bzw. deren Hauptmetaboliten, dem 3-Methoxy-4-hydroxyphenyl-ethylenglykol (MOPEG), sind beim Alkohol- und Opiatentzug nachgewiesen worden (Athen et al. 1977; Borg et al. 1981, Fujimoto et al. 1983; Hawley et al. 1985). Erhöhte MOPEG-Konzentrationen wurden auch im zentralen Nervensystem und im Liquor cerobrospinalis gemessen (Athen et al. 1971; Griffith et al. 1974; Kojabashi et al. 1975; Kostowski u. Trazaskowa 1980; Borg et al. 1981; Hawley et al. 1981; Nutt u. Glue 1986). Der detaillierte Mechanismus, der für die Erhöhung der noradrenergen Substanzen verantwortlich ist, bedarf noch der Aufklärung. Die derzeit akzeptierte Arbeitshypothese besteht darin, daß es alkoholinduziert zu einer Schädigung zentraler α_2-Rezeptoren im zentralen Nervensystem kommt. Die Störung der α_2-Rezeptor-vermittelten Autorezeptorfeedbackhemmung führt zu einer vermehrten Entladung noradrenerger Neuronen (Nutt et al. 1988; Cashman u. Sowers 1989). Diese These wird durch tierexperimentelle Untersuchungen gestützt (Cedarbaum u. Aghajanian 1976; Lynch et al. 1983). In Tierversuchen konnte eine alkoholinduzierte Reduktion der zentralen α_2-Rezeptoren nachgewiesen werden (Lynch et al. 1983).

Die Hauptlokalisation noradrenerger Nervenzellen im zentralen Nervensystem ist der Locus coeruleus (Kobayashi et al. 1975). Bei alkoholabhängigen Ratten ließ sich durch bilaterale Zerstörung des Locus coeruleus die Alkoholentzugssymptomatik drastisch reduzieren (Kostowski u. Trzaskowska 1980), was die Bedeutung noradrenerger Neuronen beim Krankheitsbild des Alkoholentzugssyndroms unterstreicht. Der Locus coeruleus ist auch bei der Entstehung des Opiatentzugs involviert. Chronische Opioidexposition führt über eine Stimulierung von Opioidrezeptoren im Locus coeruleus zur Hemmung noradrenerger Neuronen. Der Organismus reagiert auf diese Hemmung auf zweierlei Weise:

1) durch eine Up-Regulation noradrenerger Rezeptoren,
2) durch eine verminderte endogene Opioidsynthese.

Im Opiatentzug kommt es, wie bei Alkoholentzug, zu einer überschießenden Aktivität der vorher „blockierten" und hochgeregelten Neuronen. Die Clonidinwirkung beim Alkohol- und Opiatentzug besteht v. a. in der Aktivierung zentraler inhibitorischer α_2-Rezeptoren mit konsekutiv verminderter postsynaptischer Noradrenalinfreisetzung.

Neben der α_2-Rezeptor-agonistischen Wirkung, die letztlich zu einer Verminderung der Sympathikushyperaktivität im Entzug führt, besitzt Clonidin auch noch eine sedative Wirkung (Mühlbauer et al. 1991).

Es lag somit nahe, zur Behandlung des Alkoholentzugssyndroms Substanzen einzusetzen, die als Agonist zentraler α_2-Rezeptoren fungieren. Das Antihypertonikum Clonidin ist ein solcher α_2-Rezeptoragonist.

Clonidin wurde beim milden Alkoholentzug bereits von Björkqvist (1975) in niedriger Dosierung oral eingesetzt. Über die hochdosierte intravenöse Clonidingabe beim schweren Alkoholentzugssyndrom wurde erstmals von Metz u. Nebel (1983) und von Hausen u. Vogel (1984) berichtet. In den letzten Jahren wurden Erfahrungen zur hochdosierten intravenösen Clonidintherapie von verschiedenen Autoren publiziert (Mühlbauer 1991; Schuchardt u. Schwarzer 1991; Wrobel et al. 1991; Brämswig et al. 1992; Schinzel et al. 1993).

Die nachfolgenden Aussagen stellen eine kritische Analyse 9jähriger eigener Erfahrungen mit Clonidin beim Alkoholentzugssyndrom bei internistischen Intensivpatienten dar. Die Patienten wurden primär nicht wegen der Alkoholentzugssymptomatik auf die Intensivstation aufgenommen, sondern wegen anderer, schwerer, z. T. lebensbedrohlicher Erkrankungen. In zahlreichen Fällen handelte es sich um Erkrankungen, die durch langjährigen exzessiven Alkoholabusus induziert wurden bzw. deren Entstehung dadurch begünstigt wurde. Dazu gehörten v. a. Ösophagusvarizenblutungen, Gerinnungsstörungen, ausgeprägter Aszites, akute oder chronische Pankreatitiden, Pneumonien, Meningitiden, Sepsis, Intoxikationen, Traumata und nicht zuletzt generalisierte Krampfanfälle. Die Krampfanfälle wurden nicht nur bei beginnendem Entzug beobachtet, sondern traten auch bei hohen Blutalkoholkonzentrationen ($> 2\%_o$) auf. Das Alkoholentzugssyndrom entwickelten die Patienten dann entweder in der internistischen Notaufnahme oder auf der Intensivstation. Die Patienten mußten wegen der Schwere ihrer Erkrankung fast alle initial parenteral ernährt werden, z. T. war eine maschinelle Beatmung notwendig. Bei den beatmeten Patienten traten die Alkoholentzugssyndrome erst bei der Reduktion bzw. nach dem Absetzen der Analgosedierung in der Entwöhnungsphase vom Beatmungsgerät auf.

Managament der hochdosierten intravenösen Clonidintherapie

Vor der Einleitung der Clonidintherapie wurden bei allen Patienten Basisuntersuchungen gemäß der nachfolgenden Übersicht durchgeführt.

Basisuntersuchungen vor Clonidingabe

Klinik:
- internistisch-neurologische Untersuchung,
- Pulsfrequenzmessung,

– Blutdruckmessung,
– Körpertemperaturmessung (rektal),
– Elektrokardiogramm,
– Thoraxübersichtsaufnahme.

Basislabor:
– Blutbild mit Thrombozyten,
– Serumelektrolyte,
– Blutzucker,
– globale Gerinnungstests,
– Antithrombin III,
– Serumkreatinin und -harnstoff,
– Ammoniak im Serum,
– Pseudocholinesterase (CHE) im Serum,
– Lipase im Serum,
– Kreatinphosphokinase im Serum.

Diese dienten der Ermittlung des aktuellen körperlichen Zustandes des Patienten, der Erfassung bereits eingetretener alkoholtoxischer Organschäden und dem Erkennen von homöostatischen Störungen. Die Serumlipase wurde zur Aufdeckung einer Begleitpankreatitis mitbestimmt. Die Bestimmung der Kreatinkinase (CK) diente dem rechtzeitigen Erkennen einer Rhabdomyolyse, die durch direkte alkoholtoxische Wirkung mit konsekutiver diffuser Muskelzellschädigung ausgelöst werden kann. Auch kann es nach einem exzessiven Alkoholabusus durch Druckschädigung bei längerem Liegen auf hartem Untergrund zur lokalen Muskelschädigung mit stark erhöhten Kreatinkinasewerten kommen. Patienten mit hohen Kreatinkinasewerten sind, falls man nicht rechtzeitig therapeutisch interveniert, z. B. durch bilanzierte, kontrollierte Flüssigkeitszufuhr im Sinne einer forcierten Diurese, gefährdet, ein akutes Nierenversagen zu entwickeln.

Kontraindikationen

Vor Beginn der hochdosierten intravenösen Clonidintherapie wurden folgende Anschlußkriterien beachtet: vorbestehende Sinusbradykardie < 45 Schlägen/min, systolischer Blutdruck < 95 mm Hg, der durch Volumengabe nicht zu stabilisieren ist, und AV-Block < Grad I. Falls keine dieser Kontraindikationen bestanden, wurde mit der Clonidintherapie begonnen.

Dosierung

Kam der Patient bereits im manifesten Entzugsdelir auf die Intensivstation, wurden initial, unter Blutdruckkontrolle, 1–4 Amp. (0,15–0,60 mg) Clonidinhydrochlorid i.v. appliziert. Falls der Patient mit den Zeichen einer beginnenden Entzugssymptomatik aufgenommen wurde oder diese Zeichen auf der Station entwickelte, bewährte sich der frühzeitige Einsatz einer kontinuierlichen Clonidininfusion. Hierbei konnte auf eine initiale Bolusgabe verzichtet werden. Die Clonidindosierung orientierte sich an klinischen Kriterien und wurde individuell der jeweiligen aktuellen Situation angepaßt. Anwendung fand eine verdünnte Clonidinlösung, die aus 5 Amp. Clonidinhydrochlorid (à 0,15 mg) bestand und mit steriler physiologischer Kochsalzlösung auf ein Gesamtvolumen von 50 ml aufgezogen wurde. Von dieser verdünnten Clonidinlösung wurden nach Bolusgabe oder bei frühzeitigem Therapiebeginn (ohne Bolusgabe) 2–6 ml, in einzelnen Fällen bis zu 12 ml pro Stunde kontinuierlich infundiert. Dies entsprach einer kontinuierlichen Applikation von 0,03–0,09 mg, in einzelnen Fällen bis zu 0,18 mg Clonidin pro Stunde. Die Dosis wurde individuell angepaßt. Mit dem Abklingen der Alkoholentzugssymptomatik erfolgte eine stufenweise Reduktion der Clonidindosis. Ausgeschlichen wurde in der Regel über 12–24 h.

Ca. 50–70 % der Patienten konnten mit dieser hochdosierten intravenösen Clonidintherapie erfolgreich behandelt werden. Falls die Clonidinmonotherapie wegen persistierender psychovegetativer Symptome nicht ausreichte, erfolgte eine Kombinationstherapie mit Dikaliumchlorazepat (Benzodiazepin). Es wurden initial 50–150 mg Dikaliumchlorazepat als Bolus i.v. injiziert bis zu einer maximalen initialen Gesamtdosis von 300 mg. Danach erfolgten, je nach Klinik, Bolusinjektionen von 50–100 mg in 2- bis 6stündlichem Abstand.

Durch eine Kombination hoher Dosen Clonidin mit Dikaliumchlorazepat konnten auch diese Patienten erfolgreich behandelt werden (s. die Stufentherapie in der nachfolgenden Übersicht).

Stufentherapie beim Alkoholentzugssyndrom

1) Clonidinbolus 1–4 Amp. (à 0,15 mg) i.v.
2) Kontinuierlich 2–6 (12) ml verdünnte Clonidinlösung[1] pro Stunde
   = 0,03–0,09 (0,18) mg i.v.
3) Falls dies nicht ausreicht, zusätzlich Dikaliumchlorazepat 50–150 mg als Bolus i.v. bis zu einer maximalen initialen Gesamtdosis von 300 mg.
4) Nachfolgend intermittierende Bolusgaben von 50–100 mg Dikaliumchlorazepat mit Intervall von 2–6 h.

Befürchtungen, daß es bei den hier verwendeten hohen Clonidindosen zu bedrohlichen Blutdruckabfällen kommen könnte, haben sich nicht bestätigt.

---

[1] Verdünnte Clonidinlösung: 5 Amp. Clonidinhydrochlorid à 0,15 mg in 50 ml physiologischer Kochsalzlösung.

Therapieüberwachung und Begleittherapie

Die hochdosierte intravenöse Clonidintherapie sollte man nur unter intensivmedizinischem Monitoring durchführen (s. nachfolgende Übersicht).

Basistherapie und Überwachungskriterien

Basistherapie:
- bilanzierte Flüssigkeits- und Elektrolytsubstitution,
- bilanzierte parenterale Ernährung,
- Substitution fett- und wasserlöslicher Vitamine,
- Pneumonieprophylaxe,
- Thrombose- und Ulkusprophylaxe,
- intensive Physiotherapie.

Überwachungskriterien:
- EKG-Monitoring,
- Herzfrequenz,
- Atemfrequenz,
- Blutdruck,
- Körpertemperatur,
- zentraler Venendruck,
- Blutgase,
- Bilanzierung von Ein- und Ausfuhr.

Dazu gehören die kontinuierliche Überwachung von EKG, Herzfrequenz, Atemfrequenz, die Messung von Blutdruck und Körpertemperatur. Der zentralvenöse Druck wird alle 4–8 h bestimmt, die Blutgasanalyse wird je nach Klinik mindestens einmal pro Tag durchgeführt. Zur suffizienten Therapie des Elektrolyt- und Flüssigkeitshaushaltes, insbesondere auch im Hinblick auf eine adäquate, in der Initialphase meist parenteralen Ernährung, erfolgt die tägliche Bilanzierung von Ein- und Ausfuhr. Die meisten alkoholabhängigen Patienten zeigen bei stationärer Aufnahme einen reduzierten Hydratationszustand, ferner bestehen oft homöostatische Störungen, z. B. Elektrolytstörungen und, bedingt durch die einseitige Ernährung, Mangelzustände an Vitaminen und Spurenelementen. Diese nutritiven Defizite gilt es, durch entsprechende Substitutionen auszugleichen. Dazu gehört neben einer ausreichenden Flüssigkeits- und Elektrolytzufuhr die Versorgung mit ausreichend Kalorien, die Substitution von fett- und wasserlöslichen Vitaminen, insbesondere von Vitamin B_1, und die Verabreichung von Spurenelementen. Unter Berücksichtigung der in der vorigen Übersicht aufgeführten Punkte bei gleichzeitiger spezifischer Therapie der individuell unterschiedlichen Begleiterkrankungen wird eine optimale Therapie erreicht.

214   H. Schinzel

Abbruchkriterien

Anlaß zum Abbruch der Clonidintherapie oder zur deutlichen Dosisreduktion sind Abfall der Herzfrequenz unter 40 Schlägen/min, ein anhaltender Blutdruckabfall auf systolische Werte < 90 mm Hg, der durch Volumensubstitution nicht zu stabilisieren ist, und das Auftreten von AV-Blockierungen > Grad I.

Risiken und Nebenwirkungen der hochdosierten intravenösen Clonidintherapie

Im Vergleich zur Hypertoniebehandlung sind die Clonidindosen bei der Therapie des Alkoholentzugssyndroms sehr hoch. Trotz dieser hohen Dosen werden unter intensivmedizinischem Monitoring praktisch keine kritischen Blutdruckabfälle beobachtet. Entscheidend bei der hochdosierten intravenösen Clonidintherapie ist, daß man eine individuelle, der klinischen Situation angepaßte Dosis appliziert und diese Dosis bei geänderter Klinik rasch den aktuellen Erfordernissen anpaßt. Hypotensive Blutdruckwerte basieren meist auf Hypovolämie bei insuffizienter Bilanzierung von Ein- und Ausfuhr bzw. auf eine unzureichende Überwachung des Patienten. Abbildung 1 zeigt den Blutdruckverlauf eines 38jährigen Patienten, der wegen Ösophagusvarizenblutung aufgenommen wurde. Die Blutung sistierte. Der Patient zeigte eine schwere Alkoholentzugssymptomatik. Die initialen Blutdruckwerte lagen bei ausgeprägter psychomotorischer Unruhe bei 190/105 mm Hg. Nach Bolusgabe von 3 Amp. Clonidinhydrochlorid (à 0,15 mg) reduzierten sich die Werte auf

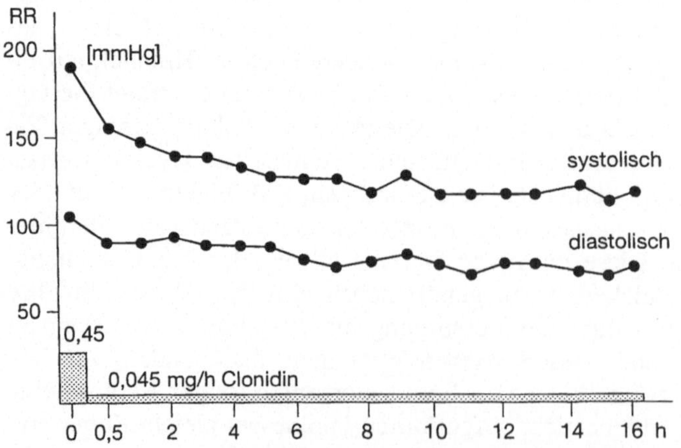

Abb. 1. Exemplarischer Blutdruckverlauf bei einem 38jährigen Patienten mit schwerem Alkoholentzugssyndrom unter initialer Clonidintherapie

155/85 mm Hg, um sich schließlich unter kontinuierlicher Clonidinapplikation von 3 ml pro Stunde (entsprechend 0,045 mg/h) bei Blutdruckwerten von 125/85 mm Hg zu stabilisieren.

Die am häufigsten beobachteten Nebenwirkungen unter hochdosierter intravenöser Clonidintherapie waren Bradykardien (ca. 5–10 %). Diese Herzfrequenzreduktionen führten nur sehr selten zu einem kritischen Abfall des Blutdrucks. Sie sind durch Dosisreduktion reversibel und sprechen gut auf Atropin an. Bei keinem der Patienten mußte wegen der Bradykardie ein externer Schrittmacher gelegt werden. In der Literatur wird von bedrohlichen persistierenden Obstipationen berichtet, die z.T. operative Interventionen nach sich zogen (Heuzeroth u. Grüneklee 1988). Auch in unserem Kollektiv traten Obstipationen auf. Diese Clonidinnebenwirkung konnte durch Laxanzien, Einläufe oder Darmstimulation durch intravenöse Gabe von Neostigmin/Dexpanthenol oder Ceruletid behandelt werden und war in keinem Fall bedrohlich. Entscheidend ist auch hier ein frühzeitiges Erkennen der Obstipation durch entsprechende klinische Überwachung und die rasche Intervention.

Kritische Wertung der Erfahrungen mit Clonidin

Clonidin stellt als α_2-Rezeptoragonist eine Substanz dar, mit der man gezielt die auf dem erhöhten Sympathikustonus basierenden Symptome des Alkoholentzugssyndroms behandeln kann. In mehr als 50 % der Fälle ist eine Monotherapie mit Clonidin völlig ausreichend. In einzelnen Fällen ist eine Steigerung der Clonidindosis auf bis zu 12 ml pro Stunde (entsprechend 0,18 mg/h) notwendig. Im Gegensatz zu anderen Untersuchern lehnen wir eine weitere Dosiserhöhung auf bis zu 60 Amp. Clonidinhydrochlorid pro Tag und mehr aufgrund der dann zu erwartenden Zunahme der Nebenwirkungen ab. Bei Patienten mit persistierender starker psychomotorischer Unruhe unter Clonidinmonotherapie hat sich eine adjuvante Benzodiazepinapplikation bewährt. Steht die halluzinatorische Komponente im Vordergrund, kann Clonidin mit Neuroleptika kombiniert werden.

Die Vorteile der hochdosierten Clonidintherapie zur Behandlung des Alkoholentzugssyndroms sind gegenüber anderen Delirtherapeutika darin zu sehen, daß Clonidin kein eigenes Suchtpotential besitzt, daß es keine atemdepressorische Wirkung besitzt und nicht zur bronchialen Hypersekretion führt. Dies ist von besonderer Bedeutung bei Delirpatienten mit bronchopulmonalen Begleiterkrankungen wir chronisch-obstruktiven Lungenerkrankungen oder Pneumonien. Appliziert man diesen Patienten Delirtherapeutika mit ademdepressiver und stark sedierender Wirkung, kann dies zur akuten respiratorischen Insuffizienz und zur Notwendigkeit einer maschinellen Beatmung führen. Da viele alkoholkranke Patienten neben dem Alkoholabusus gleichzeitig einen Nikotinabusus betreiben, ist dieses Risiko nicht von der Hand zu weisen und spricht für den Einsatz von Delirtherapeutika ohne atemdepressive und ohne zu stark sedierende Wirkung. Zu den Nachteilen des Clonidins zählen neben den bereits diskutierten Nebenwirkungen wie Bradykardien, Obstipationen und den extrem seltenen Blutdruckabfällen dessen geringe antipsychotische und fehlende antihalluzinatorische Potenz. Dies kann im Einzelfall durch eine Kombinationstherapie ausgeglichen werden.

Bei schwerkranken Patienten, die wegen anderer z.T. lebensbedrohlicher Erkrankungen auf die Intensivstation aufgenommen werden, gilt es, die Entstehung eines Delirs zu verhindern. Das Delirium tremens ist bereits allein eine ernstzunehmende vital bedrohliche Erkrankung, die trotz medikamentöser Therapie und des in den letzten Jahren allgemeinen Fortschritts der Intensivmedizin noch heute eine Letalität bis zu 8% aufweist. Kommt nun zu einer bereits bestehenden schweren Grunderkrankung noch ein Delirium tremens hinzu, bedeutet dies eine zusätzliche Gefährdung des Patienten. Dies gilt es gerade im intensivmedizinischen Bereich durch frühzeitiges Erkennen und rasche therapeutische Intervention bereits bei beginnender Alkoholentzugssymptomatik zu vermeiden. Die Forderung einer Delirprophylaxe bei bekannter Alkoholanamnese ist nicht sinnvoll. Nur etwa 15% der Patienten mit einer langjährigen Alkoholanamnese entwickeln ein Delirium tremens. Eine generalisierte Delirprophylaxe ist damit weder wirtschaftlich noch medizinisch vertretbar.

Zusammenfassende Beurteilung

1) Die hochdosierte, intravenöse Clonidintherapie hat sich als Basistherapie zur Behandlung des schweren Alkoholentzugssyndroms auf der Intensivstation bewährt.
2) Bei frühzeitigem Einsatz von Clonidin läßt sich die Manifestation eines Delirium tremens verhindern. Dies ist bei kritisch kranken Patienten von besonderer Wichtigkeit.
3) Eine intensivmedizinische Überwachung ist bei hochdosierter, intravenöser Clonidintherapie notwendig.
4) Jeder Patient benötigt eine (seine) individuelle Clonidindosierung, die rasch der jeweiligen Entwicklung angepaßt werden muß.
5) In mehr als 50% der Fälle ist eine Clonidinmonotherapie ausreichend. In den übrigen Fällen kann mit Benzodiazepinen in vergleichsweiser niedriger Dosierung oder mit Neuroleptika kombiniert werden.
6) Gravierende, bedrohliche Nebenwirkungen werden unter engmaschigem, intensivmedizinischem Monitoring nur selten beobachtet. Sie sind durch frühzeitiges Erkennen und unverzügliche Intervention jederzeit beherrschbar.
7) Die Vorteile des Clonidins gegenüber anderen Delirtherapeutika bestehen darin, daß Clonidin keine atemdepressive Wirkung besitzt, nicht zur bronchialen Hypersekretion führt und über kein eigenes Suchtpotential verfügt. Nachteilig wirkt sich dagegen seine geringe antipsychotische und fehlende antihalluzinatorische Potenz aus. Dies kann durch, falls klinisch erforderlich, Kombination mit Benzodiazepinen oder Neuroleptika ausgeglichen werden.

Das Ziel jeder Delirtherapie besteht neben der Überwindung der Entzugssymptomatik in der initialen Phase darin, den Patienten rasch in einen ruhigen
und kooperativen Zustand zu bringen. Der Patient soll ansprechbar bzw. jederzeit erweckbar sein. Er soll frühzeitig an physiotherapeutischen Maßnahmen teilnehmen können und pflegerische Maßnahmen tolerieren. Gleichzeitig
soll ein hämodynamisch und respiratorisch stabilder Zustand gewährleistet
sein. Ausgeprägte Sedierung gilt es bei der Wahl und Dosierung des Delirthe-
rapeutikums zu vermeiden, da dadurch die Entstehung von Sekundärkompli-
kationen, wie z. B. Pneumonie oder Dekubitus, begünstigt wird. Derartige
Komplikationen führen zu einer Verlängerung des Krankenhausaufenthalts
bzw. der Behandlungsdauer auf einer Intensivstation, zur Gabe zusätzlicher,
meist teurer Medikamente, gegebenenfalls zu einer Verlängerung der parenteralen Ernährungsphase und nicht zuletzt zu einer deutlichen vermeidbaren
Kostenexpansion. Es gibt bislang kein Delirtherapeutikum, das alle diese Anforderungen voll erfüllt. Die hochdosierte intravenöse Clonidintherapie stellt
auf der Intensivstation eine brauchbare praxisgerechte Alternative dar.

Literatur

Athen D, Beckmann H, Ackenheil M, Markianos M (1977) Biochemical investigations into the alcoholic delirium. Alterations of biogenic amines. Arch Psychiatr
   Nervenkr 224:129–140
Björkqvist SE (1975) Clonidine in alcohol withdrawal. Acta Psychiatr Scand 52:
   256–263
Borg S, Kvande H, Sedvall G (1981) Central norepinephrine metabolism during alco-
   hol intoxication in addicts and healthy volunteers. Science 213:1135–1137
Borg S, Czarnecka A, Kvande H, Mossberg D, Sedvall G (1983) Clinical conditions
   and concentrations of MOPEG in the cerebrospinal cluid and urine of male alco-
   holic patients during withdrawal. Alcoholism 7:411–415
Brämswig H, Schuster H-P, Bodmann KF (1992) Das Alkoholdelir in der internen In-
   tensivmedizin. Intensivmedizin 29:329–333
Charney DS, Heninger GR, Kleber HD (1986) The combined use of Clonidine and
   Naltrexone as a rapid save, and effective treatment of the abrupt withdrawal from
   Methadone. Am J Psychiatry 143:831–837
Cedarbaum JM, Aghajanian CK (1976) Noradrenergic neurons of the locus coeruleus:
   Inhibition by ephinephrine and activation by the alpha-antagonist piperoxane. Br
   Res 112:413–419
Cushman P, Sowers JR (1989) Alcohol withdrawal syndrom: Clinical and hormonal
   responses to alpha-2-adrenergic agonist treatment. Alcohol Clin Exp Res 13:
   361–364
Fujimoto A, Nagao T, Ebara T, Sato M, Otuski S (1983) Cerebrospinal fluid mono-
   amine metabolites during alcohol withdrawal syndrom and recovered state. Biol
   Psychiatry 18:1141–1152
Glue P, Nutt D (1987) Clonidine in alcohol withdrawal: A pilot study of differential
   symptoms responses following i.v. clonidine. Alcohol & Alcoholism 22:161–166
Gold MS, Redmond DE, Kleber HD (1978) Clonidine blocks acute opiate withdrawal
   symptomes. Lancet II:929–930

Gold MS, Pottash AC, Sweeney DR, Kleber HD (1980) Opiate withdrawal using clonidine. JAMA 243:343–346

Gold MS, Roehrich H (1987) Treatment of opiate withdrawal with clonidine. ISI Atlas of Science, pp 29–32

Griffiths PJ, Littleton JM, Ortiz A (1974) Changes in monoamine concentration in mouse brain associated with ethanol dependance and withdrawal. Br J Pharmakol 50:589–598

Hausen M, Vogel A (1984) Hochdosierte Clonidintherapie. Ein neuer Weg zur Beherrschung des Alkoholentzugsdelirs? Verh Dtsch Ges Inn Med 90:934–937

Hawley RJ, Major LF, Schulman EA, Lake CR (1981) CDF levels of norepinephrine during alcohol withdrawal. Arch Neurol 38:289–292

Hawley RJ, Major LF, Schulman EA, Linnoila M (1985) Cerebrospinal fluid 3-methoxy-4-hydroxyphenylglycol and norepinephrine levels in alcohol withdrawal. Arch Gen Psychiatry 42:1056–1062

Heuzeroth L, Grüneklee D (1988) Clonidin – eine Alternative in der Behandlung des Delirium tremens. Med Klin 83:783–789

Kleber HD, Riordan CE, Rounsaville B, Kosten T, Charney D, Gaspari J, Hogan I, O'Connor C (1985) Clonidine in outpatient detoxification from methadone maintenance. Arch Gen Psychiatry 42:391–394

Kobayashi RM, Palkovics M, Jacobowitz M, Kopin IJ (1975) Biochemical mapping of the noradrenergic projection from the locus coeruleus. Neurology 25:223–233

Kostowski W, Trzaskowska E (1980) Effects of the locus coeruleus and clonidine treatment on ethanol withdrawal syndrom in rats. J Pharmacol Pharm 32:617

Lynch M, Littleton J, McKernan RM, Durcan MJ, McMillan T, Campbell IC (1983) Alpha-adrenoceptor number and function in rat cortex after ethanol and immobilisation stress. Br Res 288:145–149

Manham P, Nilsson LH, Moberg AL, Wadstein J, Hökfelt B (1985) Alcohol withdrawal: Effects of clonidine treatment on sympathetic activity, the renin-aldosterone system, and clinical symptoms. Alcohol & Alcoholism 22:161–166

Metz G, Nebel B (1983) Clonidin beim schweren Alkoholentzugsdelir. Fortschr Med 101:1260–1264

Mühlbauer S (Hrsg) (1991) Die Delirbehandlung mit Clonidin. Fortschr Med 109, Monographie 33

Nutt DJ, Glue P (1986) Monoamines and alcohol. Br J Addict 81:327–338

Nutt D, Glue P, Molyneux S, Clark E (1988) Alpha-2-adrenoceptor function in alcohol withdrawal: A pilot study of the effects of i.v. clonidine in alcoholics and normal. Alcohol Clin Exp Res 12:14–18

Rosenfeld B (1984) Cigarette craving, smoking, withdrawal, and clonidine. Science 226:864–866

Schinzel H, Weilemann LS, Swars H, Kelbel C, Meyer J (1993) Erfahrungen bei der Behandlung schwerer Alkoholentzugssyndrome auf einer internistischen Intensivstation mittels Clonidin. Intensivmedizin 30:79–83

Schuchardt V, Schwarzer W (1991) Therapie des schweren Alkoholdelirs. Intensivmedizin 28:231–237

Sjöquist B, Borg S, Kvande H (1981) Catecholamine derived compounds in urine and cerebrospinal fluid from alcoholics during and after long-standing intoxication. Sub Alcohol Actions/Misuse 2:63–72

Täschner K-L (1985) Zur Wirkung von Clonidin bei der Behandlung des Entzugssyndroms Opiatsüchtiger. Med Klin 80:664–667

Wrobel N, Thalhofer S, Köppel C (1991) Clonidintherapie beim Alkoholentzugssyndrom bei Intensivpatienten. Intensiv- und Notfallbehandlung 16:113–116

Spezielle Settings und Situationen

Entzugstherapie auf einer psychiatrischen Entgiftungsstation

S. Gruber-Riedl, S. Bussello-Spieth, F. Tretter

Die Suchtkrankenhilfe in der Psychiatrie

Die Entgiftung von Suchtkranken auf psychiatrischen Stationen hat eine lange Tradition. Diese Tradition ist allerdings auch mit ordnungspolitischen Absichten der Gesellschaft verflochten. Daher wurden Trinker bis in die 60er Jahre häufig gegen ihren Willen in psychiatrische Kliniken verbracht. Dies war nicht selten mit einer Entmündigung verbunden. Der Schriftsteller Fallada, den ein solches Schicksal selbst ereilte, hat dies in seinem Roman „Der Trinker" sehr eindrucksvoll dargestellt (Fallada 1959).

In den letzten Jahren wurden in einigen psychiatrischen Landeskliniken Reformen durchgeführt. Es wurden spezielle Stationen für Suchtkranke eingerichtet. Auch der Gesetzgeber hat durch das seit 1992 geltende Betreuungsgesetz die bis dahin bestehende Möglichkeit der Entmündigung von Alkoholikern abgeschafft. Um den gesetzlichen Änderungen und den vorausgegangenen gesellschaftlichen Veränderungen Rechnung zu tragen, ist es notwendig, die Suchtbereiche in den psychiatrischen Kliniken zu modernisieren. Dies gilt bezüglich der Organisation und der Therapie. Auch der Suchtbereich unserer Klinik wird 2 Sektoren der Stadt München durch jeweils 1 Abteilung mit der Funktion der Vollversorgung betreuen.

Das Bezirkskrankenhaus Haar hat derzeit ca. 1600 Betten und versorgt die Stadt München und Umgebung mit insgesamt etwa 2,3 Mio. Einwohnern. Der Suchtbereich umfaßt derzeit 126 Betten mit je 2 Aufnahmestationen (je 29 Betten), 2 Motivationsstationen (30 Betten, 16 Betten) und 1 Station zur Kurzzeitentwöhnungstherapie für Alkoholiker. Eine Drogenentgiftungsstation ist derzeit im Aufbau. Ebenso bestehen Pläne zur Intensivierung der ambulanten Therapieangebote.

Wir behandeln ca. 1800 alkohol-, medikamenten- und drogenabhängige Patienten pro Jahr auf diesen Stationen. Auf einer Aufnahmestation und einer Motivationsstation werden 59 Patienten von 4 Ärzten, 1 Psychologen, 1 bis 2 Sozialpädagogen und 26 Schwestern und Pflegern betreut.

Wir haben ein Konzept der Entgiftungstherapie Suchtkranker entwickelt, dessen Ziel es ist, von der Aufnahme der Patienten an ein ganzheitliches Interventionsprogramm anzuwenden: Körperliche, psychische und soziale Aspekte der Sucht sollen zugleich angegangen werden. Die psychologischen und allgemeinen theoretischen Grundlagen wurden bereits in den Einführungskapiteln dargelegt. Die Durchführung des Programms wird allerdings manchmal durch Personalmangel und mangelnde Motivation bei den Patienten beeinträchtigt. Wenn wir nun unser Therapieprogramm hier darstellen, dann nicht mit der Idee, eine Modelleinrichtung zu präsentieren. Es ist vielmehr eine Charakterisierung eines qualifizierten Standardprogramms einer spezialisierten Entzugsstation, wie sie in mehreren psychiatrischen Kliniken gegeben ist.

Im folgenden beschreiben wir die praktische Durchführung unseres Konzeptes.

Psychotherapeutisches Konzept

Die zentrale Zielsetzung der psychosozialen Programme auf Entgiftungsstationen besteht darin, beim Patienten die Bereitschaft zur Änderung seines Verhaltens und zur künftigen Abstinenz vom Suchtmittel zu fördern und die Motivation zur Teilnahme an einer an die Entgiftungsphase anschließenden Entwöhnungstherapie aufzubauen (vgl. Schneider 1982; Beitrag Tretter, S. 47). Grundsätzlich gehen wir von einem gemischten Konzept der Suchterkrankung aus, das sich sowohl aus Elementen der Psychoanalyse wie auch der Verhaltenstherapie herleitet (vgl. Heigl-Evers et al. 1991).

Am Anfang unserer Bemühungen steht die Klärung der Krankheitseinsicht. Bei vielen Patienten ist die Einsicht, abhängig zu sein, schwer zu erreichen, da meist über längere Zeit die Illusion der freien willentlichen Entscheidung über den Gebrauch des Suchtmittels aufrechterhalten wurde. Mit dem Eingeständnis des Kontrollverlustes sind in der Regel Gefühle des Versagens, der Hilflosigkeit, der Scham und der Schuld verbunden. Als Folge treten Zukunftsängste auf, die den Druck der psychischen Belastung erhöhen.

Um diesen unangenehmen Konsequenzen auszuweichen und um den Rauschmittelkonsum zu schützen, zeigt ein großer Teil der betroffenen Patienten typische Formen von Abwehrverhalten (vgl. Petry 1985).

Ablenkung

Als häufiger Abwehrmechanismus ist *Ablenkung* zu beobachten. Der tägliche Zigarettenkonsum steigt in der Klinik deutlich an (Suchtmittelverlagerung). Die Patienten machen sich Gedanken darüber, wie der Klinikalltag durch sportliche Betätigung oder ähnliche Beschäftigungsmöglichkeiten abwechslungsreicher gestaltet werden könnte. Beschwerden und Vorschläge zur Veränderung des Tagesablaufes auf der Station werden dann in die Gesprächsgruppen eingebracht, um die hier vorgesehene Auseinandersetzung mit der Suchtproblematik zu vermeiden. Um dieser Tendenz entgegenzuwirken und um den Patienten die Möglichkeit zu geben, ihre Anliegen vorzubringen, bieten wir einmal wöchentlich ein Stationsmeeting an sowie an 3 Tagen ein kurzes Patientenforum (Dauer ca. 15 min), wobei möglichst ein Arzt, ein Psychologe und ein Vertreter des Pflegepersonals anwesend ist.

Bagatellisierung

Eine weitere häufig auftretende Abwehrstrategie ist die *Bagatellisierung*. Der Patient spielt die Menge und Häufigkeit des Suchtmittelgebrauchs auf ein Niveau herunter, das er für sozial akzeptabel hält, und gibt als Grund an, einfach nur genießen zu wollen. Er grenzt sich von Mitpatienten ab, die viel schlechter dran seien als er selbst. Gegenüber diesem Verhalten eines Patienten ist eine konfrontierende, spiegelnde Strategie angebracht.

Rationalisierung

Mit Hilfe der *Rationalisierung* werden Gründe für den Suchtmittelmißbrauch vom Patienten nach außen auf die Umwelt verlagert. Widrige Umstände, eine Verkettung unglücklicher Ereignisse oder die Verführung durch andere, die man mit einer Ablehnung nicht kränken wollte, werden verantwortlich gemacht. Der Patient erhofft sich von der Veränderung der entsprechenden Umweltbedingungen die Lösung seines Problems, z.B. die Rückkehr zum kontrollierten Trinken. Auch diese Verarbeitungsweise wird durch Gegenüberstellung mit anderen Anteilen des Bedingungsgefüges des Rauschmittelkonsums in Frage gestellt.

Verleugnung

Ein radikales Abwehrverhalten ist die *Verleugnung*. Der Patient verwahrt sich gegen die Behauptung, er habe ein Suchtproblem, und führt seinen Aufenthalt auf der Entzugsstation auf ein Mißverständnis zurück oder auf das Einwirken schlechter Menschen, die ihm schaden wollen. In der Konfrontation mit der Realität werden die Widersprüche seiner Argumentation rasch deutlich.

Wegen der beschriebenen Abwehrmechanismen müssen Patienten oft erst zur Teilnahme am psychotherapeutischen Programm der Station, d.h. zur Auseinandersetzung mit der eigenen Suchtproblematik, motiviert werden. Häufig tragen motivierte Patienten in der Therapiegruppe dazu bei, die Abwehrmechanismen anderer Patienten aufzuzeigen.

Das psychotherapeutische Programm

Unser psychotherapeutisches Programm besteht grundlegend aus folgenden Angeboten:

- Gesprächsgruppen mit Verpflichtung zur Teilnahme für jeden Patienten,
- Kunsttherapie,
- Vermittlung eines Entspannungsverfahrens,
- Einzelgespräche,
- Paar- bzw. Familiengespräche,
- Arbeitstherapie,
- Beschäftigungstherapie,
- Sporttherapie.

Die Verfahren dienen dazu, die Zusammenhänge zwischen dem Rauschmittelkonsum, den Gefühlen, dem Verhalten und der Lebenssituation aufzuzeigen. Sie sind Grundbestandteile einer stationären Entwöhnungstherapie (vgl. Schneider 1982). Wir setzen die meisten Elemente bereits in der frühen Entgiftungsphase ein, führen dann mit anderen Schwerpunkten das Programm in der Motivationsphase fort und vertiefen das Angebot bei Patienten, die bei uns an der Entwöhnungstherapie teilnehmen.

Gesprächsgruppen

In Gesprächsgruppen werden die Patienten ermuntert, die Themen im Austausch miteinander selbst zu erarbeiten, da sie aufgrund ihrer Erfahrungen bereits über viel Vorwissen verfügen. Aufgabe des Therapeuten ist es, den Gruppenprozeß zu begleiten, die gleichberechtigte Teilnahme aller Gruppenmitglieder am Gespräch zu gewährleisten, Inhalte zusammenzufassen, zu konkretisieren und zu ergänzen sowie Impulse zu geben. Sollte von den Patienten kein Thema vorgeschlagen werden, wird von dem Therapeuten ein Thema vorgegeben.

Inhaltlich werden in den Gesprächsgruppen folgende 3 Themenkomplexe behandelt:

1) Informationsvermittlung,
2) Konkretisierung der Suchtproblematik im individuellen Bereich und
3) Rückfallprophylaxe.

1) Zum Bereich der Informationsvermittlung gehören folgende Themen:
   - Merkmale von Sucht und süchtigem Verhalten,
   - Entwicklung der Abhängigkeit nach dem Schema von Jellinek,
   - Entwicklung der Sucht auf körperlicher Ebene,
   - Entwicklung der Sucht auf sozialer Ebene im Bereich von Arbeitsplatz, Partnerschaft und Familie.

Ergänzend wird den alkoholabhängigen Patienten die Lektüre von Literatur wie die „Suchtfibel" von R. Schneider empfohlen, die auf der Station ausgeliehen werden kann. Den Nutzen des therapeutisch orientierten Lesens von suchtbezogener Literatur schätzen wir recht hoch ein (vgl. Tretter et al. 1989).

2) Zur Klärung der individuellen Suchtproblematik werden die Patienten angeleitet, eine Verhaltensanalyse ihres eigenen Suchtverhaltens vorzunehmen. Dabei soll sich der Patient einen möglichst typischen Ablauf des Suchtverhaltens an einem konkreten Beispiel vorstellen. Begonnen wird mit der Auflistung der auslösenden Situationen auf der sozialen, der kognitiven, der emotionalen und der körperlichen Ebene. Wenn der Suchtmittelmißbrauch als situationsbezogene Reaktion identifiziert wurde, erfolgt schließlich die Aufzählung der unmittelbaren und der längerfristigen Konsequenzen in ihren verstärkenden bzw. bestrafenden Effekten (vgl. Beitrag Tretter, S. 9). Ergänzend wird kurz auf den Einfluß der Lerngeschichte von spezifischen Verhaltensweisen eingegangen.
Das oben beschriebene Vorgehen hilft dem Patienten, eine Struktur in seinem Suchtverhalten zu erkennen. Gefährliche Situationen, die wiederum Auslöser für einen Rückfall sein können, werden bewußt gemacht, und der Patient kann sich Gedanken darüber machen, wie er diese Situationen vermeiden und wie er Verhaltensalternativen aufbauen kann.

3) Der dritte Themenbereich, die Rückfallprophylaxe, behandelt folgende grundlegende und spezielle Inhalte (vgl. Beitrag Körkel u. Kruse, S. 63).
   – Nutzen und Formen der Entwöhnungstherapien:
     Der Patient in der Entgiftungssituation muß sich darüber klar werden, daß das Rückfallrisiko ohne Entwöhnungstherapie sehr hoch ist. Die Konzepte einer Reihe von Entwöhnungstherapieeinrichtungen liegen auf der Station vor und können von den Patienten gelesen werden, so daß sie sich dann nach eigenem Wunsch bei einer Einrichtung bewerben können.
   – Nachsorge durch den Besuch von Selbsthilfegruppen:
     Zur ersten Kontaktaufnahme kommen jede Woche Vertreter der Anonymen Alkoholiker auf die Station und stellen ihr Konzept vor. Die Kontaktadressen der verschiedenen Selbsthilfegruppen hängen an Informationstafeln aus. Für Drogenabhängige kommt jede Woche eine Vertreterin einer Drogenberatungsstelle auf die Stationen, um bereits in der Klinik Kontakte für eine ambulante Weiterbetreuung aufzubauen bzw. die Vermittlung in eine stationäre Entwöhnungstherapie zu besprechen.
   – Austausch über Anzeichen eines bevorstehenden Rückfalls:
     Für manche Patienten kommt ein Rückfall „wie aus heiterem Himmel". Andere Patienten haben bei sich bestimmte Verhaltensweisen im Vorstadium eines Rückfalls beobachtet, und daraus ergibt sich die Chance

zur rechtzeitigen Unterbrechung der Verhaltenskette und damit zur Abwendung eines Rückfalls. Hier wird auch durch Rollenspiel die Bewältigung von Risikosituationen (z. B. Betriebsfeiern) geübt.

- Was kann man unmittelbar nach einem Rückfall tun, um den Schaden zu begrenzen?
  Es werden Hilfsmöglichkeiten, wie beispielsweise sofortige Kontaktaufnahme zu einem Mitglied einer Selbsthilfegruppe oder auch eine sofortige Anmeldung in unserer Klinik, besprochen.
- Rückfallprophylaxe durch Veränderung der Lebensgestaltung:
  Eine wichtige Rolle spielt die aktive Gestaltung der Freizeit, der Aufbau eines neuen Freundeskreises, das Wiederentdecken eigener Ressourcen, die Entwicklung neuer Perspektiven etc.

Kunsttherapie

Es findet wöchentlich pro Station für etwa zwei Stunden eine Gruppensitzung in Kunsttherapie statt. Über gestalterisch-bildnerische Mittel können so die Patienten auch nichtverbal Zugang zu ihren Problemen finden. Darüber hinaus können sie auch häufig die Erfahrung mit ihren kreativen Potentialen machen und Interesse am bildnerischen Gestalten entwickeln. Manche Patienten entdecken bei sich erfreuliche gestalterische Fähigkeiten und malen dann auch in der Freizeit. Therapeutisch wichtig ist der bildnerische Bereich auch deswegen, weil auf diese Weise der bei Suchtkranken häufig gestörte Gefühlsbereich sehr direkt zum Ausdruck kommen kann. Der Kunsttherapeut hilft dann durch das Besprechen der Bilder, die ausgedrückten Themen in Sprache zu fassen.

Vermittlung eines Entspannungsverfahrens

Für viele Suchtkranke dient das Suchtmittel auch zur Entspannug vor oder nach Streßsituationen. Es ist daher wichtig, Entspannungstechniken zu vermitteln, die auf natürlichen Mechanismen beruhen. Da der Aufenthalt der Patienten auf der Entzugsstation relativ kurz ist, haben wir uns für das Einüben der progressiven Muskelentspannung nach Jacobson entschieden. Diese Entspannungsmethode ist im Vergleich zum autogenen Training in kurzer Zeit und leichter erlernbar, da sie eine geringere Imaginationsfähigkeit voraussetzt. Durch bewußte aktive Anspannung entsprechender Muskelpartien, die sich beim „Loslassen" zwangsläufig von allein entspannen, spürt der Patient unmittelbar die Veränderung in seinem Körper und hat so schnell erste Erfolgserlebnisse.

Einzelgespräche

Eine Indikation für Einzelgespräche besteht in Fällen, wo Patienten sich in einer Krisensituation befinden, weil sie infolge ihres Suchtverhaltens gerade den Arbeitsplatz oder die Wohnung verloren haben oder die Partnerschaft in Brüche ging. Depressive Stimmung, Hoffnungslosigkeit und massive Zukunftsängste können als Konsequenz eine Suizidgefährdung des Patienten bewirken. Hier bieten wir stützende Gespräche an.

Manche Patienten bitten um ein Einzelgespräch, weil sie ein Problem haben, das für sie so persönlich oder angstbesetzt ist, daß sie es in der Gruppe nicht ansprechen wollen.

Paar- bzw. Familiengespräche

Diese Gespräche haben neben einer fremdanamnestischen Bedeutung auch den Zweck einer gemeinsamen Zukunftsplanung. Befürwortet der Partner eine Entwöhnungstherapie oder wird er eventuelle Therapiepläne des Patienten zu boykottieren versuchen? Wenn der Patient wieder in die Familie zurückkehrt, ist es wichtig, Voraussetzungen zu schaffen, die ihm eine künftige Abstinenz vom Suchtmittel erleichtern. Hierbei ist auch die Frage einer Koabhängigkeit zu klären, da Angehörige oft in der guten Absicht, dem Abhängigen zu helfen, ein Verhalten zeigen, das die Sucht aufrechterhaltende Bedingungen schafft.

Arbeitstherapie

Manche Patienten haben durch die lange Suchtentwicklung auch lange nicht mehr gearbeitet. Diesen Patienten wird die Arbeitstherapie bereits unmittelbar nach der Akutphase der Entgiftung angeboten, v. a. wenn beim Patienten noch eine Motivationsphase indiziert ist. Durch die Arbeitstherapie wird die Regelmäßigkeit und die Belastbarkeit im Leistungsbereich erprobt und geübt. Allerdings sind die Arbeitsangebote für eine berufliche Erprobung in der Regel zu wenig anspruchsvoll. Klinikmitarbeiter haben zwar einen Patientenhilfsverein für alle Krankenhauspatienten gegründet („Regenbogen e.V."), der bereits über 70 Rehabilitationsplätze im Arbeitsbereich verfügt, wobei sich allerdings Suchtkranke hier nicht sonderlich bewährt haben (Rückfälle). Es bedarf dazu spezieller Begleitmaßnahmen.

Beschäftigungstherapie

Hier geht es um die Aneignung von Techniken, die zu kreativen Arbeiten in der Freizeit anregen sollen. Der gestalterische und ästhetische Wert soll vom Patienten selbst herausgefunden werden. Der kreative Prozeß und das freie

Gestalten ist ebenfalls eine wichtige Erfahrung. Beschäftigungstherapie wird bei uns allerdings eher produktorientiert eingesetzt.

Sporttherapie

Vor allem auf der Motivationsstation wird – wenn die Patienten genügend motiviert sind – einmal wöchentlich für eine freiwillige Teilnahme Sport angeboten. So können die Patienten wieder ein positives Verhältnis zu ihrem Körper gewinnen („im Körper zu Hause sein"). Auch führt die körperliche Aktivität zum Abbau von Aggressionen. Die Patienten können unter therapeutischer Aufsicht Ballspiele durchführen, sich an Laufen, Turnen oder Gymnastik beteiligen.

Fazit

Mit diesem integrierten Behandlungsprogramm, das biopsychosoziale Aspekte integrativ berücksichtigt, werden die Patienten auf Prinzipien der weiterführenden Therapie vorbereitet und ggf. auf unsere Entwöhnungsstationen weitervermittelt. Durch die Anwendung der Psychiatrie-Personalverordnung, die in den nächsten Jahren voll umgesetzt sein soll, eröffnen sich vielleicht neue Möglichkeiten einer lückenlosen Behandlung des Suchtkranken bis hin zur ambulanten Nachbetreuung. Die Programmgestaltung spezialisierter Entgiftungsstationen befindet sich daher im Fluß.

Literatur

Fallada H (1959) Der Trinker. Rowohlt, Reinbek
Heigl-Evers A, Helas I, Vollmer HG (Hrsg) (1991) Suchttherapie. Vandenhoeck & Rupprecht, Göttingen
Körkel J (Hrsg) (1988) Der Rückfall des Suchtkranken. Springer, Berlin Heidelberg New York Tokyo
Petry J (1985) Alkoholismustherapie. Urban & Schwarzenberg, München
Schneider R (1982) Stationäre Therapie von Alkoholabhängigen. Röttger, München
Tretter F, Lehmann A, Aurin O, Merfert-Diete C, Schneider K (1989) Sucht und Literatur. Lambertus, Freiburg i. Br.

Niedrigschwellige Drogenentgiftungsstation

K. Behrendt, E. Trüg

Zur Ausgangslage

Die besorgniserregende epidemiologische Entwicklung im Bereich der Drogenabhängigkeit (s. auch Deutscher Bundestag, Drucksache 11/2821, 1988) und die Unzulänglichkeit der Maßnahmen gegen das Drogenproblem haben zu der Forderung nach einer allgemeinen Ausdifferenzierung des Maßnahmenkataloges zur Bekämpfung des Drogenproblems geführt.

In einer Entschließung der Länderministerien (Sonderkonferenz der Innen-, Justiz-, Kultus- und Gesundheitsminister, Bonn 1990, S. 2–11) wird gesagt: „Die *klinische Entgiftungsbehandlung*, die für jeden Drogenabhängigen schon einen *Selbstwert* darstellt, *wenn sie ohne besondere Auflagen und Vorbedingungen in Anspruch genommen werden kann,* muß regional sichergestellt und qualitativ durch psychosoziale Begleitung verbessert werden" (Hervorhebung durch die Autoren). Die Forderung nach einem weitgehend schwellenlosen Zugang zum klinischen Entzug ergab sich auch aus dem Umstand, daß bisher entzugswillige Drogenabhängige meist nur dann zu einem qualifizierten stationären Entzug aufgenommen wurden, wenn zuvor gesichert war, daß sich an den Entzug eine Rehabilitationsbehandlung anschloß. Diese Praxis besteht auch im Stadtstaat Hamburg, in dem seit 1977 auf einer hochschwelligen Drogenentzugsstation, Haus 25 im Allgemeinen Krankenhaus Ochsenzoll, auf einer 15-Betten-Station nur Drogenanbhängige zum Drogenentzug aufgenommen werden, wenn vorher der schriftliche Nachweis einer anschließenden Rehabilitationsbehandlung erbracht wird (Kosten- und Platzzusage). Der hochschwellige Charakter machte und macht nicht nur an diesen Eingangsbedingungen halt, er durchzieht auch teilweise inhaltlich die Bedingungen des Aufenthaltes auf dieser Station (s. auch Trüg 1992 a). Angesichts des zunehmenden Bedarfes an klinischem Drogenentzug insbesondere von lediglich Entzugs-, jedoch noch nicht Rehabilitationswilligen wurde in einer Art Übergangsregelung diese Klientel zunächst in den Hamburger Psychiatrischen Abteilungen aufgenommen, wobei der ganz überwiegende Anteil dieser Aufnahmen im AK Ochsenzoll stattfand. Die Betroffenen mußten sich dazu ausschließlich einen Tag vorher anmelden und eine Erklärung unterschreiben, mit der sie einwilligten, geschlossen untergebracht zu sein, die Station nicht verlassen zu dürfen sowie in ihren Besuchsmöglichkeiten eingeschränkt zu sein (zu Verfahrensmodalitäten und Ergebnissen dieser Praxis s. Böhme 1990). Insbesondere wurde dabei deutlich, daß mit der Aufnahme von Drogenabhängigen auf Stationen, die regelmäßig mit mehr als 60% von an Psychosen Erkrankten belegt sind, weder den Drogenabhängigen noch den psychotisch Erkrankten gedient ist, da beide Gruppen ein spezielles Behandlungssetting brauchen, wobei die beiden Settings sich nicht miteinander vereinbaren lassen.

Nach entsprechenden Vorplanungen und Verhandlungen mit den Kostenträgern wurde dann im Sommer 1989 eine niedrigschwellige Drogenentzugsstation im AK Ochsenzoll mit einer Kapazität von 15 Betten in Betrieb genommen. Die Personalausstattung bemaß sich zu diesem Zeitpunkt auf 10 Pflegekraftstellen, 2,5 Sozialpädagogenstellen und 2 Arztstellen.

Durch die zwischenzeitliche Erfahrung bedingt ist dieser Personalschlüssel auf nunmehr 13 Pflegekraftstellen, 3,5 Sozialpädagogenstellen, 1 Psychologenstelle und 1,5 Arztstellen bemessen; die Oberarztfunktion wurde aus diesem Stellenplan ausgegliedert.

Mit Inbetriebnahme der neuen, niedrigschwelligen Entzugsstation (Haus 35 c) erfolgte auch eine wissenschaftliche Begleitforschung (Trüg 1992 b). Insbesondere wurden die Fragestellungen nach der *Reichweite* des niedrigschwelligen Entzugs in Gegenüberstellung zum hochschwelligen Drogenentzug untersucht, aber auch eine Programm- und Ergebnisevaluation vorgenommen (Trüg 1992 b).

Soziodemographische und Personvariablen

Mit einem 20seitigen Befragungsinventar des Sozialpsychiatrischen Dienstes Zürich wurde die Situation der Klientel in zeitparalleler Form sowohl auf der hochschwelligen als auch auf der niedrigschwelligen Drogenentzugsstation erfaßt (n = 63 vs. n = 138) und mit Hilfe eines statistischen Prüfverfahrens χ^2-Test) in den einzelnen Merkmalsbereichen auf Signifikanzen untersucht.

Insbesondere ergaben sich danach kurzgefaßt folgende wesentlichen Resultate (Frage der Reichweite):

- Das Gesamtdurchschnittsalter der niedrigschwelligen Drogenentzugsklientel ist mit 25,4 Jahren gegenüber 27 Jahren der Klientel im hochschwelligen Drogenentzug deutlich niedriger. Dieses Ergebnis kommt v. a. durch einen höheren Anteil von minderjährigen Jugendlichen zustande.
- Die Wohnsituation weist für die niedrigschwellige Klientel ein höheres Ausmaß an Sozialintegration auf.
- Bezüglich Arbeit und Beschäftigungsgrad haben sowohl prozentual mehr Patienten der niedrigschwelligen Stationen überhaupt im Bezugszeitraum „letztes Jahr vor Aufnahme" als auch überwiegend länger bzw. kontinuierlicher gearbeitet.
- Demgemäß wird auch die materielle Sicherung der niedrigschwelligen Klientel u. a. deutlich eher über Arbeitslohn durch Haupterwerb, daneben

auch über Eltern, Partner, Freunde und Leihgeld bestritten, demgegenüber kennzeichnet ein signifikanter Unterschied die höhere Einkunftsquelle über Sozialhilfe die hochschwellige Entzugsklientel.

– Im niedrigschwelligen Drogenentzug wird ein signifikant höherer Anteil ausländischer Bürger – hier v. a. türkischer Nationalität – erfaßt.

– Die Scheidungsrate (niedrigschwellig 39 % vs. hochschwellig 46 %) sowie die Problembelastungsrate in der Herkunftsfamilie (niedrigschwellig 63 % vs. hochschwellig 62 %) ist in beiden Stationsgruppen nicht signifikant unterschiedlich, kennzeichnet jedoch mit einer generell hohen Ausprägung den biographischen Hintergrund der Klientel insgesamt erheblich.

– In bezug auf das Merkmal Drogenkonsum weisen die Resultate in Relation zur Bezugsklientel des hochschwelligen Entzugs einen höheren Alkoholkonsum sowie einen höheren täglichen Cannabiskonsum der niedrigschwelligen Klientel auf. Der weiche Drogenkonsum markiert hier besonders die niedrigschwellige Klientel. Bezüglich des Konsums harter Drogen (Kokain, Heroin) weisen die Ergebnisse lediglich auf eine Tendenz zur geringeren Involvierung in den illegalen Drogenkonsum bei der niedrigschwelligen Entzugsklientel hin.

– Die Resultate zum Legalverhalten weisen einerseits eine höhere Rate noch offener Strafverfahren für die niedrigschwellige Klientel auf, andererseits eine graduell höhere Verurteilungsrate der hochschwelligen Entzugsklientel. Gemeinsam kennzeichnend ist der deutlich ansteigende Verlauf der Verurteilungsraten von „vor Beginn mit harten Drogen" zu „nach Beginn mit harten Drogen".

– Die Prävalenzrate bezüglich HIV weist auf keinen unterschiedlichen Zugang zu den Entzugsstationen. Desgleichen ergeben sich auch keine signifikanten Unterschiede in bezug auf die Suizidversuchsrate, die jedoch übereinstimmend im Verlauf von „vor Suchtbeginn" zu „nach Suchtbeginn" deutlich ansteigt.

– Immerhin 10 % der niedrigschwelligen Klientel waren die Hamburger Drogenhilfsinstitutionen nicht bekannt, und 21 % hatten deren Angebot auch noch nicht in Anspruch genommen.

Zusammenfassend ist im Vergleich durch die Eingangserhebung der Kollektive zum hoch- und niedrigschwelligen Drogenentzug festzustellen, daß der niedrigschwellige Drogenentzug eine *erweiterte personale Reichweite* ermöglicht. In Anbetracht des oft progredienten Verlaufscharakters der Drogenabhängigkeit kommt damit dem niedrigschwelligen Drogenentzug und den damit verbundenen Interventionen eine bedeutsame Hilfsfunktion zu (s. auch die nachfolgenden Ergebnisse der Ziel- und Ergebnisevaluation). Insbesondere erweist sich nach vorliegender klinischer Erfahrung als *Indikation für den niedrigschwelligen Drogenentzug* u. a. der Entgiftungswunsch ohne weitergehende Therapieperspektive, eine in wesentlichen Teilen funktionierende Sozialintegration, das jugendliche Alter der Patienten sowie im Einzelfall auch eine spezifische Entgiftung substituierter Patienten vom Beikonsum.

Die klinische Arbeit im niedrigschwelligen Drogenentzug wird von speziellen Charakteristika der Klientel bestimmt, die in der Entzugssituation besonders hervortreten. Ein drittes, in seiner Bedeutung dringend genauer zu untersuchendes Phänomen, das u. E. die Arbeit im Drogenentzug im hohen Maße mitbestimmt, ist die *Stellung unserer Patienten zur Legalität*. Die Wahl der illegalen Droge, die letztlich in die Abhängigkeit geführt hat, ist eher Ausdruck einer inneren Haltung des Konsumenten, die von Neugier, Nonkonformismus und Experimentierfreude geprägt ist, als daß sie die innere Anpassungsfähigkeit an die gesellschaftlichen Erfordernisse subjektiv verbessern helfen soll. Die so beschriebene Haltung tritt häufig in der Entzugssituation vergröbert hervor und wirft natürlich Probleme für Personal und Mitpatienten auf. Darüber hinaus bringt die Illegalität, in die die Betroffenen zwangsläufig immer mehr hineingeraten, vielfältige spezifische Probleme mit sich, die notwendigerweise Gegenstand unserer Arbeit werden. Hier ist nicht der Platz, eine Legalisierungsdiskussion zu führen, es sei nur auf die immense Bedeutung dieser Frage hingewiesen.

Sicherlich in einem inneren Zusammenhang mit den bisher erwähnten Charakteristika ist die *aggressive und/oder depressive Verstimmtheit* unserer Patienten als führendes psychisches Entzugssymptom zu werten, das ständig eine emotional sehr anspruchsvolle, adäquate therapeutische Antwort verlangt. Diese emotionale Qualität der Arbeit mit Drogenabhängigen im Entzug muß ergänzt werden durch eine pädagogische Haltung, die bei der vorherrschenden Unfähigkeit zu einer realistischen Selbsteinschätzung der Betroffenen praktisch ständig eingesetzt werden muß.

Hervorzuheben ist ferner eine deutliche *Zunahme polyvalenter Gebrauchsmuster*. Seit 1992 zeichnet sich eine erhebliche Zunahme schwerer somatischer und z. T. auch psychiatrischer Erkrankungen ab, die jeweils für sich genommen schon stationär behandlungsbedürftig wären. Dies gilt inzwischen für fast die Hälfte der in Hamburg im niedrigschwelligen Entzug aufgenommenen Patienten.

Stationsprogramm

Das Stationsprogramm wird wesentlich durch das Aufgabenspektrum sowie die äußere und innere Organisationsstruktur bestimmt.

Das *Aufgabenspektrum* des niedrigschwelligen Entzugs umfaßt:
- medikamentöse Behandlung der Entzugssymptomatik im Einzelfall nach Indikationsstellung;
- Diagnostik und Therapie akuter körperlicher Folge- oder Begleiterkrankungen;

– Analyse der aktuellen Lebenssituation des Patienten mit Beratung und Hilfe zu Schritten auf ein drogenfreies Leben hin (biopsychosoziale Situationsanalyse);
– Ziel der Einbindung in das Drogenhilfenetz Hamburgs.

Das heißt, der niedrigschwellige Drogenentzug kann und soll sich unserer Meinung nach nicht nur auf eine körperliche Entgiftung beschränken. Vielmehr soll durch eine intensive psychosoziale Betreuung zumindest die Option zu weiterführenden Maßnahmen zu einem drogenfreien Leben hin gegeben sein. Die Planung weiterer Entwöhnungsstrategien bietet sich geradezu in dieser drogenfreien Zeit an und sollte u. E. nicht anderweitig verschoben werden.

Die *äußere Organisationsstruktur* umfaßt:
– Bettenkapazität 15 Plätze;
– telefonische Anmeldung und Einbestellung zur Aufnahme mit ärztlichem Einweisungsattest;
– vorzugsweise (wegen Warteliste) Aufnahme von minderjährigen Jugendlichen, von Schulpflichtigen, Schwangeren, HIV-Infizierten, Abhängigen, die Kleinkinder zu versorgen haben, und besonderen Notfällen.
– Die Station ist auf der Basis eines freiwilligen Aufenthaltes geschlossen; Ausgang ist nur in Begleitung möglich.

Der fakultativ geschlossene Charakter der Station ist u. E. ein unverzichtbarer Bestandteil insofern, als der „Ruf" einer Drogenentzugsstation wesentlich davon abhängt, inwieweit in dieser Station auch Drogenfreiheit gewährleistet ist. Da die Rückfallgefährdung im Entzug besonders hoch ist, muß auch die Stationsklientel in angemessener Weise vor Zugriffsmöglichkeiten zu Drogen geschützt werden.

Die *innere Organisationsstruktur* umfaßt
– Gründliche ärztliche Aufnahmeuntersuchung, Anamneseerhebung und standardisiertes Kurzinterview;
– Untersuchung aller mitgebrachten Gegenstände und der Kleidung des Patienten;
– regelmäßige Urinkontrollen unter Sicht; eine Verweigerung der Urinkontrolle wird als Rückfall gewertet.
– Besitz- und Einnahme von Drogen sowie von nicht ärztlich verordneten Medikamenten sind verboten. Drogen und Drogenutensilien werden einbehalten und vernichtet.
– Art und Dauer der medikamentösen Behandlung werden ausschließlich vom behandelnden Arzt festgelegt.
– Drogenrückfall, unerlaubtes Entfernen von den Außenaktivitäten sowie Androhung und Anwendung von Gewalt führen zur Entlassung.
– Der Patient bestätigt durch seine Unterschrift unter einen schriftlichen Vertrag bei der Aufnahme die Akzeptanz der Behandlungsvoraussetzungen sowie der Hausordnung.

– Das Stationsleben ist durch einen zeitlich und inhaltlich bestimmten Tagesablauf (Programm- und Behandlungsangebot) strukturiert wie z. B. Küchendienste, Zimmer aufräumen, Ambulanzgänge, Einzel- und Gruppengespräche, Sport, Entspannung, Freizeitgestaltung, Kreativarbeit.
– Jedem Patienten wird bei der Aufnahme eine Bezugsperson zugeordnet (Bezugspersonensystem). Sie ist für die Regelung aller im Einzelfall erforderlichen Angelegenheiten zuständig. Sie führt als Vertrauensperson Einzelgespräche mit dem Patienten und erarbeitet insbesondere mit ihm aufgrund einer Situationsanalyse weitere Perspektiven, die über den Drogenentzugsaufenthalt hinausgehen. Außenkontakte sind nur in Absprache mit der Bezugsperson möglich.
– Wer vor Ablauf der zuvor vertraglich vereinbarten Aufenthaltsdauer die Station verlassen will, soll in einer Stationsversammlung seine Beweggründe dazu offenlegen.

Das Stationsprogramm basiert inhaltlich im wesentlichen auf einem *Verständnis von Drogenabhängigkeit* in bezug auf die Aspekte der Entwicklungs- und Verlaufsform der Drogenabhängigkeit (Risiken der Lebensführung unter den Bedingungen der illegalen Scene wie z. B. Infektionen, Überdosierung mit Todesfolge, Kriminalisierung, körperliche, psychische und soziale Depravation) als auch auf dem daseinsanalytischen Aspekt der mißlungenen Selbstheilung, indem die Stoffzufuhr der inneren und äußeren Aufrechterhaltung der Homöostase dient. Insofern verstehen wir den (niedrigschwelligen) Drogenentzug auch als ein biopsychosoziales Moratorium, das den Ausstiegsprozeß aus der Sucht zumindest schadensarm unterstützen soll. In seiner Programmatik ist der niedrigschwellige Drogenentzug deshalb der akzeptierenden und risikomindernden Drogenarbeit zugeordnet. Wir verstehen ihn als eine eigenständige Hilfsmaßnahme, in der für die Zeit im Entzug die verlorengegangene Erfahrung von Drogenfreiheit in Begleitung von professionellen Hilfskräften wieder erlebbar wird, die Gesundheit stabilisiert wird sowie Perspektiven für die Zukunft entwickelt und gestärkt werden.

Das „Innenleben" der Station ist und wird ganz wesentlich bestimmt durch das Zusammenleben in der Gruppe. Dies wird durch die Resultate innerhalb der Evaluationsstudie zum niedrigschwelligen Drogenentzug (Trüg 1992 b) aus der *Patientenperspektive* bestätigt. Danach wird über die Geschlechter- und Altersgruppen hinweg dieses sicher sehr vielfältigen Einflüssen unterworfene Element von den Patienten mit hoher Akzeptanz und Hilfskraft belegt (s. Abb. 1). Eine inhaltsanalytische Auswertung der Begründungsangaben zu diesem Bereich bestätigte im wesentlichen 3 Heilfaktoren in der Gruppe nach Yalom (1974): „Gruppenkohäsion", „Universalität des Leidens" und „Katharsis".

Eine Zusammenschau von quantitativen (Abb. 1) und qualitativen Resultaten (Tabellen 1 und 2) ergibt darüber hinaus eine besonders gute Hilfskraftbe-

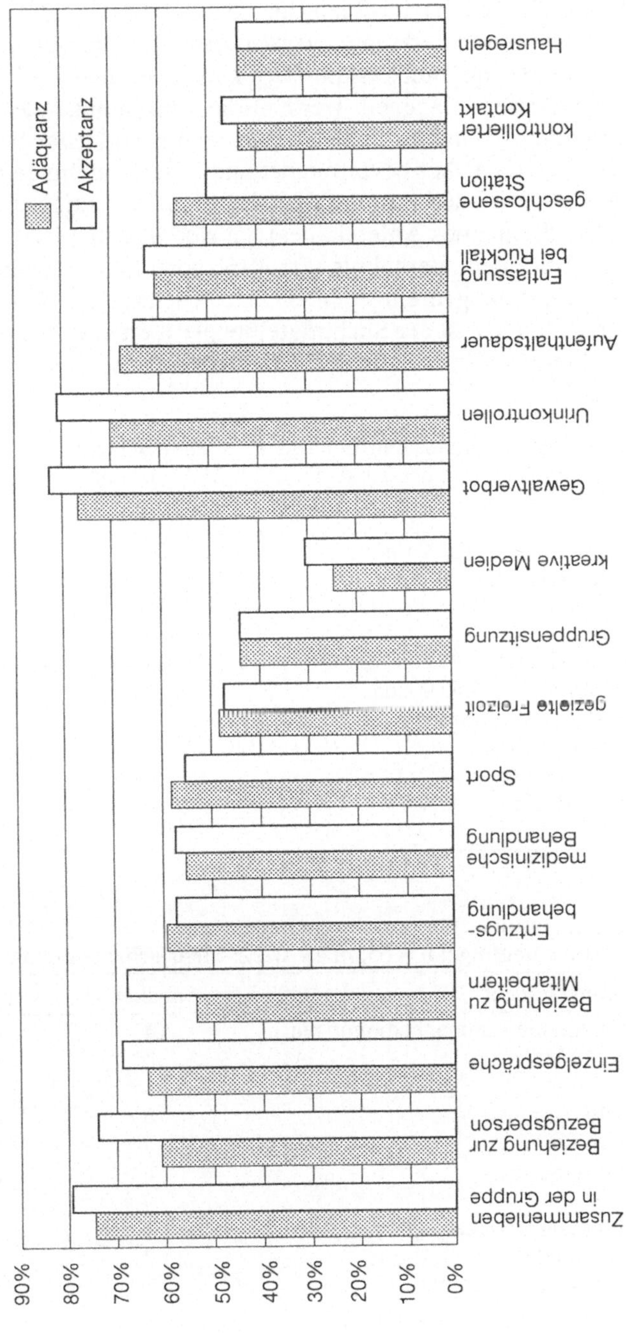

Abb. 1. Adäquanz/Akzeptanz der Gesamtstichprobe (n = 108)

urteilung für die Bereiche „Einzelgespräche", „Sport", „gezielte Freizeitgestaltung" und „Beziehung zur Bezugsperson".

Von den Settingmerkmalen werden insbesondere das Gewaltverbot und das Verbot von Suchtmittelkonsum (Urinkontrollen und Entlassung bei Rückfall) positiv bestätigt. Dagegen werden die einschränkenden Bedingungen des kontrollierten Kontaktes und der Hausregeln kritischer bewertet. Hier fühlen sich die Patienten eher bevormundet und unselbständig gemacht.

Die *Haltekraft* der Station (Verhältnis von vorzeitiger Beendigung vs. regulärer Beendigung des Aufenthaltes) hat sich über die jetzt 4jährige Stationsgeschichte bei einem Verhältnis von 40 % vorzeitige Beendigungen zu 60 % reguläre Beendigungen eingependelt. Der wichtigste Abbruchgrund in der Personenbegründung ist der Suchtmittelhunger („craving") und in der Institutionsbegründung die Situation in der Patientengruppe.

Tabelle 1. Das wirksamste/hilfreichste Programmelement
(Häufigkeitsrangfolge; n = 70; *m* 47, *w* 23; Mehrfachantworten waren möglich)

Programmelement	Angaben	m	w
Zusammenleben in der Gruppe	18	11	7
Gezielte Freizeitgestaltung	17	13	4
Sport	15	13	2
Einzelgespräche	·15	9	6
Gruppengespräche	8	5	3
Beziehung zur Bezugsperson	7	4	3
Konzeptioneller Rahmen	5	3	2
Entzugsbehandlung	5	5	–
Gesprächsrunden	4	3	1
Kreative Medien	4	2	2
Anderes	9	7	2

Tabelle 2. Das überflüssigste Programmelement
(Häufigkeitsrangfolge; n = 65; *m* 43, *w* 22; Mehrfachantworten waren möglich

Programmelement	Angaben	m	w
Konzeptionelle Rahmenbedingungen	14	8	6
Kreative Medien	8	4	4
Sanktionen	7	3	4
Vorstellungsrunde	6	6	–
Abendrunde	5	5	–
Gruppengespräch	4	2	2
Sport	4	2	2
Entspannungsübungen	2	1	1
Abbruchrunde	2	1	1
Medizinische Betreuung	1	1	–
Einzelgespräch	1	1	–
Anderes	11	9	2
„Nichts überflüssig"	13	10	3

Aufgrund der Resultate einer externen Evaluation (näheres dazu bei Trüg 1992 b) kann begründet angenommen werden, daß ein erheblicher Teil der niedrigschwellig entzogenen Klientel hierüber auch in das Drogenhilfenetz eingebunden wird. Aufgrund der Resultate unserer Jahresstatistiken zeigt sich darüber hinaus, daß ca. 25 % der im hochschwelligen Entzug aufgenommenen Klientel zuvor auf der niedrigschwelligen Drogenentzugsstation sich aufgehalten hatten.

Medikamentöses Entzugsmanagement und klinische Erfahrung

Die medikamentöse Entgiftungsstrategie hat sich einerseits nach den zeitlichen Vorgaben für Entgiftungsbehandlungen durch die Kostenträger zu richten und muß andererseits mit dem Ziel der niedrigschwelligen Entzugsarbeit vereinbar sein bzw. diese unterstützen. Zu beachten ist auch die oben erwähnte zunehmende Tendenz zu schweren körperlichen Begleiterkrankungen wie gravierenden Abszessen, akuten Hepatitiden etc.

Bei uns befinden sich im wesentlichen 3 Patientengruppen:

1) Die reinen Heroinkonsumenten, die inzwischen eher selten geworden sind.
2) Patienten mit zusätzlichem längerem Gebrauch von Dihydrocodein in hohen Dosierungen und
3) Patienten mit einem erheblichen zusätzlichen Konsum insbesondere von Flunitrazepam, aber auch von Barbituraten und gelegentlich Alkohol.

Dabei gibt es insbesondere zwischen den beiden letzten Gruppen deutliche Überschneidungen.

Nach langjährigen klinischen Erfahrungen vertreten wir in bezug auf das Grundproblem unserer Arbeit, die Opiatabhängigkeit, grundsätzlich das Prinzip des homologen Entzugs, den wir aufgrund der fehlenden Toxizität und der guten Steuerbarkeit fast ausschließlich mit L-Polamidon durchführen. Dabei hat sich eine schematische Vorgehensweise bewährt, die in der Praxis folgendermaßen durchgeführt wird:

Die 1. Gruppe der Patienten bekommt relativ unabhängig vom angegebenen aktuellen Heroinkonsum 2mal 5 mg L-Polamidon pro Tag, das binnen 7 Tagen ausschleichend abgesetzt wird.

Bei zusätzlichem erheblichem Konsum von Dihydrocodein wird bei gleicher Ausgangsdosierung die Dauer der Behandlung auf 10 und im Einzelfall auf 14 Tage verlängert. Eine weitere medikamentöse Behandlung ist dann im Regelfall nicht mehr erforderlich, gegebenenfalls setzen wir bei persistierenden gravierenden Entzugssymptomen Clonidin in einer Dosierung von 400–800 µg/ Tag ein.

Die 3. oben genannte Gruppe bekommt zusätzlich entweder Clonazepam (Rivotril) oder Clometiazol-Saft (Distraneurin), ebenfalls in absteigender Dosierung und je nach Ausgangssituation über mindestens 14 Tage. Bei der letzteren Gruppe ist eine Beschränkung des stationären Aufenthalts auf 3 Wochen häufig nicht zu verantworten, da mit vital bedrohlichen Entzugssymptomen zu rechnen ist.

Des weiteren verwenden wir in der Entzugsbehandlung symptombezogen Antazida, H_2-Rezeptorenblocker und in vielen Fällen auch Carbamazepin. Gute Erfahrungen machen wir darüber hinaus mit dem Angebot aus der „Hausapotheke". So haben die Patienten jederzeit die Möglichkeit, Heublumen-, Melisse- oder Rosmarinbäder zu nehmen oder mit ABC-Pflastern, Einreibungen und ähnlichem versorgt zu werden.

Entgegen anderslautenden und immer wieder vorgetragenen Vermutungen wird durch diese Entzugsstrategie, wenn sie konsequent durchgeführt wird, der Entzug keineswegs verlängert, sondern vielmehr nur so weit abgemildert, daß die Patienten von Anbeginn des Aufenthaltes an imstande sind, am Stationsprogramm aktiv teilzunehmen. Dies ist, wie oben erwähnt, auch das Hauptziel der Entzugsbehandlung, die inhaltlich aber auch dadurch begründet ist, daß entsprechend unserem ärztlichen Auftrag Leiden zu lindern und nicht durch unzureichende medikamentöse Strategien oder durch das Fehlen solcher Strategien zu verstärken sind. Schließlich wird auch durch die homologe Entzugspraxis die Compliance deutlich verbessert.

Bei sachgerechter Herangehensweise an das Entzugsproblem, die insbesondere eine klare Haltung gegenüber dem Patienten beinhaltet, kommt es nicht zu der immer wieder befürchteten Ausbeutung der Ärzte im Entzug durch den Patienten im Sinne einer Suchtverlängerung.

Die klinische Erfahrung zeigt ganz deutlich, daß das oben genannte Ziel der Behandlung mit unserer Herangehensweise in der Regel auch erreicht wird. So kommt es auf unserer Entzugsstation nur äußerst selten zu internistischen oder neurologischen Komplikationen, die Bettlägerigkeit bedingen oder intensivere medizinische Interventionen erforderlich machen.

Ausblick

Insbesondere kann der sich in Ballungsräumen (Großstädte) abzeichnende enorme Bedarf zum klinischen Drogenentzug nur näherungsweise durch die begrenzte Kapazität speziell ausgewiesener (niedrigschwelliger) Drogenentzugsstationen abgedeckt werden. Diese werden zudem aufgrund der zumindest in Hamburg offenbar drastisch zunehmenden somatischen und psychosozialen Verelendung in hohem Maß mit multimorbiden Problemfällen konfrontiert, die eine quantitativ und qualitativ hohe Personalausstattung erforderlich machen.

Das eigentlich selbstverständliche Recht auf Krankenbehandlung wird de facto der Patientengruppe der Drogenabhängigen ständig verweigert. Insofern ist zu fordern, daß der einfache körperliche Drogenentzug auch in den internistischen Stationen von Allgemeinkrankenhäusern durchgeführt wird. Das klinische Personal ist in den besonderen Erfordernissen des Umgangs mit der drogenabhängigen Klientel zu schulen. Eine Vernetzung mit dem vor Ort befindlichen Drogenhilfesystem ist insofern sinnvoll, als mit einer frühzeitigen Option die mögliche Veränderung der spezifischen Lebenspraxis der Klientel eröffnet wird. Unumgängliche Wartezeiten zum Entzug können auch u. E. über die Anbindung an eine Drogenambulanz mit der Möglichkeit einer Überbrückungssubstitution abgemildert werden. Eine erforderliche nachstationäre Betreuung wäre ebenfalls hierüber abzusichern.

Insgesamt erweist sich der niedrigschwellige Drogenentzug als ein sinnvolles biopsychosoziales Moratorium, in dem die drogenfreie Zeit wieder erfahrbar und deshalb auch für die Zukunft wieder vorstellbar wird. Die Zeit im Entzug ist so nicht nur Überlebenszeit, sondern auch Hoffnungsträger für eine gestaltete zukünftige Lebenspraxis. Schließlich ist noch darauf hinzuweisen, daß eine Differenzierung auch des niedrigschwelligen Entzugs mit speziellen Angeboten u. a. für Jugendliche, Ausländer und drogenabhängige Frauen auf Dauer unumgänglich sein wird.

Literatur

Behrendt K, Bonorden-Kleij K, Krausz M, Degkwitz P, Kellermann B (1993) Niedrigschwelliger Drogenentzug, Konzept, Erfahrungen, Konsequenzen. Dtsch Ärztebl 90:178–186

Böhme K (1990) Niedrigschwelliger Entzug – Eine neue Chance für Heroinabhängige? In: Schwoon D, Krausz M (Hrsg) Suchtkranke. Die ungeliebten Kinder der Psychiatrie. Enke, Stuttgart, S 145–152

Trüg E (1992 a) Von der Hochschwelligkeit zur Niedrigschwelligkeit. Klinischer Drogenentzug im AK Ochsenzoll. Standpunkt sozial 2:122–125

Trüg E (1992 b) Evaluationsstudie zum niedrigschwelligen Drogenentzug opiatabhängiger Patienten in Hamburg – eine empirische Studie. Sucht 38:323–335

Yalom JD (1974) Gruppenpsychotherapie. Pfeiffer, München

Perioperative Problemsituation
bei chronischem Alkoholmißbrauch*

C. Spies, K. Eyrich

Prävalenz und Detektion

Alkoholismus ist in der Gesamtbevölkerung weit verbreitet (Deutsche Hauptstelle gegen Suchtgefahren 1992). Jeder 5. Patient, der ins Krankenhaus aufgenommen wird (Feuerlein 1989), betreibt chronischen Alkoholmißbrauch.
Die Prävalenz in verschiedenen Patientenpopulationen ist unterschiedlich
hoch: Jeder 2.–3. polytraumatisierte Patient (Hervé et al. 1986; Neumann et al.
1993; Spies et al. 1993 c) und jeder 2. Patient mit Tumoren, deren Entstehung
durch Alkoholeinfluß gefördert wird (Heil et al. 1992, 1993 a, b), mißbraucht
Alkohol chronisch. Besonders hoch war der Anteil der Gewohnheitstrinker
unter den Patienten, die wegen eines Mundbodenkarzinoms oder eines Öso-
phaguskarzinoms behandelt werden mußten (Seitz 1991). So konnte bei 92 %
der Patienten mit Mundbodenkarzinom und bei 61 % der Patienten mit Öso-
phaguskarzinom ein exzessiver Genuß der Noxe Alkohol anamnestisch gesichert werden (Seitz 1991). Aber nur 20 % der chirurgischen Patienten, die
chronischen Alkoholmißbrauch betreiben, werden in der klinischen Routine
detektiert (Moore et al. 1989). 4 von 5 chirurgischen Patienten sind unbe-
merkte Alkoholiker. Entzugssymptome, von der vegetativen Form bis zum
Vollbild des Delirs (Kanzow 1983), werden oft erst in einer krankheitsbeding-
ten Abstinenzphase manifest, wenn der Patient z.B. auf die Intensivstation
aufgenommen wird.

Perioperatives Risiko

Patienten, die Alkoholmißbrauch betreiben, haben ein erhöhtes Risiko, postoperative Komplikationen zu entwickeln. Insbesondere in der unmittelbaren
postoperativen intensivmedizinischen Phase besteht ein hohes Risiko für alko-
holismusassoziierte Komplikationen. Wie in einer Arbeit von Jensen et al.
(1988) gezeigt werden konnte, die konsekutiv über 9 Monate intensivmedizinische Patienten untersuchten, ist die Letalität von Patienten, die vor Aufnah-

---

* *Anerkennung:* Dieser Buchbeitrag erfolgte in Anlehnung an den Vortrag von Dr. T.
Heil, ehemals Mitarbeiter unserer Klinik, auf der Tagung „Differentielle Therapie
von Entzugssyndromen", 8. 5.–9. 5. 1992 in Haar.

me auf der Intensivstation chronischen Alkoholmißbrauch betrieben, bei 50 % im Vergleich zu 26 % bei anderen kritisch kranken Patienten, die auf die Intensivstation aufgenommen wurden. Wir untersuchten bei Karzinompatienten, die nach elektiver Tumorresektion auf die interdisziplinäre operative Intensivstation übernommen wurden, die postoperative Morbidität hinsichtlich Nachblutung, kardialer Komplikationen und Infektion. Dabei stellten wir bei 81 % der Patienten, die vorher chronischen Mißbrauch betrieben, Komplikationen fest im Vergleich zu 43 % in der Kontrollgruppe (Spies et al. 1993 b). Schließt man das Alkoholentzugssyndrom (AES) als weitere Komplikation in die postoperative Morbiditätsrate ein, so ergeben sich 110 % für die Patienten mit chronischem Alkoholabusus, d. h. in der Gruppe mit chronischem Abusus hatten manche Patienten sogar mehrere postoperative Komplikationen entwikkelt (Spies et al. 1993 b). Der Aufenthalt auf der Intensivstation war mit 11 Tagen in der Gruppe, die chronischen Alkoholmißbrauch betrieb, signifikant verlängert im Vergleich zur Kontrolle mit 3 Tagen (Spies et al. 1993 a).

Tønnesen et al. (1992) publizierten kürzlich eine Arbeit über Patienten, die postoperativ nach einer elektiven Kolon- oder Rektumresektion nicht auf die Intensivstation transferriert werden mußten. Sie konnten ebenfalls eine erhöhte postoperative Morbidität von 67 % in der Alkoholmißbrauch betreibenden Gruppe im Vergleich zu 20 % in der Kontrollgruppe zeigen. Bereits präoperativ hatten die Patienten, die Alkoholmißbrauch betrieben, eine erniedrigte linksventrikuläre Ejektionsfraktion (Tønnesen et al. 1992). Der Krankenhausaufenthalt war bei den Patienten, die Alkoholmißbrauch betrieben, im Mittel um 8 Tage länger als in der Kontrollgruppe (Tønnesen et al. 1992).

Alkoholentzugssyndrom

Besonders das Alkoholentzugssyndrom kann postoperativ potentiell lebensbedrohliche Zustände induzieren (Feuerlein 1989). Das Spektrum und der zeitliche Verlauf von verschiedenen Symptomen während des Alkoholentzugs resultiert aus der Beteiligung verschiedener Transmittersysteme, die unterschiedlich vulnerabel gegenüber den Wirkungen von Alkohol sind (Rommelspacher et al. 1991). Die Entzugssymptomatologie mit kognitiven Störungen, Halluzinationen, Krämpfen und sympathischer Hyperaktivität resultiert aus der erhöhten Aktivität exzitatorischer Mechanismen und der reduzierten Funktion inhibitorischer Rezeptoren (Rommelspacher et al. 1991).

Jedoch ist die Differentialdiagnose des Alkoholentzugsyndroms bei Intensivpatienten häufig viel komplexer (Heil et al. 1992). Kognitive Störungen und produktiv-pychotische Symptome wie Halluzinationen sind viel schwieriger bei intubierten und analgosedierten Patienten zu erfassen. Diese Situation stellt aber die Routine auf Intensivstationen dar. In den meisten Fällen haben die Patienten eine unterschiedlich lange Phase der Analgosedierung hinter sich gebracht. Wenn die Sedierung bei diesen Patienten reduziert wird und die Patienten wach werden, umfaßt die Differentialdiagnose ein weites Spektrum häufiger Komplikationen. Bevor bei einem agitierten intensivmedizinischen Patienten die Differentialdiagnose des Alkoholentzugs gestellt werden darf, müssen nach der auf unserer Intensivstation üblichen Verfahrensweise (Heil et al. 1992) häufige Komplikationen, wie Infektion, Hypoxämie, Blutung, metabolische und Elektrolytentgleisungen, Schmerzen, fokale neurologische Befunde und exogene wie endogene Intoxikationen oder Mangelzustände, ebenso wie der Entzug von Medikamenten, ausgeschlossen werden.

Diagnostische Möglichkeiten

Da das Alkoholentzugssyndrom durch Pharmakoprophylaxe vermeidbar ist (Heil et al. 1992, 1993 a), sollte bei Patienten mit elektiven Eingriffen, die postoperativ auf die Intensivstation verlegt werden, unbedingt eine präzise präoperative Diagnose gestellt werden. Diese umfaßt neben der Anamnese und der körperlichen Untersuchung zumindest einen alkoholismusrelevanten Fragenkatalog. Wir benutzen in der präoperativen Routine den CAGE Questionnaire (Ewing 1984), der sich durch Kürze und Prägnanz auszeichnet und damit praktikabel für die tägliche klinische Arbeit ist. Buchsbaum et al. (1991) fanden eine gute Übereinstimmung der CAGE-Ergebnisse mit den nach DSM III-R (Wittchen et al. 1989) erfaßten Kriterien der Alkoholabhängigkeit. Der Münchner Alkoholismustest (MALT) (Feuerlein et al. 1977), das im deutschen Sprachraum bevorzugte psychometrische Testverfahren, setzt dagegen ein hohes Maß an Akzeptanz und Kooperation des Patienten voraus und ist in der präoperativen Routine nur vereinzelt anwendbar.

Bei Patienten, die notfallmäßig nach Operation oder Trauma auf der Intensivstation aufgenommen werden, ist häufig aufgrund der Analgosedierung und der Intubation eine Anamnese und ein alkoholismusrelevanter Fragenkatalog nicht mehr durchführbar. Die konventionellen Laborparameter haben jedoch nur eine geringe Sensitivität und Spezifität (Stibler 1991; vgl. Tabelle 1). Auch bei unseren Patienten waren die Sensitivität und Spezifität der einzelnen konventionellen Laborparameter nicht ausreichend, um die Diagnose „chronischer Alkoholmißbrauch" zu stellen. Die Ursache liegt darin, daß die konventionellen Laborparameter entweder Indikatoren einer Erkrankung in einem speziellen Organ sind und damit eine geringe Spezifität besitzen bzw. nicht sensitiv genug sind, den Abusus zu entdecken, bevor ein Stadium mit organischen Komplikationen eingetreten ist (Stibler 1991).

Neuere biologische Marker – State- und Traitmarker (Schmidt u. Rommelspacher 1990) – mit höherer Sensitivität und Spezifität werden z. Z. diskutiert. Als interessant für die tägliche Routine könnten sich u. a. erweisen: kohlenhydratdefizientes Transferrin (CDT) im Serum (Kapur et al. 1989; Müller 1991; Stibler 1991), β-Carboline im Serum (Rommelspacher et al. 1991), Verhältnis von 5-Hydroxytryptophol zu 5-Hydroxyindolessig im Urin (Voltaire et al. 1992) und Tryptophan im Serum (Brown et al. 1993). Mit Ausnah-

Tabelle 1. Sensitivitäten und Spezifitäten der verschiedenen zur Diagnostik des chronischen Alkoholabusus genutzten Laborparameter (*MCV* mittleres korpuskuläres Volumen, γ-GT γ-Glutamyltransferase, *GOT* Glutamat-Oxalacetat-Transaminase, *GPT* Glutamat-Pyruvat-Transaminase, *CDT* kohlenhydratdefizientes Transferrin)

	Alle Patienten (nach Stibler 1991)		Intensivpatienten (eigene Untersuchungen)	
	Sensitivität [%]	Spezifität [%]	Sensitivität [%]	Spezifität [%]
MCV	25–91	76– 95	57	73
γ-GT	59–93	5– 90	43	73
GOT	50–69	50– 68	14	91
GPT	47–58	26– 57	21	100
CDT	76–91	90–100	80	100

me des CDT sind aber alle Marker noch in der klinischen Erprobungsphase und noch nicht kommerziell verfügbar.

CDT ist ein Sammelbegriff für Isoformen des Transferrins. Zuerst wurde der Marker im Liquor neurologischer Patienten im Jahre 1978 von Stibler et al. entdeckt (Stibler et al. 1991). CDT steigt nach einer kontinuierlichen Alkoholzufuhr von 50–80 g Alkohol/Tag über mindestens 1 Woche im Serum an (Stibler 1991). Die Erhöhung des CDT im Serum wird möglicherweise durch acetaldehydvermittelte Inhibition des Glukosyltransfers in der Leber induziert (Stibler 1991). Acetaldehyd entsteht als Abbauprodukt von Ethanol sowohl über die Alkoholdehydrogenase als auch über das mikrosomale ethanoloxidierende System der Leber.

Wir untersuchten in einer interdisziplinären Studie bei intensivmedizinischen Patienten, die entweder postoperativ oder nach Polytrauma auf die Intensivstation übernommen wurden, ob CDT auch bei diesen Patienten eine ausreichende Sensitivität und Spezifität besitzt. Die Patienten wurden präoperativ in eine Gruppe mit chronischem Alkoholmißbrauch (CAGE ≥ 3 und Trinkmenge ≥ 80 g/Tag), d.h. eine Gruppe mit hohem Risiko für postoperative alkoholismusrelevante Komplikationen, und eine Gruppe ohne Risiko für alkoholismusrelevante postoperative Komplikationen (CAGE ≤ 1 und Trinkmenge ≤ 25 g/Tag) eingeteilt. Patienten mit unklarer Anamnese (CAGE = 2) und unklarem Alkoholmißbrauch (zwischen 25 und 80 g/Tag) wurden aus den Untersuchungen augeschlossen. Alle Werte wurden unmittelbar bei stationärer Aufnahme bestimmt. Die Sensitivität betrug 80 % und die Spezifität 100 % (Tabelle 1). Die Sensitivität liegt wesentlich niedriger, wenn ein hoher Volumen- und Substitutionsbedarf z.B. bei polytraumatisierten Patienten vom Unfallort bis zur Aufnahme auf die Intensivstation besteht. Polytraumatisierte Patienten mit einem Substitutionsbedarf von mehr als 2000 ml bis zur Aufnahme auf die Intensivstation wurden nicht in die Untersuchungen zur Kalkulation der Sensitivität und Spezifität des Markers eingeschlossen. CDT ist bei unseren Patienten unter den idealisierten Bedingungen der Studie ein Marker, der den konventionellen Laborparametern überlegen ist (Tabelle 1).

Es gab in unserer Untersuchung keine falsch-positiven CDT-Werte. Falsch-positive Werte sind in der Literatur beschrieben und kommen bei genetischen D-Varianten des Transferrins sowie bei schwerer Leberinsuffizienz und bei Patienten mit Kohlenhydrat-defizientem Gykoproteinsyndrom vor (Stibler 1991). Falsch-negative Werte kamen in unseren Pilotstudien gehäuft vor und erniedrigten die Sensitivität. Die Ursache war, so stellten wir fest, daß die mittlere Dauer zwischen der Aufnahme des Patienten und der Abnahme des CDT im Mittel bei den falsch-negativen Werten 6 Tage betrug, bei den pathologisch erhöhten Werten 1 Tag (Heil et al. 1993 a). Eine unmittelbare Abnahme bei stationärer Aufnahme des Patienten konnte die Sensitivität bei unseren Patienten verbessern.

Die Halbwertszeit für CDT wird in der Literatur mit ungefähr 10–15 Tagen bei neurologischen Patienten angegeben (Behrens et al. 1988; Stibler 1991). Bei 3 Patienten haben wir die Pharmakokinetik bisher bestimmt, und anhand der idealisierten Kurve dieser Patienten stellt man fest, daß die Halbwertszeit bei intensivmedizinischen Patienten wesentlich kürzer ist und bei ca. 4 Tagen liegt. Ursächlich könnten eine essentielle Volumensubstitution, die durch Transfusionen bei Blutung oder kolloidale Lösungen bei relativer Hypovolämie in der Sepsis bekämpft wird, bzw. eine Interaktion mit verabreichten Pharmaka in Frage kommen.

Für CDT wurden mehrere laborchemische Nachweismethoden beschrieben: die Mikroanionaustauschchromatographie mit anschließender Quantifizierung mittels eines Radioimmunoassays (Stibler 1991) oder die Turbidimetrie (Müller et al. 1991) bzw. die isoelektrische Fokusierung mit anschließender Quantifizierung mittels eines Western-blotting-Verfahrens (Xin et al. 1991). Die Validierung der Verfahren ist in der klinischen Erprobungsphase (Xin et al. 1992).

Die postoperative Komplikationsrate unterstreicht die Bedeutung der präzisen Diagnose bei allen Patienten, die durch Operationen oder Trauma bedingt eine krankheitsbedingte Abstinenzphase hinter sich bringen müssen. Das umfaßt alle intensivmedizinischen Patienten, postoperative Patienten auf Normalstationen mit Nahrungskarenz oder enteraler Ernährung durch Magensonde sowie bettlägrige Patienten.

Es muß darauf hingewiesen werden, daß es heutzutage noch keinen Marker gibt, der zwischen nichtabhängigen Patienten, die chronischen Abusus betreiben, und alkoholabhängigen Patienten unterscheiden kann. Lediglich der chronische Alkoholmißbrauch kann mittels CDT entdeckt werden (Heil et al. 1993 a; Stibler 1991). Wir konnten feststellen, daß Patienten, die pathologisch erhöhte CDT-Werte hatten und denen man ihr Ergebnis mitteilte, viel eher geneigt waren, über ihr Alkoholverhalten Auskunft zu geben.

Therapeutische Strategien

Aufgrund einer präzisen Diagnose ist es möglich, bei Patienten, die definitiv alkoholabhängig sind, eine Pharmakoprophylaxe durchzuführen und damit zumindest das potentiell lebensbedrohliche Alkoholentzugssyndrom zu vermeiden und die intensivmedizinische Behandlungsphase zu verkürzen (Heil et al. 1992, 1993 a; Stibler 1991). Wir sprechen mit unseren Patienten, die sich einem elektiven Eingriff unterziehen und postoperativ auf die Intensivstation transferriert werden bzw. eine Nahrungskarenz einhalten müssen oder über Magensonde ernährt werden, eine individuelle Pharmakoprophylaxe und deren Nebenwirkungen durch (Tabelle 2).

Eine Pharmakoprophylaxe wird nur dann durchgeführt, wenn der Patient definitiv abhängig ist. Präoperativ erhalten die Patienten, sofern sie sich selbst versorgen können, keine Prophylaxe. Nur Patienten, die präoperativ parenteral ernährt werden bzw. bettlägerig sind, werden prophylaktisch behandelt. Intraoperativ wird nie eine Prophylaxe gegeben, da durch die Gabe der Narko-

Tabelle 2. Prophylaxe bzw. Therapie des Alkoholentzugssyndroms, mittlere Dosierungen in der Literatur und auf unserer Intensivstation; Dosisempfehlungen können nicht gegeben werden

		Prophylaxe		Therapie	
		parenteral	enteral	parenteral	enteral
Clonidin	Bolus	0,15 mg	0,15 mg	0,15–1,2 mg	0,15–0,6 mg
	danach	Perfusor: 0,3–1 µg/kg/h	2- bis 3mal 0,075–0,15 mg	Perfusor: 2–6 µg/kg/h	2- bis 4mal 0,15–0,6 mg
Benzodiazepine z.B. Midazolam	Bolus	5 mg	7,5 mg	15 mg	15 mg
	danach	0,05–0,1 mg/kg/h	6- bis 8mal 3,25–7,5 mg	0,1–0,2 mg/kg/h	8- bis 12mal 7,5–15 mg
Clomethiazol	Bolus		1 g	bis 750 mg	2 g
	danach		4mal 0,5–1 g	Infusomat: 150–400 mg/h (maximal 16 g)	6- bis 8mal 1–2 g (maximal 16 g)
Butyrophenone z. B. Haloperidol	Bolus	5–10 mg	5–10 mg	20 mg	20 mg
	danach	4mal 2,5–5 mg	4mal 2,5–5 mg	6mal 10 mg	6mal 10 mg
Ethanol	Bolus	4 g	5–20 % der peroralen Tagesdosis	obsolet!	
	danach	2–4 g/h	5–20 % der peroralen Tagesdosis		

tika und Analgetika ein AES nicht ausgelöst werden kann und man sich aufgrund der Nebenwirkungen der prophylaktischen Medikation und der Interaktion mit Narkotika und Analgetika unnötige Risiken einhandeln kann. Unmittelbar postoperativ wird die Prophylaxe begonnen.

Falls ein Patient der Pharmakoprophylaxe nicht zustimmt und nicht definitiv alkoholabhängig ist, führen wir keine Pharmakoprophylaxe durch. Falls der Patient ein AES entwickelt, wird er nach den bei uns üblichen Schemata therapiert (Tabelle 2). Es muß darauf hingewiesen werden, daß eine inadäquate Therapie des AES zu weiteren Entzugssyndromen mit Zunahme der Schwere der Symptome führen kann (Nalow u. Natrop 1985; Tryba et al. 1993). Deshalb muß auf eine ausreichende Pharmakotherapie hingewiesen werden, auch wenn sie mit der Reintubation des Patienten aufgrund der atemdepressiven Wirkung der Pharmakotherapeutika verbunden ist. In Tabelle 2 sind die mittleren Dosierungen in der Behandlungsphase auf unserer Intensivstation aufgelistet. Es muß betont werden, daß keine Dosisempfehlungen gegeben werden können (Nolop u. Natow 1985; Tryba et al. 1993), sondern sich die Dosierung individuell nach den klinischen Parametern, den Nebenerkrankungen und dem präoperativen Alkoholmißbrauch bzw. dem Alkoholmißbrauch vor dem Trauma richtet. Da die Ausgangssituation bei diesen Patienten sehr unterschiedlich sein kann, können die Dosierungen durchaus von der angegebenen Spannbreite in Tabelle 2 abweichen.

Als Pharmaka werden auf unserer Intensivstation u. a. eingesetzt:

α_2-*Rezeptoragonisten:* Für das vegetative Entzugssyndrom spielen noradrenerge Neuronen wahrscheinlich die größte Rolle. Bekannt ist der sog. „Noradrenalinsturm", der wenige Stunden nach dem Absetzen von Alkohol einsetzt und zu Symptomen wie Tremor, Blutdruckanstieg, Steigerung der Herzfrequenz, Erweiterung der Pupillen, Hyperreflexie, plötzlichen Schweißausbrüchen, innerer Unruhe, Schlafstörung sowie zu ängstlich-depressiven Stimmungsschwankungen führen kann (Rommelspacher et al. 1991 a). Dabei zeigte sich während des Entzugs in den meisten Studien eine konsistente Erhöhung des Noradrenalinhauptmetaboliten 3-Methoxy-4-hydroxyphenyl-ethylenglykol im ZNS, Liquor, Plasma und Urin (Athen et al. 1977; Borg et al. 1983; Hawley et al. 1985; Nutt u. Glue 1986). An den noradrenergen Zellkörpern im Locus coeruleus, aber auch in limbischen Strukturen und im Kortex befinden sich inhibitorisch wirkende α_2-Adrenorezeptoren. Diese werden durch Noradrenalin und Adrenalin aktiviert. α_2-Rezeptoragonisten binden wahrscheinlich an Neuronen im Locus coeruleus und verhindern die zentrale Freisetzung von Noradrenalin durch Stimulierung präsynaptisch hemmender α_2-Adrenorezeptoren im Gehirn (Cushman 1988; Linnoila et al. 1987) und erweisen sich damit, wie für Clonidin beschrieben (Balldin u. Bokström 1986; Baumgartner u. Rowen 1987; Bjorkqvist 1975; Cushman 1988; Cushman u. Sowers 1989; Hausen u. Vogel 1984; Lallinger u. Justiz 1988; Litten u. Allen 1991; Manhem et al. 1985; Metz u. Nebel 1983; Palme et al. 1989; Schinzel et al. 1993; Täschner 1991; Verner et al. 1990; Wadstein et al. 1986; Wilkins et al. 1983; Wrobel et al. 1991; Yam et al. 1992), als geeignet für die Prophylaxe und Therapie des Alkoholentzugssyndroms. Verner et al. (1990) führten bei Patienten mit gesicherter Alkoholanamnese in der postoperativen Phase nach Ösophagusresektion eine clonidinsupplementierte Analgosedierung durch; ein Delir trat bei diesen Patienten nicht auf. Wie kürzlich bei internistischen intensivmedizinischen Patienten berichtet wurde, konnte Clonidin bei 10 von 16 Patienten als Monotherapie und bei 4 von 16 Patienten als Kombinationstherapie mit einem Benzodiazepin im AES verwendet werden (Schinzel et al. 1993).

Da Clonidin kausal nur auf das noradrenerge Transmittersystem einwirkt, die Krampfschwelle experimentell senken kann (Blum et al. 1983) und Krämpfe bei Patienten unter Clonidinbehandlung beschrieben sind (Robinson et al. 1989; Robinson u. Robinson 1992), verwenden wir eine Kombination aus Clonidin mit einem Benzodiazepin, das über seine GABAerge Wirkung die Krampfschwelle erhöht.

Da unter Clonidinmonotherapie produktiv-psychotische Symptome, hervorgerufen durch dopaminerge Transmitterimbalancen im Entzug (Rommelspacher et al. 1991), nicht zu unterdrücken sind, wird häufig die Kombination aus Clonidin mit einem Butyrophenon gewählt. Für die Kombinationsbehandlung mit Clonidin und einem Butyrophenon liegen Kasuistiken vor, die das Auftreten von lebensbedrohlichen Arrythmien zeigten (Kamp et al. 1992; Rettmar et al. 1992). Dabei waren gleichzeitig Elektrolytveränderungen bei den Patienten festzustellen. Unter den intensivmedizinischen Maßnahmen kommt es häufig zu Elektrolytveränderungen, wie z. B. einem Kaliumshift mit Erniedrigung des Serumkaliumspiegels bei beginnender Sepsis oder einem Magnesiummangel trotz parenteraler Substitution, wodurch unter der QT-Verlängerung durch Clonidin und der kardiotoxischen Wirkung von Butyrophenonen solche lebensbedrohlichen Arrhythmien ausgelöst werden können. Als weiteres Problem dürfte die gleichsinnige Erniedrigung der Krampfschwelle unter Clonidin (Blum et al. 1983; Robinson et al. 1989) und Haloperidol (Schuchardt u. Schwarzer 1991) bzw. anderen Butyrophenonen zu betrachten sein.

Unter der Kombinationstherapie mit Clonidin und Benzodiazepinen haben wir äußerst selten produktiv-psychotische Symptome gesehen. Nur in Einzelfällen war die Gabe von Haloperidol erforderlich. Als Nebenwirkung der Behandlung mit Clonidin können relevant für die Intensivmedizin Blutdruckabfall, Bradykardie, AV-Blockierungen und Obstipation auftreten. Als weitere Nebenwirkung kann auch ein Blutdruckanstieg bei Blutspiegeln über 10 ng/ml infolge Stimulierung von α_1-Adrenorezeptoren an der Gefäßmuskulatur auftreten, der durch α_1-Sympatholytika (z. B. Tolazolin) antagonisierbar ist (Estler 1991).

Kontraindikationen für die Gabe von Clonidin sind eine Sinusbradykardie < 45 Schläge/min, ein systolischer Blutdruck < 95 mm Hg und eine AV-Blockierung > I°. Abbruchkriterien für eine Prophylaxe oder Therapie sind: Herzfrequenz > 40 Schläge/min, persistierender systolischer Blutdruck < 90 mm Hg trotz ausreichender Volumensubstitution und eine AV-Blockierung > I°.

Die Therapiedauer richtet sich nach der Dauer der Symptomatik. Um Entzugsphänomene im Rahmen der Prophylaxe bzw. erneute Entzugssymptome im Rahmen der Therapie zu vermeiden, ist es wichtig, Clonidin langsam über mehrere Tage auszuschleichen (Tryba et al. 1993).

Benzodiazepine verstärken die Aktivität des endogenen Neurotransmitters GABA (Nutt et al. 1988; Ticku u. Kulkarniz 1988). Sie wirken über den GABA-/Benzodiazepinrezeptor und beeinflussen indirekt das noradrenerge System (Corrodi et al. 1971; Grant et al. 1980; Yoshishige et al. 1985) und die Hypothalamus-Hypophysen-NNR-Achse. Wir verwenden Benzodiazepine in Kombination mit Clonidin oder mit Haloperidol (Tabelle 2). Als effektiv in der Behandlung des Alkoholentzugssyndroms sind in der Literatur Midazolam (Heil et al. 1992), Dikaliumclorazepat (Caspari 1991; Heppeler u. Krauskopf 1990, Wibmer et al. 1990), Flunitrazepam (Braun 1991), Clonazepam (Chantelau u. Schneider 1980), Clobazam (Uchermann u. Koeppen 1979) und Diazepam (Karson et al. 1989; Nolop u. Natow 1985; Uchermann u. Koeppen 1979) beschrieben.

Carbamazepin wird unter anderem in der Behandlung der Epilepsie, der Trigeminusneuralgie und anderen Schmerzsyndromen eingesetzt. Die Substanz steht nicht zur intravenösen Applikation zur Verfügung. Ihre Anwendung in der Intensivmedizin ist damit eingeschränkt. Carbamazepin ist erfolgreich zur Therapie des AES genutzt worden (Brune u. Busch 1971; Malcom et al. 1989; Stuppaeck et al. 1992). Carbamazepin hat einen starken „anti-kindling"-Effekt und wird, soweit bekannt, nicht mißbraucht (Silanpaa 1981). Limitierend in der Anwendung sind die Nebenwirkungen: ca. 10 % der Betroffenen entwikkeln Schwindel, Pruritus, Ataxie, Kopfschmerzen und Übelkeit (Butler u. Messiah 1986). Ein anderer Nachteil ist die potentielle Toxizität in Interaktion mit einigen Antibiotika, Antidepressiva und anderen Antikonvulsiva (Ketter et al. 1991).

Clomethiazol wirkt über eine Potenzierung inhibitorisch wirkender GABAerger Mechanismen, wobei aber Unterschiede zu den Benzodiazepinen und Barbituraten bestehen (Ögren 1986; Rommelspacher et al. 1991). Tagesdosen von 8 g, unter Intensivbedingungen 16 g, sollten nicht überschritten werden (Schuchardt u. Schwarzer 1991). Ein Vorteil der Behandlung mit Clomethiazol ist, daß das Medikament keine Leber- und Hämatotoxizität aufweist (Rommelspacher et al. 1991). Es besitzt ferner eine gute Steuerbarkeit (kurze Halbwertszeit: 3–3,5 h), mit dem Nachteil geringer therapeutischer Breite (Rommelspacher et al. 1991; Schuchardt u. Schwarzer 1991). Für die vollständige Dämpfung der produktiv-psychotischen Symptomatik werden bei der Clomethiazol-Monotherapie oft hohe Dosierungen erforderlich. Deshalb wird die Kombinationstherapie von Haloperidol mit Clomethiazol empfohlen (Finzen

u. Kruse 1980; Heil et al. 1992; Schuchardt u. Schwarzer 1991). Die Erniedrigung der Krampfschwelle durch hochpotente Neuroleptika stellt wegen der starken antikonvulsiven Potenz von Clomethiazol kein Problem dar (Schuchardt u. Schwarzer 1991).

Die intensivmedizinisch bedeutendste Nebenwirkung ist die vesikulärbronchiale Sekretionssteigerung. Im Vergleich zur Clonidinbehandlung führt die Behandlung mit Clomethiazol bei Intensivpatienten häufiger zu Pneumonien (Palme et al. 1989; Tryba et al. 1993; Wrobel et al. 1991) und zur respiratorischen Insuffizienz (Wrobel et al. 1991), wodurch in den meisten Fällen die Respiratortherapie notwendig wird. Kontraindikation für eine Clomethiazoltherapie sind Atemwegserkrankungen, respiratorische Insuffizienz und Bronchopneumonie. Weiterhin ist von Wrobel et al. beschrieben worden, daß die wegen eines AES notwendig gewordene parenterale Ernährung dreifach länger in der mit Clomethiazol behandelten Gruppe im Vergleich zu der mit Clonidin behandelten Gruppe war (Wrobel et al. 1991).

Neuroleptika allein sind in der Entzugsbehandlung nicht ausreichend (Holzbach u. Buhler 1978), außerdem wurde unter Monotherapie eine erhöhte Mortalität im Entzug beschrieben (Athen 1986). Bei anhaltender psychotischer Unruhe unter Clomethiazol kombinieren wir in unserer Klinik Haloperidol mit Clomethiazol. Die Kombination aus Haloperidol bzw. Dehydrobenzperidol und einem Benzodiazepin (Adams 1984; Braun 1991; Nickel et al. 1986) stellt eine weitere therapeutische Alternative beim AES dar. Braun (1991) hat eine Kombinationstherapie mit Dehydrobenzperidol (bis 25 mg/h) und Midazolam (bis 20 mg/h) empfohlen. Allerdings fand sich bei 40% der untersuchten Patienten eine deutliche Kreislaufinstabilität unter der Kombination Dehydrobenzperidol und Benzodiazepin (Braun 1991).

Physostigmin wirkt auf die cholinerge Transmitterimbalance. Die Berichte gehen weit zurück: Fraser publizierte 1863 eine Kasuistik, in der er einem Patienten Physostigmin gab und damit schnell und vollständig das Delirium tremens beseitigte (Fraser 1863). In zwei weiteren Kasuistiken konnte der Nutzen von Physostigmin bei kognitiven Störungen im Delirium tremens gezeigt werden (Powers et al. 1981). Es liegen jedoch keine kontrollierten Untersuchungen zur Prophylaxe und Therapie des AES vor. In wenig selektiertem Patientengut ist die Anwendung gefährlich, z.B. bei Asthmatikern und bei Patienten mit Arrhythmien (Powers et al. 1981). Überdosiert kann Physostigmin Krampfanfälle induzieren (Powers et al. 1981).

Ethanol zur Behandlung der Entzugssymptomatik ist obsolet (Glockman u. Herbsman 1968; Rommelspacher et al. 1991). In vereinzelten Fällen geben wir Ethanol noch als Prophylaxe (Tabelle 2; Gower u. Kersten 1980; Hansbrough et al. 1984; Heil et al. 1992), wenn die Patienten postoperativ sehr schnell auf eine periphere Station verlegt werden sollen, die keine Erfahrung mit anderen Pharmakoprophylaxen hat. Die Patienten müssen über diese

Pharmakoprophylaxe aufgeklärt sein und müssen präoperativ in diese Form der Prophylaxe einwilligen. Unserer Meinung nach ist es aus medizinischen und ethischen Gründen obsolet, Patienten ohne ihr Einverständnis Alkohol zu verabreichen. Die Patienten dürfen außerdem nicht schwer erkrankt sein. Entzugserscheinungen, manifeste Herz-, Leber- und Pankreasinsuffizienz, ebenso wie Septikämien und Risiken erhöhter Nachblutung dürfen nicht vorliegen. Die Prophylaxe wird dann intravenös über Zentralvenenkatheter in einer mittleren Dosierung von 2–4 g/h auf unserer Intensivstation begonnen und sehr schnell auf eine enterale Zufuhr mittels Magensonde umgestellt. Dabei scheint die Verabreichung in Form von handelsüblichen Getränken aus psychologischen Gründen nicht sinnvoll (Arnold u. Feuerlein 1983). Langfristige parenterale Alkoholgabe gibt es bei uns nicht mehr. Die Kontrolle erfolgt täglich über Blutalkoholspiegel, um Überdosierungen zu vermeiden.

Als adjuvante Prophylaxe bzw. Therapie wird die Vitaminsubstitution mit 100 mg/Tag Vitamin B_1 durchgeführt. Im Plasma von Ethanolabhängigen sind weiterhin oft Magnesium (Karson 1989; Späth 1989) und Phosphat vermindert. Die Substitution erfolgt unter täglicher Kontrolle des Serumspiegels.

Neuere prophylaktische und therapeutische Konzepte im AES wie die Gabe von Clonidin oder in Erprobung befindlicher Substanzen wie γ-Hydroxybuttersäure (Fadda et al. 1983; Gallimberti et al. 1989), dem Benzodiazepinantagonisten Flumazenil (Gerra et al. 1991), Serotoninrezeptorantagonisten (Hagan et al. 1990) oder NMDA-Rezeptorantagonisten (Danysz et al. 1992; Hoffman et al. 1990) könnten in den nächsten Jahren möglicherweise eine individuelle, über elektrophysiologisches Monitoring (Begleiter u. Porjesz 1988; Polich et al. 1988; v. Knorring 1976; Zuckermann 1984) gesteuerte Prophylaxe und Therapie des AES erlauben.

Weiterhin wäre es wünschenswert, in Zusammenarbeit mit den operativen Disziplinen und den neurologisch-psychiatrischen Kliniken, die gefährdeten Patienten z. B. im Rahmen der Nachsorgeprogramme der Karzinompatienten, Selbsthilfegruppen („Anonyme Alkoholiker" u. ä.) zuzuführen bzw. in laufende neurologisch-psychiatrische Projekte zu integrieren.

Zusammenfassung

Die Prävalenz alkoholkranker Patienten in der Anästhesie und Intensivmedizin ist hoch. Präzise diagnostische Möglichkeiten sind oft nicht ausreichend bekannt oder stehen noch nicht kommerziell zur Verfügung. Die postoperative Komplikationsrate bzw. die Komplikationsrate nach Trauma ist hoch, insbesondere bei intensivmedizinischen Patienten. Das AES ist ein vital bedrohliches Krankheitsbild, das unter allen Umständen vermieden werden sollte. Eine Pharmakoprophylaxe ist aber nur indiziert, falls der Patient definitiv abhängig ist. Da die Therapie hohe Dosierungen erfordert und der Patient in der Regel eine verlängerte Intubationsphase mit den entsprechenden Komplikationen hinter sich bringt, sollte ein AES unter allen Umständen vermieden werden.

Welches der Konzepte zur Prophylaxe und Therapie des AES zu bevorzugen ist, kann mangels kontrollierter Studien bei postoperativen intensivmedizinischen Patienten noch nicht geklärt werden.

Literatur

Adams F (1984) Neuropsychiatric evaluation and treatment of delirium in the critically ill cancer patient. Cancer Bull 36:156–160

Arnold U, Feuerlein W (1983) Alkohol oder Psychopharmaka beim Entzugsdelir? Klinikarzt 12:203–212

Athen D (1986) Comparative investigation of chlormethizole and neuroleptic agents in the treatment of alcoholic delirium. Acta Psychiatr Scand 73:167–170

Athen D, Beckmann H, Ackenheil M, Markianos M (1977) Biochemical investigations into the alcoholic delirium. Alterations of biogenic amines. Arch Psychiatr Nervenkr 224:129–140

Balldin J, Bokström K (1986) Treatment of alcohol abstinence symptoms with the alpha2-agonist clonidine. Acta Psychiatr Scand 73:131–143

Ballenger JC, Post RM (1978) Kindling as a model for alcohol withdrawal syndromes. Br J Psychiatr 133:1–14

Baumgartner GR, Rowen RC (1987) Clonidine vs chlordiazepoxide in the management of acute alcohol withdrawal syndrome. Arch Intern Med 147:1123–1225

Begleiter H, Porjesz H (1988) Potential biological markers in individuals at high risk for developing alcoholism. Alcohol Clin Exp Res 12:488–493

Behrens UJ, Worner TM, Lieber CS (1988) Changes in carbohydrate-deficient transferrin after alcohol withdrawal. Alcohol Clin Exp Res 12:539–544

Bjorkqvist SE (1975) Clonidine and alcohol withdrawal. Acta Psychiatr Scand 52:256–263

Blum K, Briggs AH, DeLallo L (1983) Clonidine enhancement of alcohol withdrawal in mice. Substance Alcohol Actions/Misuse 4:59–63

Borg S, Czarnecka A, Kvande H, Mossberg D, Sedvall G (1983) Clinical conditions and concentrations of MOPEG in the cerebrospinal fluid and urine of male alcoholic patients during withdrawal. Alcoholism 7:411–415

Braun U (1991) Therapie und Prophylaxe des Alkoholdelirs unter besonderer Berücksichtigung der Neuroleptika. In: Verner L, Hartmann M, Seitz W (Hrsg) Delir und Delirprophylaxe in der Intensivmedizin. Eine Standortbestimmung. Steinkopff, Darmstadt, S 33–36

Brown JJ, Morgan CJ, Huckle P, Bradley DM, Badawy AA-B, Thomas R (1993) Tryptophan metabolism and disposition in chronic abstinent alcoholics: a preliminary study. Alcohol Alcoholism 28:243

Brown ME, Anton RF, Malcolm R, Ballenger JC (1988) Alcohol detoxification and withdrawal seizures. Clinical support for a kindling hypothesis. Biol Psychiatry 23:507–514

Brune F, Busch H (1971) Anticonvulsant-sedative treatment of delirium alcoholism. Q J Studies Alcohol 32:334–342

Buchsbaum DG, Buchanan RG, Centor RM, Schnoll SH, Lawton MJ (1991) Screening for alcohol abuse using CAGE score and likelihood ratios. Ann Intern Med 115:774–777

Butler D, Messiah FS (1986) Alcohol withdrawal and carbamazepine. Alcohol 3:113–129

Caspari D (1991) Die Bedeutung von Dikaliumclorazepat in der Delirbehandlung. In: Verner L, Hartmann M, Seitz W (Hrsg) Delir und Delirprophylaxe in der Intensivmedizin. Eine Standortbestimmung. Steinkopff, Darmstadt, S 37–42

Chantelau EA, Schneider J (1980) Günstiger Effekt von Clonazepam bei der Behandlung des Delirium tremens. Med Welt 31:451–454

Corrodi H, Fuxe K, Ledbruck P, Olson L (1971) Minor tranquilizers, stress, and central catecholamine neurons. Brain Res 29:1–16

Cushman P (1988) Clonidine and alcohol withdrawal. Adv Alcohol Subst Abuse 7: 17–28

Cushman P, Sowers JR (1989) Alcohol withdrawal syndrome: clinical and hormonal responses to alpha2-adrenergic agonist treatment. Alcohol Clin Exp Res 13: 361–364

Danysz W, Dyr W, Jankowska E, Glazewski S, Kostowski W (1992) The involvement of NMDA receptors in acute and chronic effects of ethanol. Alcohol Clin Exp Res 16:499–504

Deutsche Hauptstelle gegen die Suchtgefahren (DHS) (1992) Jahrbuch Sucht '93. Geesthacht

Estler CJ (1991) Clonidin. Pharmakologische Grundlagen für den Einsatz beim Delirium tremens. Arzneimitteltherapie 9:163–171

Ewing JA (1984) Detecting alcoholism, The CAGE Questionnaire. JAMA 252: 1905–1907

Fadda P, Argiolas A, Melis MR et al. (1983) Suppression of voluntary ethanol consumption in rats by gamma-butyrolactone. Life Sci 32:1471–1477

Feuerlein W (1989) Alkoholismus – Mißbrauch und Abhängigkeit. Thieme, Stuttgart New York

Feuerlein W, Ringer C, Küfner H, Antons K (1977) Diagnose des Alkoholismus: Der Münchener Alkoholismustest (MALT). MMW 119:1275–1282

Finzen C, Kruse G (1980) Kombinationstherapie des Alkoholdelirs mit Haloperidol und Clomethiazol. Psychiatr Prax 7:50–56

Fraser TR (1863) On the characteristics, actions, and therapeutical uses of the ordeal bean of Calabar. Edinburgh Med J 9:36–56, 123–132, 235–248

Gallimberti L, Gentile N, Cibin M, Fadda F, Canton G, Ferri M, Ferrara SD, Gessa GL (1989) Gamma-Hydroxybuttersäure in der Behandlung des Alkoholentzugssyndroms. Lancet (deutsche Ausgabe) 3:726–728

Gerra G, Caccavari R, Volpi R, Maninetti L, Delsignore R, Coiro V (1991) Effectiveness of flumazenil in the treatment of ethanol withdrawal. Curr Therap Res 50: 62–66

Glickman L, Herbsman H (1968) Delirium tremens in surgical patients. Surgery 64: 882–890

Gower WE, Kersten H (1980) Prevention of alcohol withdrawal symptoms in surgical patients. Surg Gynecol Obstet 151:382–384

Grant SJ, Huan YH, Redmond DE (1980) Benzodiazepines attenuate single unit activity in the locus coeruleus. Life Sci 27:2231–2236

Hacke W (1986) Neurologische Intensivmedizin. Perimed, Erlangen

Hagan RM, Jones BJ, Jordan CC, Tyers MB (1990) Effect of 5-HT$_3$ receptor antagonists on responses to selective activation of mesolimbic dopaminergic pathways in the rat. Br J Pharmacol 99:227–232

Hansbrough JF, Zapata-Sirvent RL, Carroll WJ, Johnson R, Saunders CE, Barton CA (1984) Administration of intravenous alcohol for the prevention of withdrawal in alcohol burn patients. Am J Surg 148:266–269

Hausen M, Vogel A (1984) Hochdosierte Clonidintherapie – ein neuer Weg zur Beherrschung des Alkoholentzugsdelirs? Verh Dtsch Ges Inn Med 90:934–937

Hawley RJ, Major LF, Schulman EA, Linnoila M (1985) Cerebrospinal fluid 3-methoxy-4-hydroxyphenylglycol and norepinephrine levels in alcohol withdrawal. Arch Gen Psychiatry 42:1056–1062

Heil T, Spies C, Hannemann L, Reinhart K, Eyrich K (1992) Pharmakologische Ansätze zur Prophylaxe und Therapie des postoperativen Alkoholentzugssyndroms. Anästh Intensivmed 33:33–37

Heil T, Spies C, Bullmann C, Neumann T, Eyrich K, Müller C, Rommelspacher H (1993 a) Der Stellenwert des Kohlenhydrat-defizienten Transferrins (CDT) in der präoperativen Diagnostik des chronischen Alkoholabusus bei intensivmedizinischen Patienten nach elektiver Tumorresektion. Anaesthesist (im Druck)

Heil T, Spies C, Bullmann C, Neumann T, Hannemann L, Müller C (1993 b) Carbohydrate deficient transferrin (CDT) co-predictor of postoperative alcohol withdrawal syndrome? Alcohol Alcoholism 28:238

Heppeler M, Krauskopf R (1990) Behandlung des Alkoholdelirs mit Dikaliumchlorazepat.Krankenhausarzt 63:3–15

Hervé C, Gaillard M et al. (1986) Alcoholism in polytrauma. J Trauma 26:1123–1126

Hoffmann PL, Rabe CS, Grant KA, Valverius P, Hudspith M, Tabakoff B (1990) Ethanol and the NMDA receptor. Alcohol 7:229–231

Holzbach B, Buhler KB (1978) Die Behandlung des Delirium tremens mit Haldol. Nervenarzt 49:405–409

Irwin M, Baird S, Smith TL, Schuckit M (1988) Use of laboratory tests to monitor heavy drinking by alcohol men discharged from a treatment program. Am J Psychiatry 145:595–599

Jensen NH, Dragsted L, Christensen JK, Jørgensen JC, Qvist J (1988) Severity of illness and outcome in alcoholic patients in the intensive care unit. Intensive Care Med 15:19–22

Kamp U, Jochim A, Schlattmann G (1992) Haloperidol und Clonidin beim Alkoholentzugssyndrom – eine weitere Kasuistik. Intensivmedizin 29:371–372

Kanzow WT (1983) Das alkoholische Delirium tremens. Pathogenese und Therapie. Dtsch Ärzteblatt 45:57–62

Kapur A, Wild G, Milford-Ward A, Triger DR (1989) Carbohydrate deficient transferrin: a marker for alcohol abuse. Br Med J 299:427–431

Karson A, Nickel B, Schmickaly R, Fehlinger R (1989) Hochdosierte intravenöse Magnesium-Diazepam-Therapie – eine wirksame Kombinationsbehandlung des Delirium tremens. Magnesium Bull 11:53–57

Ketter TA, Post RM, Worthington K (1991) Principles of clinically important drug interactions with carbamazepine. Part I. J Clin Pharmacol 11:198–203

Knorring L von (1976) Visual averaged evoked responses in patients suffering from alcoholism. Neuropsychobiology 2:233–238

Lallinger L, Justiz R (1988) Hochdosierte Clonidintherapie zur Behandlung des Delirium tremens. Klinikarzt 17:398–405

Linnoila M, Mefford I, Nutt D, Adinoff B (1987) Alcohol withdrawal and noradrenergic function. Ann Intern Med 107:875–889

Litten RZ, Allen JP (1991) Pharmacotherapies for alcoholism: promising agents and clinical issues. Alcohol Clin Exp Res 15:620–633

Malcolm R, Ballenger JC, Sturgis ET, Anton R (1989) Double-blind controlled trial comparing carbamazepine to oxazepam treatment of alcohol withdrawal. Am J Psychiatry 146:617–621

Manhem P, Nilsson LH, Mobert AL, Wadstein J, Hökfeld B (1984) Alcohol withdrawal: effects of clonidine treatment on sympathetic activity, the renin-aldosterone system, and clinical symptoms. Alcohol Clin Exp Res 9:238–243

Metz G, Nebel B (1983) Clonidin beim schweren Alkohol-Entzugsdelir. Fortschr Med 101:1260–1264

Mihas AA, Tavassoli M (1992) Laboratory markers of ethanol intake and abuse. A critical appraisal. Am J Med Sci 303(6):415–428

Moore RD, Bone LR, Geller G, Mamon JA, Stokes EJ, Levine DM (1989) Prevalence, detection, and treatment of alcoholism in hospitalised patients. JAMA 261:403–407

Müller C, Moritz R, Bräutigam K, Sinha P, Köttgen E (1991) Vereinfachte Methode zur Bestimmung des desialysierten Transferrins im Serum. Lab Med 15:278

National Institute on Alcohol Abuse and Alcoholism (NIAAA) (1989) Alcohol withdrawal syndrome. Alcohol Alert 5:1–4

Neumann T, Heil T, Spies C, Koenigs D, Hannemann L, Müller C (1983) Detecting alcoholism in trauma patients. Alcohol Alcoholism 68:247

Nickel B, Schmickaly R, Kursawe HK et al. (1986) Beitrag zur Therapie des Delirium tremens. Z Klin Med 41:1643–1646

Nilssen O, Huseby NE, Brenn G, Schirmer H, Forde OH (1992) New alcohol markers – How useful are they in population studies: The Svalbard Study 1988–89. Alcohol Clin Exp Res 16:82–86

Nolop KB, Natow A (1985) Unprecedented sedative requirements during delirium tremens. Crit Care Med 13:246–247

Nutt D, Glue P (1986) Monoamines and alcohol. Br J Addict 81:327–338

Nutt D, Glue P, Molyneux S, Clark E (1988) α_2-Adrenoreceptor function in alcohol withdrawal: a pilot study of the effects of iv clonidine in alcoholics and normals. Alcohol Clin Exp Res 12:14–18

Nutt D, Adinoff B, Linnoila M (1989) Benzodiazepines in the treatment of alcoholism. In: Galanter M (ed) Recent developments in alcoholism: treatment research, vol 7. New York, Plenum Press, pp 283–313

Ögren SO (1986) Wirkungsweise des Clomethiazol. In: Evans JG, Feuerlein W, Glatt MM, Kanowski S, Scott DB (Hrsg) Clometziazol. Verlag für Angewandte Wissenschaften, München, S 3–9

Palme M, Schäfer E, Lange S (1989) Clonidin bei der Behandlung des Delirium tremens – klinische Erfahrungen. Anästh Intensivmed 30:3–8

Polich J, Burns T, Bloom FE (1988) P300 and the risk for alcoholism: family history, task difficulty, and gender. Alcohol Clin Exp Res 12:248–254

Powers JS, Decoskey D, Kahrilas PJ (1981) Physostigmine for treatment of delirium tremens. J Clin Pharmacol 21:57–60

Prior P (1988) Long-term cancer risk in alcoholism. Alcohol 23:163–171

Rettmar K, Stierle U, Muhl E, Gehring H, Sheikhzadeh A, Diederich KW (1992) Sinusbradykardie, QT-Verlängerung und Kammerflimmern unter Haloperidol- und Clonidin-Therapie des Alkoholentzugssyndroms. Intensivmedizin 29:178–183

Robinson BJ, Robinson GM (1992) Alcohol withdrawal treatment with clonidine. Br J Anaesth 69:328–332

Robinson BJ, Robinson GM, Maling TJB, Johnson RJ (1989) Is clonidine useful in the treatment of alcohol withdrawal? Alcohol Clin Exp Res 13:95–98

Rommelspacher H, Schmidt LG, Helmchen H (1991 a) Pathobiochemie und Pharmakotherapie des Alkoholentzugssyndroms. Nervenarzt 62:649–657

Rommelspacher H, Schmidt LG, May T (1991 b) Plasma norhaman (β-carboline) levels are elevated in chronic alcoholics. Alcohol Clin Exp Res 15:553–559

Schinzel H, Weilemann LS, Swars H, Kelbel C, Meyer J (1993) Erfahrungen bei der Behandlung schwerer Alkoholentzugssyndrome auf einer internistischen Intensivstation mittels Clonidin. Intensivmedizin 30:79–83

Schmidt LG, Rommelspacher H (1990) Biologische Marker des Alkoholismus. Nervenarzt 61:140–147

Schuchardt V, Schwarzer W (1991) Das lebensbedrohliche Alkoholdelir – Kombinationstherapie mit Clomethiazol. In: Verner L, Hartmann M, Seitz W (Hrsg) Delir und Delirprophylaxe in der Intensivmedizin. Eine Standortbestimmung. Steinkopff, Darmstadt, S 23–31

Seitz W (1991) Der alkoholkranke Patient auf der Intensivstation. In: Verner L, Hartmann M, Seitz W (Hrsg) Delir und Delirprophylaxe in der Intensivmedizin. Eine Standortbestimmung. Steinkopff, Darmstadt, S 1–12

Silanpaa M (1981) Carbamazepine: pharmacology and clinical uses. Acta Neurol Scand 64:1–202

Späth G (1989) Magnesium – Alkohol. Beltz, Weinheim

Spies C, Heil T, Neumann T, Reinhard K, Müller C (1993 a) Carbohydrate deficient transferrin (CDT) – a reliable copredictor of alcohol complications in postoperative intensive care patients. In: CDT as a tool in the identification and treatment of alcohol related disease. Workshop, European Society of Biomedical Research on Alcoholism

Spies C, Heil T, Neumann T, Hannemann L, Eyrich K (1993 b) Chronic alcohol abuse in patients with alcohol promoted tumors: preoperative diagnosis and postoperative complications in the intensive care unit. Intensive Care Med (submitted)

Spies C, Neumann T, Heil T, Specht M, Hannemann L, Eyrich K (1993 c) Chronic alcohol abuse in multiple injuried patients. J Trauma (submitted)

Stibler H (1991) Carbohydrate-deficient transferrin in serum: a new marker of potentially harmful alcohol consumption reviewed. Clin Chem 37:2029–2037

Stuppaeck CH, Pycha R, Miller C, Whitworth AB, Oberbauer H, Fleischhacker WW (1992) Carbamazepine versus oxazepame in the treatment of alcohol withdrawal: a double-blind study. Alcohol Alcoholism 27:153–158

Täschner K-L (1991) Clonidin in der Behandlung des Entzugsyndroms. In: Verner L, Hartmann M, Seitz W (Hrsg) Delir und Delirprophylaxe in der Intensivmedizin. Eine Standortbestimmung. Steinkopff, Darmstadt, S 43–46

Ticku MK, Kulkarniz K (1988) Molecular interactions of ethanol with GABAergic system and potential of RO 15-4513 as an ethanol antagonist. Pharmacol Biochem Behav 30:501–510

Tønnesen H, Petersen K, Højgaard L, Stokholm HK, Nielsen HJ, Knigge U, Kehlet H (1992) Postoperative morbidity among symptom-free alcohol misusers. Lancet 340:334–340

Tryba M, Kulka P, Zenz M (1993) Sympathetic hyperactivity syndromes in ventilated patients. In: Vincent JL (ed) Yearbook of intensive care medicine. Springer, Berlin Heidelberg New York, S 529–539

Uchermann RC, Koeppen D (1979) Behandlung des Alkoholentzugssyndroms mit Clobazam. Therapiewoche 29:8832–8835

Verner L, Hartmann M, Seitz W (1990) Clonidinsupplementierte Analgosedierung zur postoperativen Delirprophylaxe. Anästh Intensivmed Notfallmed 25:274–280

Voltaire A, Beck O, Borg S (1992) Urinary 5-hydroxytryptophol: a possible marker of recebt alcohol consumption. Alcohol Clin Exp Res 16:281–285

Wadstein J, Manhem P, Nilsson LH, Moberg AL, Hökfeld B (1986) Clonidine versus clomethiazole in alcohol withdrawal. Acta Psychiatr Scand 73:144–148

Wellhöner HH (1991) Pharmakotherapie des Alkoholentzugssyndroms – eine Übersicht. In: Verner L, Hartmann M, Seitz W (Hrsg) Delir und Delirprophylaxe in der Intensivmedizin. Eine Standortbestimmung. Steinkopff, Darmstadt, S 13–19

Wibmer M, Mair M, Moser C, Müller M, Schubert H (1990) Behandlung des schweren Alkoholabstinenzsyndroms mit Dikaliumchlorazepat. Arzt und Krankenhaus 12:383–390

Wittchen H-U, Saß H, Zaudig M, Koehler K (1989) Diagnostisches und Statistisches Manual Psychischer Störungen DSM-III-R. Beltz, Weinheim Basel

Wilkins AJ, Jenkins WJ, Steiner JA (1983) Efficacy of clonidine in treatment of alcohol withdrawal state. Psychopharmacology 81:78–80

Wrobel N, Thalhofer S, Köppel C (1991) Clonidintherapie beim Alkoholentzugssyndrom bei Intensivpatienten. Intensivther Notfallbehandl 16:113–116

Wrobel N, Götz D, Köppel C (1991) Physostigmin zur Prophylaxe eines Alkoholentzugssyndroms bei Intensivpatienten. Intensivmedizin 28:462

Xin Y, Lasker JM, Rosman AS, Lieber CS (1991) Isoelectric focusing/western blotting: a novel and practical method for quantitation of carbohydrate-deficient transferrin in alcoholics. Alcohol Clin Exp Res 15:814–821

Xin Y, Rosman AS, Lasker JM, Lieber CS (1992) Measurement of carbohydrate-deficient transferrin by isoelectric focusing/western blotting and by micro anion-exchange chromatography/radioimmunoassay: comparison of diagnostic accuracy. Alcohol Alcoholism 27:425–433

Yam I, Forbes A, Kox WJ (1992) Clonidine in the treatment of alcohol withdrawal in the intensive care unit. Brit J Anaesth 68:106–108

Yoshishige I, Masotoshi T, Tsuda A, Tsujimaru S, Nagasaki N (1985) Attenuating effect of diazepam on stress induced in noradrenaline turnover in specific brain region of rats. Antagonism by RO 15-1788. Life Sci 37:2391–2498

Zuckermann M (1984) Sensation seeking: a comparative approach to a human trait. Behav Brain Sci 7:413–471

Der Drogennotfall

A. Hibler, T. Zilker

Nahezu jedem Süchtigen passiert im Laufe seiner Suchtkarriere ein „Unfall",
d. h. durch Überdosierung der Droge gerät er in eine oft lebensbedrohliche
Situation. Diese Überdosierungen sind entweder akzidentiell oder parasuizidal
und suizidal verursacht. Akzidentielle Ursachen sind der stark schwankende
Substanzgehalt illegaler Drogen, die Eigentoxizität von Streckungsmitteln, die
Verwendung von dem Süchtigen bis dahin unvertrauten Substanzen sowie
häufig die gleichzeitige Verabreichung verschiedenster Suchtstoffe oder das
Platzen von verschluckten Drogenpäckchen beim „body packing". Daneben
führt die Abhängigkeit zu verzweifelten Situationen, denen der Süchtige durch
suizidale Überdosierung zu entkommen sucht.

Die Kenntnis der Symptome und die Therapie von Drogennotfällen ermöglichen eine rasche und gezielte Intervention, um zur Senkung der erschrek-
kend hohen Zahl von Drogentoten beizutragen.

Opiate

Die am häufigsten von Abhängigen verwendeten Stoffe dieser Substanzklasse
sind Heroin, Dihydrocodein und Methadon. Sie zeigen ein ähnliches Vergif-
tungsbild. Sie unterscheiden sich jedoch v. a. in der Halbwertszeit und damit in
der Wirkdauer.

Heroin, chemisch Diacetylmorphin, wird nasal, gastrointestinal, rektal, vaginal, subkutan, intramuskulär oder pulmonal resorbiert. Die häufigste An-
wendungsform ist jedoch die intravenöse Applikation. Es verteilt sich rasch in
alle Gewebe und wird zu 6-Monoacetylmorphin und Morphin deacetyliert und
hauptsächlich über die Nieren ausgeschieden. Bei i.v.-Anwendung hat Heroin
eine Halbwertszeit von ca. 20 min. Der Substanzgehalt von Straßenheroin
schwankt zwischen 15 und 90 %, und als Streckungsmittel finden Mannitol,
Talkum, Dextrose (Glukose), Laktose, Backpulver, Chinin, Strychnin, Kof-
fein, Lidocain und andere Substanzen Verwendung.

Dihydrocodein wird peroral aufgenommen und zu 60–70 % resorbiert, de-
methyliert und konjugiert und mit einer Halbwertszeit von ca. 4 h v. a. renal
eliminiert.

Methadon wird gut gastrointestinal, subkutan und intramuskulös resorbiert und wird von Abhängigen auch intravenös appliziert. Seine Halbwertszeit beträgt 10–18 h.

Die akute intravenöse Opiatüberdosierung sowie die nasale Applikation von Heroin oder das Platzen von verschluckten Drogenpäckchen beim „bodypacker" führt innerhalb weniger Minuten, bei peroraler Aufnahme innerhalb 30–60 min zum Auftreten lebensbedrohlicher Symptome. Leitsymptome sind stecknadelkopfgroße Pupillen, Atemdepression und Koma. Die durch die Atemdepression verursachte Hypoxie erzeugt zunächst eine Hypotonie und Bradykardie und verstärkt die opiateigene ZNS-Depression mit der Folge von Koma und Krämpfen. Wenn die Opiatwirkung nicht abklingt und/oder keine therapeutischen Maßnahmen ergriffen werden, folgen Asystolie/Kammerflimmern sowie irreparable zerebrale Schäden, die auch die Miosis in eine Mydriasis verwandeln. Die respiratorische Insuffizienz kann noch verstärkt werden durch Aspirationen, Atelektasen und das herointypische Lungenödem. Eine Hypothermie ist nicht selten; Fieber weist auf vorhandene Infektionen wie Pneumonien, Spritzenabszesse und Abszesse anderer Lokalisation, die pyrogene Wirkung von Streckungsmitteln, bakterielle Verunreinigungen oder die gleichzeitige Applikation von Kokain oder Amphetaminen hin.

Die Therapie richtet sich nach dem Ausmaß des klinischen Bildes (s. Tabelle 1). Im Vordergrund der Therapie steht die Beseitigung der respiratorischen Insuffizienz. Intubation und Beatmung sind die Therapiemaßnahmen der ersten Wahl, bei Vorliegen eines Lungenödems ist die kontrollierte PEEP-Beatmung obligatorisch. Mit dem Opiatantagonisten Naloxon (Narcanti) steht ein schnellwirksames Antidot zur Verfügung, das alle Opiatwirkungen aufzuheben vermag und, sieht man von der Möglichkeit plötzlich auftretender Entzugssymptome ab, keine Nebenwirkungen hat.

Dosiert wird nach Wirkung; es können bis zu 5 Amp. notwendig werden, bis die gewünschte Wirkung eintritt. Zu beachten ist die kurze Wirkdauer des Antidotes, die repetitive Gaben oder die kontinuierliche intravenöse Infusion – i. allg. sind 0,4–0,8 mg/h ausreichend – erforderlich machen kann. Die Verab-

Tabelle 1. Symptome und Therapie der akuten intravenösen Opiatüberdosierung

Symptome	Therapie
Miosis	Überwachung
Koma	Naloxon
Atemdepression	Naloxon, assistierte Beatmung
Bradykardie	Naloxon
Hypotension	Naloxon, Flüssigkeitsgabe
Lungenödem	PEEP-Beatmung
Krämpfe	Naloxon, Antikonvulsiva
Atemstillstand	Kardiopulmonale Reanimations-
Asystolie	maßnahmen, Naloxon

reichung muß bis zum Sistieren bedrohlicher Opiatsymptome durchgeführt werden. Ist auch durch hochdosierte Antidotgabe keine klinische Besserung zu erreichen, so liegen entweder bereits schwere hypoxische Schäden oder zusätzliche Wirkstoffe vor, oder die Diagnose muß neu überdacht werden. Bei Patienten, die aufgrund zusätzlicher pulmonaler Komplikationen, wie Lungenödem, Aspirationspneumonie, Atelektasen oder akuten Lungenversagens (ARDS) der mechanischen Beatmung bedürfen, sollte auf die Antidotgabe außer zu diagnostischen Zwecken verzichtet werden, da die Beseitigung der ZNS-Depression eine erneute Sedierung des Patienten erforderlich macht. Bei Vorliegen einer ausgeprägten Hypotonie ist die Gabe von adrenergen Substanzen, bei Atem- und Herzstillstand sind die üblichen kardiopulmonalen Reanimationsmaßnahmen erforderlich. Auch in diesen Extremsituationen kann die Gabe von Naloxon die Erfolgsaussichten verbessern.

Kokain und Amphetamine

Kokain ist das potenteste natürlich vorkommende ZNS-Stimulans. Chemisch wird es als Benzoylmethylecgonin bezeichnet und besitzt strukturelle Ähnlichkeiten mit Scopolamin und Atropin. In der pharmakologischen Wirkung ist es den synthetisch hergestellten Amphetaminen sehr ähnlich, weshalb diese Substanzen in einem Abschnitt abgehandelt werden. Es wird gastrointestinal, vaginal, rektal und nasal resorbiert, die freie Base („crack") ist hitzeresistent, kann geraucht werden und wird dann rasch und vollständig pulmonal resorbiert. Kokain wird rasch und nahezu vollständig durch Plasma- und Lebercholinesterasen zum inaktiven Metaboliten Ecgoninmethylester hydrolysiert. Weniger als 10 % werden unverändert im Urin ausgeschieden. Die Plasmahalbwertszeit beträgt für Kokain 1–1,5 h.

Amphetamine sind synthetisch hergestellte Verbindungen mit starken ZNS-Effekten und einer längeren Wirkungsdauer als Kokain. Zu den bekanntesten zählen neben dem Amphetamin Methylendioxyamphetamin (MDA), Methylendioxymethamphetamin (MDMA), Methamphetamin („speed") und 2,5-Dimethoxy-4-methylamphetamin (DOM), das eine dem Lysergsäuredimethylamid (LSD) ähnliche halluzinogene Potenz besitzt. Durch illegale Produktion kommen jedoch immer wieder neuartige Verbindungen auf den Markt. Amphetamine werden vollständig aus dem Gastrointestinaltrakt resorbiert, die Plasmaspitzenspiegel werden nach 1–2 h erreicht, und die Resorption ist meist nach 4–6 h abgeschlossen. Amphetamine werden meist unverändert über die Nieren augeschieden.

Bei intravenöser oder nasaler Applikation von Kokain treten schon nach wenigen Minuten die Symptome der ZNS-Stimulation auf und erreichen bereits nach 30 min ihre maximale Wirkung. Peroral aufgenommene Amphetamine entfalten ihre Wirkung nach 30–60 min, und die Wirkung hält gewöhnlich 4–6 h an. Die Vergiftungssymptomatik ist gekennzeichnet durch eine zunächst ansteigende Stimulation, die schließlich in einem allgemeinen Zusammenbruch des Herz-Kreislauf- und des Respirationssystems sowie der ZNS-Funktion endet (s. Tabelle 2). Bei sehr schweren Kokainüberdosierungen kann die Stimulationsphase sehr kurz sein, und der Tod tritt bereits innerhalb von 30 min ein, begleitet von Krämpfen, ventrikulären Rhythmusstörungen und Atemstillstand.

Gefürchtete Komplikationen von Kokain- und Amphetaminüberdosierungen sind Hirnblutungen, die häufig zu bleibenden zerebralen Schäden führen. Sie treten meist im Gefolge von hypertonen Krisen auf.

Die Therapie des leichten Exzitationsstadiums sollte sich auf Beobachtung beschränken, zumal besonders beim Kokain die Symptome bald wieder abklingen. Auch beim starken Exzitationsstadium ist die Beobachtung meist ausreichend; gelegentlich kann aber eine Sedierung des Patienten notwendig sein; man sollte aber vorsichtig sein, weil dadurch die weitere Entwicklung von Symptomen verschleiert wird. Handlungsbedarf besteht beim Auftreten von respiratorischer Insuffizienz, Krampfanfällen, maligner Hypertonie, Hypotonie, Hyperthermie. Dyspnoische und/oder zyanotische Patienten bedürfen der O_2-Zufuhr. Reicht dies nicht aus oder sind die Patienten komatös, sollten sie intubiert und beatmet werden. Krampfanfälle sprechen meist auf Diazepamgabe an; bleiben sie therapieresistent, sind maschinelle Beatmung und Relaxierung durchzuführen.

Eine kokaininduzierte Hypertonie ist meist passager und kann oft ohne Therapie abgewartet werden. Eine Hypertonie kann mit Nifedipin behandelt werden; bei gleichzeitig vorhandenen Tachyarrhthmien kann vorsichtig Propranolol intravenös gegeben werden. Ist die Hypertonie mit diesen Maßnahmen nicht zu beherrschen, ist eine Infusion von Nitroprussidnatrium das Mittel

Tabelle 2. Symptome der Kokain- und Amphetaminüberdosierung

Stimulations-grad	ZNS-Symptome	Herz-Kreislauf	Respiration
Leicht	Euphorie, Hyperaktivität, Mydriasis	Tachykardie, Hypertonie	Atemfrequenz ↑↑, Atemtiefe ↑
Stark	Kopfschmerzen, Nausea, Erbrechen, Tremor, Fahrigkeit, Halluzinationen	Extrasystolen, Tachykardie	Atemfrequenz ↑↑, Atemtiefe ↑↑
Sehr stark	Hyperreflexie, Delir, Krämpfe, Status epilepticus, Stupor	Tachyarrhthmie, Hypertonie ↑↑, Hyperthermie, Hirnblutungen	Dyspnoe, Zyanose, respiratorische Insuffizienz, Lungenödem
Depression	Reflexverlust, Muskellähmungen, Koma	Blutdruckabfall, Pumpversagen, Herzstillstand	Atemstillstand

der Wahl. Eine Hyperthermie > 40,5 °C muß mit physikalischen Maßnahmen gesenkt werden, evtl. ist sogar ein Eiswasserbad angezeigt, bis die Temperatur auf 39 °C gesunken ist. Eine Hypotonie erfordert die Gabe von Dopamin und/oder Norepinephrin. Atemstillstand, Kammertachykardie, Kammerflimmern und Asystolie erfordern die üblichen Maßnahmen der kardiopulmonalen Reanimation.

Propranolol vermag zwar einige kardiovaskuläre Symptome zu mildern, ein echtes Antidot ist jedoch bisher weder für Kokain noch für Amphetamine bekannt.

Barbiturate und Benzodiazepine

Barbiturat- und benzodiazepinhaltige Medikamente sind häufig Ersatzdrogen für Drogenabhängige, insbesondere Opiatabhängige. Die Wirkung der beiden Substanzgruppen besteht v. a. in einer Dämpfung des ZNS. Das klinische Bild ihrer Überdosierung ist geprägt von den verschieden tiefen Stadien der Bewußtseinstrübung. Im Gegensatz zu Benzodiazepinen besitzen Barbiturate eine starke Potenz zur Unterdrückung des Atemzentrums und zur Muskelrelaxation.

Barbiturate werden nach ihrer Wirkdauer unterteilt in solche mit ultrakurzer, kurzer, mittellanger und langer Wirkdauer (s. Tabelle 3). Sie können intravenös oder peroral verabreicht werden. Sie werden vornehmlich in der Leber metabolisiert und v. a. renal eliminiert. Ein alkalischer Urin fördert die Ausscheidung.

Tabelle 3. Unterteilung von Barbituraten und Benzodiazepinen nach Wirkdauer (Auswahl)

Wirkdauer	Barbiturate	HWZ [h]	Benzodiazepine	HWH [h]
Ultrakurz	Methohexital	1–2	Midazolam	2–5
	Thiopental	6–46	Temazepam	10
			Triazolam	1,5–3
Kurz	Pentobarbital	20–30	Alprazolam	11–14
	Secobarbital	22–29	Lorazepam	10–20
			Oxazepam	3–21
Mittellang	Amobarbital	15–40	Chlordiazepoxid	5–30
	Aprobarbital	14–34	Clonazepam	10–50
	Butabarbital	34–42	Diazepam	20–50
Lang	Barbital	48	Chlorazepat	36–200
	Phenobarbital	48–144	Flurazepam	50–100
			Prazepam	26–200

Benzodiazepine lassen sich ebenfalls in solche mit ultrakurzer, kurzer, mittellanger und langer Wirkdauer unterteilen (s, Tabelle 3). Sie werden intravenös, intramuskulär, rektal und peroral angewandt. Nahezu alle Benzodiazepine werden vollständig aus dem Gastrointestinaltrakt resorbiert. Die Elmination erfolgt v. a. durch Metabolisierung.

Sowohl Barbiturate wie auch Benzodiazepine führen bei chronischem Gebrauch zur Toleranzentwicklung; andererseits kumulieren sie, und dies führt zu verlängerter Wirkdauer und Halbwertszeit.

Das klinische Bild der Überdosierung ist geprägt von Bewußtseinsstörungen verschieden starker Ausprägung. Nach Reed et al. (1952) lassen sich Barbituratvergiftungen, aber in Analogie auch Benzodiazepinvergiftungen in 5 Schweregrade einteilen:

Stadium 0:   somnolent, aber ansprechbar;
Stadium 1:   Reaktion nur auf Schmerzreize;
Stadium 2:   keine Reaktion auf Außenreize, aber Reflexe und Vitalparameter
              erhalten;
Stadium 3:   reflexlos, Vitalparameter stabil;
Stadium 4:   reflexlos, respiratorische und/oder kardiovaskuläre Insuffizienz.

Während Barbiturate relativ schnell zu Reflexverlust und zentraler Atemlähmung führen, erreichen Benzodiazepine nur selten die Komastadien 3 und 4. Häufige Komplikationen sind Aspiration, Dekubitus, Rabdomyolyse und evtl. Kompartmentsyndrome.

Werden die Noxen oral aufgenommen, ist nach Stabilisierung der Vitalparameter auch zeitlich verzögert noch eine Magenspülung indiziert. Stadium 0 und 1 bedürfen der sorgfältigen Überwachung (**Cave:** Verschlechterung). Stadium 2, d. h. der motorisch nicht reaktive Patient mit erhaltenen Reflexen, sollte intubiert und an einen Nebulizer mit O_2-Insufflation gehängt werden. Ab Stadium 3 ist zusätzlich eine maschinelle Beatmung durchzuführen, und Patienten im Stadium 4 benötigen zusätzlich adrenerge Substanzen. Bei Barbituratintoxikationen kann durch eine Alkalisierung des Harns eine Beschleunigung der Elimination erreicht werden; bei schweren nicht reaktiven, vitalbedrohten Patienten sollte an die Möglichkeit einer Hämoperfusion gedacht werden, dies gilt jedoch nicht für Benzodiazepinvergiftungen.

Ethanol

Die akute Ethanolvergiftung ist sicherlich der häufigste Drogennotfall. Zudem ist Ethanol bei vielen Mischintoxikationen beteiligt. In Tabelle 4 wurden die Symptome nach dem Schweregrad aufgeteilt. Die darin angegebenen Ethanolblutspiegel können nur orientierend verstanden werden, da interindividuell sehr große Toleranzunterschiede bestehen. So können z. B. Jugendliche im ersten Alkoholrausch auch bei Blutalkoholkonzentrationen von weniger als zwei Promille bereits das klinische Bild einer schweren Vergiftung bieten, während andererseits langjährige Alkoholiker auch mit mehr als 4 Promille klinisch noch als leichte Vergiftungen erscheinen.

Komplikationen der akuten Alkoholintoxikation sind Erbrechen mit Aspiration, Unterkühlung, Schädelfrakturen mit oder ohne zerebrale Blutungen und Rippen- und andere Knochenbrüche nach Stürzen oder tätlichen Auseinandersetzungen. Es ist immer auch an eine zusätzliche Medikamenten- oder Drogeneinnahme oder die Einnahme von Ethanolersatzstoffen, wie andere Alkohole (z.B. Rasierwasser oder Frostschutzmittel), an vorbestehende Grundkrankheiten oder Folgekrankheiten des Alkoholabusus zu denken.

Die Therapie der leichten und mittelgradigen Intoxikationen besteht in Beobachtung und Ausschlafen lassen. Aggressive Gereiztheit ist am besten durch Langmütigkeit und freundliches Zureden des Behandelnden unter Kontrolle zu bringen. Vorwurfsvolles oder aggressives Auftreten des Therapeuten führt meist nur zur Eskalation der Gereiztheit und Gewalttätigkeit seitens des Patienten. Vor Verabreichung von Sedativa in dieser Situation sei gewarnt, da die synergistische ZNS-depressorische Wirkung unvermittelt zur Aggravierung der klinischen Symptome mit Atem- und Kreislaufinsuffizienz führen kann. Atmung und Kreislauf jedes bewußtlosen, nicht erweckbaren Patienten müssen kontinuierlich überwacht werden. Ist der Patient ateminsuffizient, muß er intubiert und, wenn nötig, auch beatmet werden. Kreislaufinsuffizienz ist selten und durch die Gabe von adrenergen Substanzen meist rasch behebbar. Letale Ausgänge sind fast immer durch protrahierte Hypoxie und/oder ausgeprägte Hypothermie verursacht. Eine Magenspülung ist dann indiziert, wenn eine zusätzliche perorale Einnahme von Medikamenten oder Drogen stattfand oder vermutet wird. Sogenannte „therapeutische", der Abschreckung dienende Magenspülungen sind abzulehnen.

Tabelle 4. Gradeinteilung des Ethanolrausches

Rauschgrad	Blutalkoholspiegel	Symptome der Ethanolintoxikation
Leicht	0,5–1,5 ‰	Verwaschene Sprache, Benommenheit, Distanzlosigkeit, Reizbarkeit, Logorrhö, leichte Gangstörungen
Mittel	1,5–2,5 ‰	Euphorische Glücksstimmung oder aggressive Gereiztheit, Orientierung vorhanden, schwere Gangstörung
Schwer	2,5–3,5 ‰	Desorientiertheit bis Bewußtlosigkeit, Reaktion auf Schmerzreize und Abwehrreflexe noch vorhanden
Vital bedrohlich	> 3,5 ‰	Tief komatös, reflexlos und/oder Atem- und Kreislaufinsuffizienz

Schwierigkeiten und Komplikationen von Drogennotfällen

Viele Drogenabhängige sind polytoxikoman, und so sind auch bei akuten Überdosierungen meist mehrere Sucht- oder Suchtersatzstoffe beteiligt. Dies führt dazu, daß sich auch das klinische Bild verwischen kann. Heroin z. B. wird nicht selten mit Kokain vermischt („speedball") injiziert; viele Abhängige nehmen chronische Barbiturate und Benzodiazepine und zusätzlich, sobald verfügbar, Heroin. Substituierte Patienten nehmen zusätzlich Drogen.

So kann eine opiatinduzierte Atemdepression mit mittelweiten oder gar mydriatischen Pupillen wegen der gleichzeitig genommenen ZNS-Stimulanzien einhergehen.

Vorgehen bei Drogennotfällen: Nach Kontrolle der Vitalparameter und Stabilisierung derselben, wenn nötig, ist nach peroraler Ingestion eine Magenspülung durchzuführen und daran anschließend eine repetitive Aktivkohlegabe einzuleiten. Jeder Patient sollte auf frische Einstichstellen, auf das Vorhandensein von Druckstellen, Dekubitus, Aspiration, Spritzenabszessen, Thrombophlebitiden, Verletzungen durch Sturz oder Fremdbeibringung untersucht werden, und der Nasen-Rachen-Raum ist auf Giftreste hin zu inspizieren und gegebenenfalls zu spülen.

Bewußtlose Patienten sind besonders gefährdet für vitalbedrohliche Komplikationen wie das akute Lungenversagen (ARDS), ausgelöst durch Kreislaufschock, Hypoxie und/oder Aspiration. Dies kann möglicherweise durch eine frühzeitige PEEP-Beatmung verhindert werden, weshalb die Indikation zur Intubation und Beatmung großzügig gestellt werden kann. Ein akutes Nierenversagen droht dem Patienten einerseits durch Hypovolämie und Kreislaufschock, andererseits durch Verstopfung der Nierentubuli durch Myoglobin. Eine frühzeitige Harnalkalisierung und eine gute Diurese (> 200 ml/h) kann dies verhindern. Ein ebenso durch Rhabdomyolyse entstehendes Kompartmentsyndrom bedarf evtl. der chirurgischen Intervention. Bei Überdosierungen von Stimulanzien besteht immer die Gefahr des akuten Myokardinfarktes sowie der Hirnblutung. EKG, Monitoring und sorgfältige neurologische Überwachung sind hier notwendig. Zu den notwendigen Laboruntersuchungen gehören die Bestimmung der Elektrolyte, der Leber- und Nierenparameter, der CK, der Blutgase und ein Blutbild. Schon zum Eigenschutz des medizinischen Personals ist an die hohe Infektionsrate von Drogenabhängigen mit Hepatitis und HIV zu denken und auch dementsprechend zu handeln.

Die toxikologische Analytik kann für die Diagnose des Drogennotfalls, insbesondere des unklaren Komas, hilfreich sein. Serum- und Urinkonzentration korrelieren jedoch in keiner Weise mit dem Ausmaß der Intoxikation, das Ausmaß der therapeutischen Maßnahmen ist immer vom klinischen Bild bestimmt.

Literatur

Ellenhorn MJ, Barceloux DG (1988) Medical toxicology – Diagnosis and treatment of human poisoning. Elsevier, New York Amsterdam London
Feuerlein W (1984) Alkoholismus – Mißbrauch und Abhängigkeit. Thieme, Stuttgart New York
Miller NS (1991) Comprehensive handbook of drug and alcohol addiction. Dekker, New York Basel Hong Kong
Reed CE, Driggs MF, Foote CC (1952) Acute barbiturate intoxication: a study of 300 cases based on a physiological system of classification of the severity of the intoxication. Ann Intern Med 37:290 ff.
Zilker T (1993) Vergiftungen. In: Classen M, Diehl V, Kochsiek K (Hrsg) Innere Medizin. Urban & Schwarzenberg, München Wien Baltimore

Springer-Verlag und Umwelt

Als internationaler wissenschaftlicher Verlag sind wir uns unserer besonderen Verpflichtung der Umwelt gegenüber bewußt und beziehen umweltorientierte Grundsätze in Unternehmensentscheidungen mit ein.

Von unseren Geschäftspartnern (Druckereien, Papierfabriken, Verpackungsherstellern usw.) verlangen wir, daß sie sowohl beim Herstellungsprozeß selbst als auch beim Einsatz der zur Verwendung kommenden Materialien ökologische Gesichtspunkte berücksichtigen.

Das für dieses Buch verwendete Papier ist aus chlorfrei bzw. chlorarm hergestelltem Zellstoff gefertigt und im pH-Wert neutral.